再生育风险评估
与咨询指导实用手册

U0235612

顾　问　罗　勇　黄邦成　李　杰　岳　平
　　　　赖建伟　罗　湘
主　编　景　秀
副主编　陈　亮　杨　柳　何　杨
编　者　（以姓氏汉语拼音为序）
　　　　陈　亮　何　杨　黄　静　景　秀　李川海
　　　　刘　俊　童　琦　杨继高　杨　柳　余廖长
　　　　张　杰　张丽华　张　芩　张仲焰

人民卫生出版社

图书在版编目(CIP)数据

再生育风险评估与咨询指导实用手册/景秀主编.
—北京:人民卫生出版社,2018
ISBN 978-7-117-27337-4

Ⅰ.①再…　Ⅱ.①景…　Ⅲ.①优生优育—手册　Ⅳ.
①R169.1-62

中国版本图书馆 CIP 数据核字(2018)第 196290 号

人卫智网	www.ipmph.com	医学教育、学术、考试、健康,
		购书智慧智能综合服务平台
人卫官网	www.pmph.com	人卫官方资讯发布平台

再生育风险评估与咨询指导实用手册

主　　编:景　秀
出版发行:人民卫生出版社(中继线 010-59780011)
地　　址:北京市朝阳区潘家园南里 19 号
邮　　编:100021
E - mail:pmph @ pmph.com
购书热线:010-59787592　010-59787584　010-65264830
印　　刷:中农印务有限公司
经　　销:新华书店
开　　本:850×1168　1/32　印张:11.5
字　　数:298 千字
版　　次:2018 年 11 月第 1 版　2020 年 5 月第 1 版第 2 次印刷
标准书号:ISBN 978-7-117-27337-4
定　　价:52.00 元

打击盗版举报电话:010-59787491　E-mail:WQ @ pmph.com
(凡属印装质量问题请与本社市场营销中心联系退换)

序

随着生育政策的调整和全面二孩政策的实施,再生育一个健康、聪明的孩子是每一对父母的最大心愿。规范化的再生育风险评估与咨询指导,有助于提高他们的计划妊娠意识,保障妊娠安全,提高出生素质,降低孕产妇及围产儿死亡率。

本书不同于相关论著、临床技术操作规范及诊疗指南,力求简练实用、重点突出,语言通俗易懂,特别适合基层医疗保健机构从事出生缺陷预防、遗传优生咨询、孕前保健及围产期保健服务的妇幼卫生技术人员的需求,为从事再生育风险评估和咨询工作的专业技术人员,提供专业性强、表述严谨、语言简洁的服务信息,也可作为健康教育和宣传培训的参考用书。由于本书内容广泛、还可供再生育夫妇参考查阅。

通过阅读本书,读者可以了解生育全过程中可能面临的各种风险因素,从而采取主动的预防措施,使广大再生育家庭在专业知识指导下,有计划地科学备孕、安全怀孕、顺利分娩。我相信,本书的出版有助于处理当前临床上"怀得上、留得住、生得好"的问题,提高基层妇产科医护人员整体医疗水平,对今后妇产学科的发展具有重要意义。

2018 年 10 月

前　言

我国全面推行计划生育以来,低生育水平持续稳定 30 年,至 2010 年总和生育率仅 1.18 个,低于国际公认人口更替水平 2.1 个。为此,2013 年,中共中央十八届三中全会决定启动实施"单独二孩"政策,推广再生育,以促进人口更替发展的需要。2015 年十八届五中全会又一次进行了人口政策调整:全面实施一对夫妇可生育两个孩子的政策,积极开展应对人口老龄化行动。再生育一个健康、聪明的宝宝,是每对再生育父母的最大心愿。然而再生育人群存在数量庞大、结构复杂、疾病谱多元化等问题,存在较多的健康风险和生育风险,在孕产妇、围产儿死亡率中占较大比例,给妇幼保健人员和妇产科医师带来了新的挑战,预计未来 3~5 年将出现积累的再生育服务需求。因此,规范化的再生育风险评估与咨询指导及其完善的医疗质量管理体系有助于提高该人群的妊娠安全,切实改善出生人口素质,降低与之相关的孕产妇及围产儿死亡率。再生育的医学研究也能为人口社会学、优生学等相关领域的工作提供参考和帮助。

再生育医学是根据我国特有的人口政策、家庭社会态势、医患关系等民生问题,与循证医学、整合医学、人文医学等医学模式问题,以及妇产科"母胎医学"新观念、新技术、新方法等学科问题长期交织在一起而孕育的医学发展新方向。由于"全面二孩"政策的实施,再生育也成为妇产科急需和迫切面对的临床问题,并且将会成为我国妇产科临床领域的新常态。因此,本书对于更好地处理当前临床上"怀得上、留得住、生得好"的问题,提高我国妇幼保健和妇产科医护人员整体水平及今后妇产科学科发展具有重要意义。

本书针对再生育应该重点关注的问题,从风险评估和咨询指导的角度切入,指导医护人员在临床工作中不仅要做好准确的风险因素评估,更要做好咨询服务,提供相关科学信息,解答群众的疑问,做好科普宣传,帮助群众了解再生育的风险,按照家庭生育计划科学安排备孕。

本书语言简练,重点突出,层次分明,在编排上避免内容重复,有利于读者全面系统地学习和掌握;内容覆盖了再生育需求服务的全过程,包括再生育风险评估与咨询指导的基本概念和要求、科学生育间隔和避孕终止、再生育夫妇生育力评估、再生育关注的热点问题,孕前、孕期及产后的主要风险评估与咨询指导及再生育咨询门诊的建立等内容。编写结合临床实际,内容条理清楚,尤其重视高龄再生育夫妇的特殊性、通用性、科学性;注重更新,比较全面地反映了临床的新进展,是一本适合基层医疗保健机构的专业技术服务人员更好地开展生育全程服务,进行再生育咨询,提高再生育风险评估与咨询指导的参考用书。同时,希望本书的出版能够为提高再生育风险评估和咨询指导服务能力、提高工作效率和效果发挥较好的作用。

衷心感谢重庆市科委攻关计划项目《出生缺陷一级干预关键技术研究与示范应用》(cstc2011ggB10013)《基于孕前优生健康检查人群为基础的重庆市出生队列建立及应用初探》(cstc2017 shmsA1464),重庆市科委公益性科研院所基本科研业务费专项资金资助课题《基于 ABCDX 风险人群分类法的孕前优生咨询指导规范化模式的研究》(2015csct-jbky-01708),重庆市卫生计生委重点科研项目《再生育风险评估指导关键技术研究与应用》(20162DXM029)、面上项目《基于孕前优生健康检查人群为基础的重庆市出生队列建立与出生结局随访研究》(2017ZDXM015)《孕前优生数据分析平台的构建及其在育龄人群健康动态管理中的应用》(2017MSXM072)、国家人口计生委计划生育药具不良反应监测中心重点实验室开放基金项目《避孕药具不良反应/不良事件防治能力建设研究》（YJJC201503）对本书的支持。

感谢重庆市人口和计划生育科学技术研究院各部门的大力支持，他们为本书的出版积累了大量的临床应用和技术指导经验。感谢所有参与本书编写及审校的人员，他们的宝贵建议是本书进一步完善的源泉，他们的辛勤工作和默默付出是本书质量的重要保证！

在本书的编写过程中，得到国内专家华西二院周容教授、陆军军医大学附属大坪医院李力教授、重庆医科大学附一院漆洪波教授、陆军军医大学附属西南医院姚宏教授及何畏教授的指导和帮助，在此特别致谢。由于再生育风险评估和咨询指导是一项新的工作，没有太多的经验可以借鉴，加之编写时间仓促，为了进一步提高本书的质量，本书出版之际，恳切希望广大读者在阅读过程中不吝赐教，欢迎发送邮件至邮箱 renweifuer@pmph.com，或扫描封底二维码，关注"人卫妇产科学"，对我们的工作予以批评指正，以期再版修订时进一步完善，更好地为大家服务。

编者

2018 年 10 月

目 录

第一章　概述

第二章　生育间隔与避孕终止

第三章　再生育夫妇孕前生育力评估

第四章　再生育重点关注的问题

第七章　产后风险评估与咨询指导

第八章　再生育咨询门诊的建立

第一章 概述

第一节 概念

一、生育与再生育

生育是指繁衍后代,即女性怀孕后在体内孕育后代并分娩。

再生育是指有(或曾经有)一个孩子或两个孩子,想再要一个孩子,就被称为再生育。再,表示重复或又一次。在全面"二孩"实施以前,我国再生育夫妇主要包含两大群体,一是失独家庭期待通过再生育,以摆脱巨大痛苦和无子困境的群体。二是婚后生子多年后有意愿生育二胎的群体。二孩政策实施后,2016 年修订的《中华人民共和国人口与计划生育法》第十八条第一款规定:国家提倡一对夫妻生育两个子女。同条第二款规定:符合法律、法规规定条件的,可以要求安排再生育子女。因此,可以理解为在法律法规规定的生育子女的数量外,由于其他原因而符合法定生育条件的生育行为,再一次生育子女的就叫再生育。

二、遗传与优生

(一)遗传病的概念及特点

遗传病是指细胞内遗传物质发生改变所引起的疾病。细胞内遗传物质的改变主要有基因突变和染色体畸变两大类。可以是在生殖细胞或受精卵内发生遗传物质改变,形成基因病和染色体病,也可以是在线粒体内发生遗传物质改变,形成线粒体遗

传病;还可以是在体细胞内发生遗传物质改变,形成体细胞遗传病。遗传病除了遗传物质改变外,还具有以下四个特点:

1. 遗传病的垂直传递　遗传病在具有血缘关系的个体之间一般呈垂直传递,它不会延伸至无血缘关系的成员(如夫妻)。这种特征在显性遗传方式的遗传病家系中特别突出。但垂直传递的特点并不是在所有遗传病家系中都能观察到,因为有些遗传病的病人活不到生育年龄,则观察不到垂直传递的特点。

2. 遗传病的先天性　大多数遗传病具有先天性的特点。所谓先天性是生来就有的,先天性疾病则是指个体出生后即表现出来的疾病。而有些遗传病并不表现出先天性,成年以后才发病。反之,并不是所有的先天性疾病就是遗传病。

3. 遗传病的终生性　大多数遗传病表现有终生性的特点。由于遗传病的发生是由遗传物质改变引起,目前大多数遗传病还缺乏有效的临床治疗手段,疾病难以得到根治。虽然病人通过饮食治疗、临床治疗以及当前发展的基因治疗技术,有可能预防发病或改善临床症状,但导致疾病发生的遗传物质尚无法从根本上发生改变,病人终生难以治愈,致病基因还可传递给子女。

4. 遗传病的家族性　遗传病往往具有家族性的特点。所谓家族性是指疾病的发生具有家族聚集性。许多遗传病(特别是显性遗传病)往往表现出发病的家族聚集性。但有些遗传病(特别是隐性遗传病和染色体病)并不一定表现为家族性,而往往为散发病例。反过来,家族性疾病也不一定就是遗传病,如同一家庭由于饮食中长期缺乏维生素 A 引起的家族性夜盲症就不能认为是遗传病。

(二)遗传病的分类

人类遗传病的种类繁多,现代医学遗传学根据遗传物质的改变方式和传递情况的不同,将人类遗传病划分为以下 5 类:

1. 单基因遗传病　单基因遗传病是由于单个基因突变引起的疾病。目前已被确定的人类单基因遗传病至少有 7000 多种,在群体中的发病率为 3%~5%。

2. **多基因遗传病** 多基因遗传病是由多对微效基因和环境因素共同作用引起的疾病。现已认识的多基因遗传病近100种,在群体中的发病率高达15%~20%。

3. **染色体病** 染色体病是由于染色体的结构或数目异常而引起的疾病。根据异常染色体的不同,又分为常染色体病和性染色体病。目前已确定的人类染色体病有100多种,在群体中的发病率为0.5%~1%。最常见的染色体病为唐氏综合征。

4. **体细胞遗传病** 体细胞遗传病是由于体细胞中遗传物质改变引起的疾病。这类遗传物质的突变只发生在特定的体细胞内,与生殖细胞无关,所以体细胞遗传病一般不遗传给后代。体细胞遗传病有几十种,典型代表是恶性肿瘤。

5. **线粒体遗传病** 线粒体遗传病是由于线粒体内的DNA突变引起的疾病。线粒体遗传病呈现母系遗传的特点,如Leber遗传性视神经病。

三、出生缺陷与预防

(一)出生缺陷

出生缺陷是指婴儿在出生前,在母体子宫内生长发育过程中发生的形态结构、功能代谢、精神行为等方面的异常,而非分娩损伤所致的形态、结构和功能方面的异常。形态结构异常表现为先天畸形,如无脑儿、脊柱裂、先天性心脏病、唇裂、多指(趾)等;功能代谢异常主要表现为先天性智力低下、聋哑、盲等;精神行为异常表现为儿童多动症、孤独症等。

出生缺陷虽然在孩子出生前已经存在,但不是在出生时就一定能发现。有些出生缺陷在孩子出生时肉眼就能识别,如无脑儿、脊柱裂、唇裂、多指(趾)等;而有些出生缺陷则是随着孩子的生长发育逐渐显露出来,如先天性心脏病、苯丙酮尿症、新生儿甲状腺功能减退、聋哑、孤独症等。有些出生缺陷是轻微的,对健康及成年后的社会活动影响不大,如小的色素痣、多指(趾)、色弱等;有些出生缺陷比较严重,可导致孩子死亡或终生残疾,如无脑儿、脊柱裂、苯丙酮尿症等。

(二)出生缺陷的原因

引起出生缺陷的原因是遗传因素、环境因素或两种因素相互作用,使胚胎生长发育过程异常,胎儿出现先天性畸形或生理功能障碍。其中,遗传因素约占 25%,环境因素约占 10%,遗传与环境因素相互作用约占 65%。

环境因素包括物理因素、化学因素、生物因素和营养因素等。物理因素包括放射线、高温、噪声、机械性压迫等;化学因素包括药物、化学制剂(如苯、有机溶剂、农药等)、重金属(铅、汞、锰等);生物因素包括各种致病微生物的感染,如病毒、细菌、弓形虫、衣原体、支原体、立克次体等;营养因素包括营养缺乏和营养过剩;以及父母高龄、孕妇酗酒、大量吸烟、吸毒等。

各种有害因素对胎儿的影响贯穿整个孕期,某些因素甚至在孕前就已埋下祸根。但是,最容易发生出生缺陷的时期为早孕期。早孕期受到有害因素的影响,可致胎儿发生各种出生缺陷,孕中、晚期受有害因素的影响,主要可导致功能方面的出生缺陷。

(三)出生缺陷三级预防

1. **一级预防**　WHO 提出的"三级预防"策略中,以一级预防最为及时和重要。我国已将出生缺陷的一级预防作为最常规、最重点的工作在开展。具体做法有:

(1)宣传倡导:充分利用妇幼保健和计划生育系统的网络优势,大力普及预防出生缺陷的科学知识。利用广播电视、报纸、杂志、墙报专栏、文图宣传品、讲座、文艺演出、群众活动、互联网等多种形式,深入开展宣传倡导工作,营造有利于提高出生人口素质的社会氛围,提高全民预防意识,为减少出生缺陷的发生奠定坚实的群众基础。

(2)健康促进:通过健康教育,引导待孕、已孕夫妇树立科学的婚育观念,改变不良生活行为方式,远离高危环境,避免接触有毒、有害物质,合理营养、预防感染、谨慎用药、戒烟戒酒戒毒、远离宠物、适量运动等,培养健康行为,保证怀孕后妇女和胎儿的健康和安全。

(3)优生咨询:咨询医师或从事医学遗传学的专业人员对前来咨询的计划妊娠夫妇提供有针对性的解答,帮助其选择相应对策。注意计划妊娠夫妇的心理状态,给予必要的心理疏导;尊重咨询对象的隐私权,对其提供的病史和家族史给予严格保密;开展与出生缺陷相关的健康检查、疾病筛查、诊断及预防,做到让咨询对象知情、同意。

(4)高危人群指导:高危人群是指存在出生缺陷高发风险的人群。主要包括:夫妇双方或家系成员患有某些遗传性疾病或先天性畸形者;曾经生育遗传病患儿、不明原因智力低下儿或先天畸形儿的夫妇、不明原因反复流产或有死胎、死产等情况的夫妇;35岁以上准备怀孕的妇女;长期接触高危环境因素的育龄男女等。并以"病残儿医学鉴定及其父母再生育审批"工作为切入点,发现遗传性疾病高危人群。

对高危人群重点做好预防出生缺陷的指导工作。组织其参加预防出生缺陷的知识讲座,重点提供婚育咨询,进行孕前指导,组织专家进行再生育子女出生缺陷再发风险分析。组织开展孕前预防出生缺陷实验室筛查和孕期重点监控。有条件的地方要建立高危人群数据库,将高危人群家族史、遗传病史、既往病史、生育史及生活、工作环境中风险因素接触史等相关信息及时存入数据库,以便提供相关服务。

(5)孕前实验室筛查:指导计划妊娠夫妇积极参加国家免费孕前优生健康检查,对再生育夫妇在孕前知情同意并科学地选择相应的实验室筛查。根据筛查结果进行风险评估和有针对性的咨询指导,以减少出生缺陷发生的风险。

(6)营养补充:合理膳食、均衡营养是胎儿健康发育的必要条件。再生育备孕夫妇和妊娠妇女在专业人士的指导下科学补充营养素,减少因营养素缺乏或过剩而导致的出生缺陷发生风险。

2.二级预防　出生缺陷二级预防是指采用科学的干预手段,减少出生缺陷活产儿的出生。干预对象是妊娠中期和晚期的孕妇。干预的主要内容包括产前筛查和产前诊断。

(1)产前筛查:是指在怀孕期间用来发现胎儿是否可能患有出生缺陷或先天性遗传性疾病的筛查检测方法。产前筛查的结果可以提示胎儿患有严重出生缺陷或先天性遗传性疾病可能性的大小。

(2)产前诊断:是指在怀孕期间用来对胎儿是否患有出生缺陷或先天性遗传性疾病的诊断性检查方法。根据筛查和诊断结果可以采取相应措施,防止那些患有严重出生缺陷或先天性遗传性疾病孩子的出生或及早地采取治疗措施,以减少出生缺陷或先天性遗传性疾病对孩子造成的严重危害。

3.三级预防　出生缺陷三级预防是指在胎儿出生以后,及时进行新生儿疾病的筛查和诊治,以减轻致残的程度。干预对象是已出生的缺陷新生儿,主要内容包括:针对出生缺陷儿进行治疗,并建立逐级转诊制度。根据《新生儿疾病筛查管理办法》(2008 年卫生部令第 64 号),目前我国新生儿疾病筛查病种包括先天性甲状腺功能减退症、苯丙酮尿症等新生儿遗传代谢病和听力障碍。

出生缺陷预防工作要突出重点,在预防层次上,要实施三级预防综合干预,重点是一级和二级干预,即孕前和孕期干预;在干预出生缺陷的种类上,要以高危(致残、致畸、致愚)高发并且能够经济有效地干预的出生缺陷为重点。

第二节　再生育风险评估

一、概述

风险评估(risk assessment)是指在风险事件发生之前或之

后(但还没有结束),该事件给人们的生活、生命、财产等各个方面造成的影响和损失的可能性进行量化评估的工作。即风险评估就是量化测评某一事件或事物带来的影响或造成损失的可能程度。

(一)风险评估的关键问题

在风险评估的过程中我们需要注意的关键问题是:

1. 要确定被评估的对象是什么?它的直接和间接价值如何?

2. 被评估对象面临哪些潜在威胁?导致威胁的问题所在?威胁发生的可能性有多大?

3. 被评估对象存在哪些弱点可能会被威胁所利用?利用的容易程度如何?

4. 一旦威胁事件发生,被评估对象会遭受怎样的损失或者面临怎样的负面影响?

5. 被评估对象应该采取怎样的措施才能将风险带来的损失降到最低程度?

解决以上问题的过程,就是风险评估的过程。

(二)风险评估的主要任务

1. 识别被评估对象面临的各种风险。

2. 评估风险概率和可能带来的负面影响。

3. 确定被评估对象承受风险的能力。

4. 确定风险消减和控制的优先等级。

5. 推荐降低风险因素的对策。

再生育风险评估是对有再生育计划的夫妇双方的病史(特别是前次生育史)、体格检查、实验室检查及其他辅助检查结果进行综合分析,识别和评估夫妇双方存在的可能风险因素,包括再生育夫妇健康评估、内分泌评估、生殖健康评估、遗传病风险评估、孕期风险评估、分娩风险评估、心理评估、生活工作状态评估等,为再生育夫妇提供健康教育和咨询指导,帮助有再生育需求的夫妇分析再生育可能遭遇的困境,特别是为有高风险因素的再生育夫妇做一个详尽的风险评估报告,以减少孕产妇重症或死亡及新生儿出生缺陷或死亡的风险。加拿大卫生署强调，孕前父母的健康状态对婴儿的健康至关重要。"就算生第一个宝宝时做过孕前检查，一切正常，第二次怀孕前也需要重新再评估一次"。特别是做过剖宫产的孕妇，要着重评估子宫瘢痕的情况，因此再生育夫妇在备孕前，做一个科学的健康和优生评估非常重要。

二、再生育风险评估的流程、基本原则及注意事项

(一)再生育风险评估－咨询指导流程

见图 1-1。

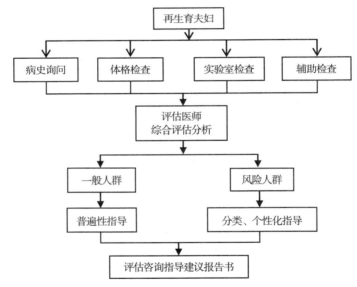

图 1-1　再生育风险评估－咨询指导流程图

(二)再生育风险评估基本原则

1. 必须在所有检查完成后再做评估。

2. 以生育风险和优生为主线，兼顾其他不良妊娠结局进行综合分析。

3. 评估结果要完整、准确、及时。

4.不能明确诊断和有争议的病例应进行病案讨论、会诊或转诊处理。

(三)再生育风险评估注意事项

1.最好夫妻双方一起参与讨论。

2.认真复核对象的病历资料是否齐全。

3.仔细阅读对象的病历资料,逐项分析各项检查结果。

4.评估时发现病历有疑问者应追访,检查结果有疑问者应复诊复查。

5.检查结果不全、病历资料不全暂不做评估。

三、再生育风险评估分类、分级

(一)孕前风险评估分类

根据再生育夫妇存在风险因素的可控制程度分为六类:

• A 类:孕前不需要医学干预,通过改变或戒除不良生活方式、规避有害环境因素可转为一般人群。

• B 类:目前具备有效的医学治疗手段,通过治疗可转为一般人群。

• C 类:目前的医疗手段虽然难以治愈,但孕前通过医疗干预可以控制疾病,在妊娠期需要密切的医疗监测。

• D 类:孕前需做再发风险评估及预测,孕期应做产前诊断。

• X 类:不宜妊娠。

风险评估时,如果对象存在以上五类中的两项及以上的情况,提示发生不良妊娠结局的几率增加。应按照就高不就低的原则,定为更高等级。同时要具体针对较低等级的情况给予相应的干预和指导。

• U 类:在初诊结果汇总之后,暂无法做出明确的风险分类,需进一步检查才能确定人群分类,最终要归类至 A、B、C、D、X 或一般人群中。

需要提请注意的是,设定的风险人群分类仅为便于技术服务人员进行科学判断,并提高针对性咨询指导服务水平。

(二)孕期妊娠风险评估分级

妊娠风险评估分级分为首次评估和动态评估。

1. 首次妊娠风险评估 是孕妇首次产检时接诊医师对照《孕产妇妊娠风险筛查表》(附录1)对孕妇情况进行妊娠风险筛查,筛查为阳性的,再按照《孕产妇妊娠风险评估表》(附录2)将风险严重程度分别以"绿、黄、橙、红、紫"5种颜色进行分级标识,将高风险者转入相应级别的医疗保健机构的专家门诊或高危门诊。

2. 妊娠风险动态评估 当发现孕产妇健康状况有变化时,根据病情变化重新评估,及时调整妊娠风险的等级和相应管理措施,并将相应的评估结果在《母子健康手册》上标注,对于分级为"橙色""红色"的孕产妇,应按要求及时报告。

(1)绿色(低风险):孕妇基本情况良好,未发现妊娠合并症、并发症。标识为正常孕妇,常规产检。

(2)黄色(一般风险):年龄 ≥ 35 岁或 ≤ 18 岁,追踪重点孕妇报告单确诊结果、了解孕妇孕期动态变化并督促其定期产检及住院分娩。

(3)橙色(较高风险):年龄 ≥ 40 岁,建议其在县级及以上危重孕产妇救治中心接受孕产期保健服务及住院分娩。

(4)红色(高风险):评估以明确是否适宜继续妊娠,如适宜继续妊娠,建议在危重孕产妇救治中心接受孕产期保健服务及住院分娩。

(5)紫色(孕妇患有传染性疾病):所有妊娠合并传染性疾病,如病毒性肝炎、梅毒、HIV 感染及艾滋病、结核病、重症感染性肺炎、特殊病毒感染(H1N7、寨卡等),应当按照传染病防治相关要求进行管理,并落实预防艾滋病、梅毒和乙肝母婴传播综合干预措施。

四、再生育风险评估的内容

(一)母亲健康风险

1. 评估妊娠母亲是否患有导致不良妊娠结局的慢性内科疾病 如糖尿病、甲状腺疾病、苯丙酮尿症(PKU)病史、抗磷脂综合征、哮喘、血红蛋白病、血栓前状态、肥胖症等疾病,这些疾病与流产、早产、出生缺陷、死胎等相关。

2. 评估妊娠母亲是否患有不宜妊娠的疾病　如心、肺、肾、肝及血液等系统疾病或脏器功能不全的合并症,因为妊娠后孕产妇这些脏器的负担会加重,导致病情恶化,孕产妇及围产儿死亡和母儿并发症的风险增加。

3. 评估妊娠母亲是否有分娩并发症的风险　了解以往孕产史及妇科手术病史,评估是否有瘢痕部位妊娠、子宫破裂和难产等风险。

4. 评估妊娠母亲是否患有感染性疾病　检查 HIV 抗体、梅毒螺旋体抗体、HBsAg 等项目,评估是否有母婴感染的风险;筛查淋病和沙眼衣原体感染,评估是否有不孕、异位妊娠、母婴感染的风险。

(二)胎儿出生缺陷风险

1. 评估是否有引起胎儿出生缺陷及不良妊娠结局的夫妇和环境高风险因素　了解再生育夫妇的生活行为方式、饮食营养、职业状况及工作环境、用药、运动(劳动)情况、家庭暴力、人际关系等;是否有抽烟、酗酒,是否服用华法林、维 A 酸、血管紧张素酶抑制剂等药物;了解叶酸、铁、维生素 A、维生素 B_{12}、钙和其他营养素的摄入情况;计算 BMI,评估是否有流产、早产、胎儿出生缺陷、死胎、围产儿死亡的风险。

2. 评估是否有遗传性疾病的风险　了解家族史和种族,进行针对性遗传病筛查,评估胎儿有无遗传病和出生缺陷的风险。

(三)社会伦理风险

1. 评估父母生育年龄对抚养能力的影响　我国当今社会普遍存在生育年龄推迟现象,当生育年龄较迟,孩子尚未成年而其父母已达退休年龄,理论上失去了劳动能力,伴随着健康状况问题的出现,将会影响对孩子的抚养和教育。

2. 评估是否会对第一个孩子在儿童期产生心理问题　无

论第一个孩子在儿童期处在什么年龄(幼儿期、童年期还是青少年期),弟妹的出生会给他们带来一定的影响。心理问题主要是秩序感被破坏而引起的不安全感。由于儿童 0~4 岁是秩序感发育敏感期,在这期间弟妹的出生,第一个孩子容易适应自己的新生儿弟妹,但如儿童在 5 岁以后再增添弟弟妹妹,可因秩序感被破坏而不接纳新生弟妹。因此,需评估第一个孩子的儿童心理适应性,做好心理疏导。

总之,通过评估再生育孕妇可能遇到的风险(妊娠期、分娩期、产褥期),预测胎儿可能出现的情况(不良妊娠结局:流产、早产;胎儿异常:畸形、染色体异常、发育异常等),目的是促进优生优育,预防出生缺陷发生,保护妇女生殖健康,减少产科合并症和并发症的发生。

五、风险评估分析报告

再生育风险评估分析报告是医疗保健机构交给再生育夫妇评估风险后的指导建议书,便于受检夫妇生育决策时参考。评估分析报告包括风险项、风险等级及建议,并遵从以下原则:

1. 以生育安全和优生为导向原则,兼顾其他不良妊娠结局进行综合分析。

2. 个性化原则　在详细收集再生育夫妇的病史资料及个人信息、生活状态、职业等信息后,分析妊娠及优生风险因素,因为不同个体的生活行为方式、经济水平、营养状态、生活环境、身体素质等不同,面临的风险状态也不同,需要给出有针对性的建议,不能千篇一律。

3. 综合性原则　从生育安全和优生等方面给出进一步检查建议、系统保健方案、健康教育处方、运动及饮食指导等内容。

4. 动态性原则　人体的身体状态和健康状况是不断变化的,妊娠的每一个阶段所面临的危险因素也是不一样的,因此我们的评估指导建议也应该是动态的,需要告知再生育夫妇应坚持随访,发现异常情况随时调整方案。

5.个人积极参与原则　再生育夫妇应积极响应和遵守这些建议,才能达到降低妊娠风险,减少出生缺陷的目的。

风险评估结果分析分为两类,医师根据综合分析给出再生育风险评估分析后的指导建议书(模板见附录3)。

1.优生风险(出生缺陷风险)　风险项是指导致胎儿出生缺陷的风险因素有哪些,根据风险因素对出生缺陷的影响从低到高依次分为 A、B、C、D、X 五个级别。

编号	风险项	风险级别	建议

2.妊娠风险　由低到高依次分为绿、黄、橙、红、紫五个级别。

编号	风险项	风险级别	建议

第三节　再生育咨询指导

一、概述

再生育咨询指导是根据风险评估结果将再生育夫妇划分为不同风险类别的人群,针对识别出的健康生育风险、遗传风险或环境致畸风险因素进行健康生育咨询和健康促进活动,将评估结果告知再生育夫妇,使其知晓自身存在的危险因素及其对后代可能带来的危害,进行面对面的健康生育咨询和健康促进,提出相关的健康生育建议,并针对目前存在的危险因素提出可能的干预措施。

孕前咨询是产科的预防医学,通过咨询可以了解影响围产预后的影响因素,减少或去除病理的影响因素,目前认为孕前咨询指导是最重要的保健措施之一。孕前咨询可以提高妊娠的计划性,对再生育夫妇的健康状况、治疗措施、生活行为、慢性病和遗传病的资料作出详细评估,提出有针对性的干预措施,指导适宜妊娠的时机,并由再生育夫妇在知情选择的基础上采取各种干预行动。这些干预行动包括针对所有计划妊娠夫妇的一般性措施和针对特定危险因素的措施(表1-1)。

一般性预防干预措施包括健康教育和建立健康生活方式、健康饮食指导和合理膳食、制订妊娠准备和孕前保健计划,制订个性化的产前保健计划等。针对性预防干预措施包括遗传咨询、生育选择和产前诊断,微量元素补充,疫苗接种,疾病治疗和治疗药物的合理调整等。无论是准备计划妊娠还是因存在某种危险因素推迟妊娠的妇女,均应接受计划生育和避孕的咨询指导。

表1-1 孕前保健一般性和针对性预防干预措施

一般性预防干预措施	针对性预防干预措施
健康教育和建立健康生活方式	遗传咨询、生育选择和产前诊断
健康饮食指导、合理膳食	微量元素补充
制订妊娠准备和孕前保健计划	疫苗接种
计划生育和避孕咨询指导	疾病治疗和治疗药物的合理调整
制订个性化的产前保健计划	避免不良行为和职业危害等

二、再生育咨询指导类型

1.普遍性咨询指导 所有再生育夫妇无论有无风险暴露均应遵守以下指导原则:

(1)健康检查:夫妇双方共同接受孕前优生健康检查服务。

（2）健康饮食：食物多样，谷类为主；多吃蔬果、奶类、大豆；适量吃鱼、禽、蛋、瘦肉；少盐、少油、控糖。

（3）戒烟戒酒：主动远离吸烟人群，避免被动吸烟。

（4）适度运动：每周中等量运动的累计时间不少于 150 分钟。

（5）保持体重：调整体质指数（BMI）到 18.5~24 的最佳状态。

（6）摄入营养素：妇女从孕前 3 个月开始每天服用 0.4~0.8mg 叶酸或含等量叶酸的复合维生素，持续整个孕期。

（7）预防感染：预防包括性传播感染在内的各类感染。

（8）调整心态：以平常心对待妊娠，保持心情平和、愉悦。

（9）避免或尽量减少生活和（或）工作在有毒、有害的环境。

（10）待孕期间及孕前不盲目用药，必要时在医师指导下使用。

（11）孕前优生健康检查无明显异常，有正常性生活的夫妇，如 1 年未孕应转诊不孕不育门诊，女方年龄在 35 岁以上的则 6 个月未孕即可转诊。

2.个性化咨询指导 孕前及孕期有慢性病、不良孕产史、生殖系统肿瘤、感染风险因素暴露的，评估咨询指导详见本书第五章、第六章。

通过评估提示夫妇存在健康问题且现有的医学干预措施有限，再生育将面临不能或不易成功受孕，或在妊娠和分娩过程中可能发生严重并发症，不能如愿获得健康新生儿时，帮助夫妇知情选择后，放弃生育计划也是一种明智的选择。

三、再生育咨询的核心信息

（一）高龄

女性预产期年龄 >35 岁，男性年龄 >40 岁，应评估为高风险人群。

1.风险评估 生育力随着年龄增长不论男女都呈下降趋势，女性尤为明显。增龄所致的生育力下降不仅导致不孕不育症发生率明显增加，还导致胚胎停育、自然流产、胎儿窘迫、胎死宫内、出生缺陷的风险升高,前置胎盘、胎盘早剥、产力异常、妊娠期高血压、妊娠期糖尿病等妊娠期合并症和并发症的增加。

2. 指导建议

(1)根据孕前检查结果,酌情考虑是否需要先进行生育力评估。

(2)夫妇双方认真遵照孕前指导原则,做好孕前身心准备。

(3)6个月未孕应转诊不孕不育专科,必要时可通过人工辅助生殖技术助孕。

(4)一旦确定妊娠,应加强围产保健,预防妊娠并发症的发生。

(5)根据《中华人民共和国母婴保健法》及《中华人民共和国母婴保健法实施办法》,主动接受产前诊断。

(二)瘢痕子宫

瘢痕子宫是指接受了剖宫产手术或肌壁间型肌瘤剔除术或其他子宫手术后的子宫,应评估为风险人群。

1. 风险评估 瘢痕子宫对再次妊娠的孕期、分娩及产后等过程有较大影响,可能导致孕中、晚期子宫自发破裂或产后大出血,危及母亲生命。

2. 指导建议

(1)了解以下信息评估受孕风险:

1)剖宫产的次数(剖宫次数增加,前置胎盘和胎盘植入的发生率显著增加),再生育妇女末次剖宫产距现在的时间,手术指征,剖宫产时的相关情况(如分娩孕周、是否临产、是否胎膜早破、古典式还是子宫下段剖宫产、是否有前置胎盘或胎盘粘连、植入),术后有无发热,恶露持续的时间,切口愈合情况,术后月经是否正常等。

2)有无不良孕产史,如异位妊娠宫角切除手术史、子宫破裂修补手术史等。

3)剖宫产后是否做过人工流产、子宫肌瘤剔除术、宫颈手术等。

（2）通过 B 超或 MRI 成像技术常规评估瘢痕愈合的情况：了解瘢痕是否连续完整，是否有局部缺损（子宫憩室），缺损的大小，缺损处残余肌层的厚度，缺损处子宫浆膜层是否平整连续等。

（3）妊娠时机：术后至少两年。

（4）一旦发现妊娠应尽早（早孕 6 周时）选择有资质的医院进行 B 超检查，观察胎囊着床位置。

（5）对于高龄、剖宫产术后又多次行子宫手术的再生育妇女，建议到三级医院进行评估后，再决定是否再生育。

（三）体重异常

体质指数（BMI）是反映营养状况最简便的指标，有证据表明，母体孕前和孕期营养状况会影响生育结局；受精时父亲的健康是影响孩子肥胖的风险因素。

1. 风险评估　BMI 过低会增加胎儿生长受限（FGR）、早产、缺铁性贫血风险，胎儿生长受限又与成年期的心血管疾病、糖尿病等慢性病有关。BMI 过高会增加不孕、妊娠期糖尿病、妊娠高血压、子痫前期等妊娠并发症风险；增加大于胎龄儿（LGA）、巨大儿、出生缺陷风险；增加婴儿期和儿童期肥胖的可能性，从而增加婴儿死亡、儿童肥胖和成人非传染性疾病的风险；增加剖宫产率。

2. 指导建议

（1）测算体质指数（BMI）= 体重（kg）/ 身高（m）^{2}。

（2）指导调整饮食结构，通过平衡膳食和适量运动控制体重到正常范围。

（3）低体重者可通过适当增加食物和规律运动增加体重。

（4）超重和肥胖者改变不良饮食习惯，减少高脂肪、高热量、高糖食物的摄入，多摄入富含膳食纤维、营养素密度高的食物；增加运动量，每天 30~90 分钟中等强度的运动；体重降低的速度以 0.5~1kg/ 周为宜。

（5）由于行为和（或）生物因素，肥胖的危险会从一代传给下一代。孕前、孕期获得及时和优质的保健服务不仅可以预防肥胖的代际传播危险,还可以降低影响孩子生命全过程的不良健康风险因素。

第四节　遗传咨询

与发达国家相比,我国的遗传咨询仍处于起步阶段。在国内,遗传咨询多由相关专业的专科医师和遗传学专家共同承担。相对于中国庞大的人口基数,我们能提供的遗传咨询服务远远不能满足广大人民群众的需求,而国内大多数执业医师没有接受过系统的医学遗传学培训。最便捷的满足这种需求的方式就是培训相关的专科医师,给予医学遗传学再教育,让他们能够处理一些常见的、基本的遗传病问题,如进行遗传病筛查、发现需要做产前诊断的人群并介绍他们去相应有资质的医疗保健机构。

随着遗传学以及相关基因检测技术的快速发展,遗传咨询的内容已被大大扩展。过去和生育有关的遗传咨询多是发生在有先证者或出生缺陷生育史的夫妇。再生育有关的遗传咨询主要对象包括:①在孕前或产前筛查中发现夫妇双方或其中之一是某种疾病的携带者;②在产前母血清筛查中发现胎儿患染色体病或神经管缺损的风险增高者;③孕期常规胎儿超声检查时,发现胎儿存在某种异常情况者;④夫妇双方在寻找不孕不育或习惯性流产原因时发现某些染色体异常等情况者;⑤随着辅助生殖技术发展,遗传咨询还涉及供精者或赠卵者的遗传病筛查;⑥随着植入前诊断的出现,有些遗传咨询可以发生在受孕前或受精前。在此,特别强调:凡是进行与再生育有关的遗传咨询,必须是与之有关的夫妇双方共同参与。

一、遗传咨询的定义、目的和意义

(一)遗传咨询的定义

遗传咨询有狭义和广义两种。狭义遗传咨询是指由咨询医师和(或)从事医学遗传学的专业人员对咨询者(病人及其亲属)就有些遗传性疾病在家庭中的发生、再发风险、防治等问题,进行讨论并提出医学建议,帮助他们选择最合适的对策,是预防遗传疾病患儿出生的有效办法。广义遗传咨询是在服务提供者、服务对象和咨询内容等方面的范围都有所扩大。可以由从事生殖保健工作的人员进行,咨询的对象同时也适用于有不良因素暴露史的对象和健康的育龄夫妇,给予婚姻、生育、遗传病防治及预后等方面的指导。

(二)遗传咨询的目的

遗传咨询的目的是防止遗传病患儿的发生和出生,降低遗传病的发生率,提高出生人口素质。遗传咨询时需要兼顾咨询对象的个人利益、家庭利益和社会利益,综合考虑医学科学、伦理原则、法律规章、社会观念、道德规范等因素。所以遗传咨询的目的可以从以下三个方面来考虑:

1.针对对象个人

(1)确诊对象所患遗传疾病。

(2)提供遗传性疾病的相关知识和信息,包括病因、症状、体征、检查、治疗、再发风险估计、预防措施等。

(3)通过咨询帮助对象正确认识所患遗传性疾病,减轻对象心理压力。

2.针对对象家庭

(1)提供遗传性疾病的相关知识和信息,包括病因、症状、体征、检查、治疗、再发风险估计、预防措施等。

(2)提供生育指导,帮助其降低后代遗传病的发生风险。

(3)通过咨询帮助家庭成员正确认识遗传疾病,促进家庭和谐。

（4）对其他存在有血缘关系的成员提供医学指导。

3.针对社会

（1）降低遗传病的发生率和重度遗传病患儿的出生率。

（2）普及遗传病相关知识，提高公众对遗传性疾病的认识，促进大众自觉参与遗传病的预防。

（3）减轻遗传性疾病的医疗负担。

（4）减少人群中致病基因的携带率，提高出生人口素质。

（三）遗传咨询的意义

遗传咨询是预防遗传性疾病和优生的一个重要环节，通过遗传咨询可有效减少和防止遗传病患儿的发生和出生。

二、遗传咨询的对象

（一）常见的遗传咨询对象

根据《卫生部关于印发〈产前诊断技术管理办法〉相关配套文件的通知》，常见的遗传咨询对象有如下九种：

1. 夫妇双方或家系成员患有某些遗传病或先天畸形者。

2. 曾生育过遗传病患儿的夫妇。

3. 不明原因智力低下或先天畸形儿的父母。

4. 不明原因的反复流产或有死胎、死产等情况的夫妇。

5. 婚后多年不育的夫妇。

6. 35 岁以上的高龄孕妇。

7. 长期接触不良环境因素的育龄青年男女。

8. 孕期接触不良环境因素以及患有某些慢性病的孕妇。

9. 常规检查或常见遗传病筛查发现异常者。

（二）建议纳入遗传咨询的对象

1. 男方年龄 ≥ 40 岁。

2. 确诊遗传病或者先天畸形的病人及其家属。

3. 家庭成员连续发生不明原因疾病的对象。

4. 原发闭经的妇女及其家属。

5. 近亲结婚的夫妇及后代。

6.其他需要咨询的情况。

三、遗传咨询的原则

(一)全面收集证据原则

进行遗传咨询,首先要尽可能地获得正确的诊断。确切的诊断不仅对发病风险的推算至关重要,而且对未来准确的产前诊断也是必要的。为了获得准确的诊断,除要了解有关的病例资料外,还必须尽可能多地获得其他资料,如死者的照片、尸检报告、医院记录以及以往基因诊断为携带者的检测报告等,这些都可为诊断提供肯定或否定的信息。流产、死胎等不良分娩史也有重要的意义。

(二)非指令性原则

是指咨询医师通过与对象及其家属直接交谈,向他们提供有关知识和各种选择的可能性,而将与对象疾病检查、诊断、防治等有关的各种决定权交给对象及其家属。在遗传咨询的选择中,没有绝对正确的方案,也没有绝对错误的方案。因此,非指令性原则一直是医学遗传咨询遵循的原则,同时也被世界卫生组织遗传咨询专家委员会认可。2003年我国原卫生部颁布的《产前诊断管理办法》中明确提出医师可以提出医学建议,对象及其家属有选择权。

(三)尊重对象原则

充分尊重对象及其家属的自主决定权和知情同意权,密切关注对象的心理状态,给予必要的心理疏导。咨询对象心理负担较重,忧虑、有罪感、羞耻感等是咨询者在咨询过程中常见的表现,在对疾病缺乏了解和等待诊断结果期间更是如此。因此,在咨询过程中,必须将咨询者本人的利益放在第一位,针对所暴露出来的疑问,有目的地予以解释,最大限度地减少咨询者及其家属的心理压力。

(四)知情同意原则

为了不伤害病人的感情,防止病人希望破灭,家属常希望医师不要告知病人真相。随着现代道德标准的变化,告知真相已成为合乎道德的职责。特别是对于产前诊断技术及诊断结果,经治医师应本着科学、负责的态度,向孕妇或家属告知产前诊断技术和基因检测技术的安全性、有效性和风险性,使孕妇或家属理解技术可能存在的风险和结果的不确定性。

(五)保密原则

保守秘密是遗传咨询的一种职业道德。充分尊重对象及其家属的隐私权,对疾病资料要保密,未经对象同意不得外泄。在未经许可的情况下,将遗传检查结果告知第三者,包括工作单位、保险公司、学校、媒体等是对这一原则的破坏。应确保咨询室的私密性,咨询时间内不受外界打扰。如果需要其他医务人员一同参与咨询,应事先征得对象及其家属的同意。

四、遗传咨询的模式

(一)传统遗传咨询模式

传统遗传咨询主要是针对染色体病及单基因病进行。咨询对象主要是遗传病病人、有患遗传病风险的家属等,遗传咨询师对疾病的转归、发病或遗传的概率、预防、缓解及治疗的方法提供医学意见。传统遗传咨询包括婚前咨询、产前咨询和一般咨询,对象集中在有原因不明的流产史、死胎死产史、新生儿死亡史的夫妇,高龄孕产妇,先天性智力低下者及其血缘亲属等人群。咨询师通过向对象提供其后代发病风险的咨询,减少相关遗传病在后代再次发生所带来的伤害。

(二)心理治疗遗传咨询模式

随着遗传咨询业的不断发展和完善,针对咨询时所遇到的心理问题而形成的一种新的遗传咨询模式——心理治疗模式。这种模式将帮助对象缓解其承受的心理压力成为咨询的重要任务,强调不仅要帮助对象作出最佳选择,更要将对象的心理损害纳入咨询,帮助他们解决心理问题。西方发达国家的遗传咨询工作已经步入心理治疗模式,我国的遗传咨询工作也将迅速发展转入此模式。

心理治疗模式遗传咨询的重点在于缓解对象的心理压力,要求遗传咨询师首先掌握对象的心理状态,引导对象在心情平静的状态下作出最符合其意愿的决定。如果评估显示对象存在严重的心理问题尚不能作出理性的判断和决定,还要征求对象家属或亲属的意见。

五、遗传咨询的流程

(一)采集信息

全面详细询问对象及家属的病史,包括家族遗传病史、医疗史、生育史(流产史、死胎史、早产史)、婚姻史(婚龄、配偶健康状况)、环境因素和特殊化学物接触及特殊反应情况、年龄、居住地区、民族。收集先证者的家系发病情况,绘制出家系谱,包括对所询问的疾病作出正确诊断,以确定是单基因或多基因病。遗传病的确定方法以家系调查和系谱分析为主,并结合临床特征,再借助于基因诊断、染色体、性染色体分析和生化分析等检查结果,共同作出正确诊断。如确定为遗传病,还须进一步分析致病基因是新突变产生还是由双亲遗传下来的,这对预测危险率有重要意义。

(二)明确诊断并确定遗传方式

根据家系谱分析及医学资料、检查化验结果,诊断咨询对象所患遗传病种类或者判断其与何种遗传病有关,如果是单基因遗传病还须确定是何种遗传方式。明确遗传病的种类,确定遗传方式,根据遗传规律估计对象亲属及后代的再发风险。

(三)估计遗传疾病再发风险

染色体病和多基因遗传病以其群体发病率为经验风险,而单基因遗传病根据遗传方式进行家系分析,进一步进行发病风险估计并预测其子代患病风险。按风险程度,可将人类遗传病分为三类:

1. **一般风险率** 主要是指由环境因素引起的疾病。

2. **轻度风险率** 主要指多基因遗传病,它是由遗传因素和环境因素共同作用引起的。

3. **高度风险率** 主要指所有单基因遗传病和双亲之一为染色体平衡易位携带者,其再发风险较大。

(四)提供产前诊断方法的有关信息

遗传咨询时应根据子代可能的再现风险度,建议孕妇采取适当的产前诊断方法,并充分考虑诊断方法对孕妇和胎儿的风险等。特别需要注意的是:

1. 阐明各种产前诊断技术应用的有效性、局限性,进行筛查或诊断的时限性、风险和可能结局。

2. 说明使用的遗传学原理,用科学的语言解释风险。

3. 解释疾病性质,提供病情、疾病发展趋势和预防的信息。

4. 在咨询过程中应提供客观、依据充分的信息,而避免医师本人的导向性意见。

(五)向咨询对象或家属提出对策和建议

遗传咨询人员应向咨询对象提供结婚、生育或其他建议。如不宜生育、暂缓生育、辅助生育或进行治疗等。对已经怀孕者建议终止妊娠或进行产前诊断后再决定终止妊娠等。

六、实例分析——高苯丙氨酸血症的遗传咨询

(一)根据临床表现和实验室检查,明确诊断

临床上发现的高苯丙氨酸血症病人,或者新生儿筛查发现的高苯丙氨酸血症,都需要作病因诊断和鉴别诊断,高苯丙氨酸血症的病因包括苯丙氨酸羟化酶缺乏症、6-丙酮酰四氢蝶啶还原酶缺乏症、二氢蝶啶还原酶缺乏症、鸟苷三磷酸环水解酶缺乏症、蝶呤-4α-二甲醇胺脱水酶缺乏症、墨蝶呤还原酶缺乏症等 6 种酶的缺陷,其中任何一种酶或者相应编码基因的缺陷均可以导致体内苯丙氨酸代谢紊乱,出现高苯丙氨酸血症。高苯丙氨酸血症的病人需要进行血苯丙氨酸浓度测定以及苯丙氨酸与

酪氨酸比值测定、鸟蝶呤谱分析,红细胞二氢蝶啶还原酶活性测定,根据结果进行相应的基因检测和分析。

(二)明确遗传病的类型,确定遗传方式,评估再发风险

根据临床表现和实验室检测结果,确定高苯丙氨酸血症的病因和类型。上述 6 种导致高苯丙氨酸血症的疾病均属常染色体隐性遗传病,需纯合或复合杂合突变方能致病。先证者父母均为杂合子的携带者,其杂合位点遗传给后代的风险均为50%,其后代遗传到父母的致病突变位点几率为 25%,仅遗传到父母一方的突变位点,为杂合子携带者的几率为 50%。另外,25% 几率是不携带父母的致病基因。

(三)提出遗传咨询建议和对策

1. 病人是否可以治疗 高苯丙氨酸血症是可以治疗的疾病,要根据病因进行治疗,根据不同病因有低苯丙氨酸饮食治疗、四氢生物蝶呤及神经递质治疗。

2. 患儿母亲拟再生育,如何进行遗传咨询

(1)先证者父母均为杂合子携带者,其杂合突变遗传给后代的风险为 50%,纯合突变的可能性为 25%,另外 25% 可能不携带突变位点。建议推荐类似高危家庭在怀孕早期或者中期进行产前基因诊断。

(2)家族成员要避免近亲结婚,对家族成员可进行基因突变检测,确定杂合子携带者,进行遗传咨询。

3. 新生儿携带早期诊治的病人,进入生育年龄,如何对先证者生育后代的风险进行评估

(1)先证者携带 2 个致病等位基因,若配偶为正常非携带者,其后代均为杂合子携带者。

(2)若先证者配偶为杂合子携带者,其后代为杂合子携带者的几率为 50%,携带 2 个致病基因的几率为 50%。

(3)先证者配偶也携带 PAH 纯合或复合杂合突变,则后代为纯合或复合杂合突变致病的几率为 100%。

第五节 再生育的准备

一、心理准备

夫妻双方都要做好生育第二个孩子的充分心理准备,并要想清楚以下问题:①为什么要孩子? 是自己想要还是受父母或其他人的影响? ②孩子会对你的工作有什么影响? ③多了一个孩子以后,需要花很多时间和精力在孩子身上,你能做到吗? ④怎样照顾孩子? 夫妻上班或外出谁来照管孩子? ⑤一旦孩子生病或需要特别照顾,你怎样照顾? ⑥多一个孩子会对夫妻二人的关系及第一个孩子产生怎样的影响?

生育二孩不仅要考虑再生育妇女的健康以及生育能力等问题,还要考虑婚姻关系、抚养能力、住房、家庭结构、教育等社会问题。健康及生育问题比较好理解,而心理问题和经济问题却是很容易被忽略的问题。不管怎样,生育二孩还要考虑家庭的承受力。俗话说,生孩子不易,养孩子更难。现在育儿成本普遍提高,多一个孩子,原来的房子够不够住,孩子的教育问题等,都需要有一个经济预算。对于个别并不富裕的家庭,需要慎重考虑。

养育两个孩子并不是一件容易的事,需要父母付出双倍的辛苦。对于妇女产后再就业问题,也要早作准备。再次怀孕、生产、哺育,至少要耽误两年时间。许多职业女性为生孩子可能会丢失工作、晋升、留学等机会。女性产后若重新找工作岗位,塑造成新的职业女性,困难不少。所以在孕育第二个生命之前,也需要把这些问题考虑清楚。

当今社会生活节奏加快,很多人因各方面压力太大而处于焦虑状态。所以在孕育二孩之前,心理准备是非常重要的。产妇患产后抑郁症,与孩子的孕育出生以及产妇的心理状态有很大的关系。因此,在整个备孕过程当中,夫妇双方应该把各方面的问题分析清楚,得到双方父母的支持和理解,在比较和谐、大家达成共识的环境下怀孕会更好。

独生子女家庭鼎足之势,早已形成平衡。第二个孩子的降生肯定会打破这种平衡关系。据德国心理学家的一项研究发现,岁数差距 1~2 岁的孩子关系相对亲近,有相似的喜爱,但也会相互竞争,尤其是在年少时期。年数差距 3~4 岁的孩子,如果老大与父母的关系亲昵,则比较容易容忍弟弟或妹妹,孩子们容易形成手足感情。岁数差距大于 5 年或更多的孩子之间,关系并不亲近,他们仿佛是父母分别供养的两个独生子女。所以备孕要把大孩子作为一个重要身份来考虑,让大孩子参加决定,事前最好征得认同,疏通情感,提高孩子的接受水平。盲目生育第二个孩子只会对老大造成伤害,导致心理扭曲,甚至会影响家庭的和谐。

二、经济准备

对大多数家庭而言,多生一个孩子或多或少会影响到家庭的经济支出。经济条件是生育的基础,孩子的出生和抚养需要有一定的财力和物力作支撑,从准备怀孕开始就会有不小的花费,怀孕、分娩、养育的开销更大,所以在计划怀孕前就应该对家庭的经济状况作出准确的评估,合理安排家庭的支出计划。

生育二孩必然会增加家庭开支,生活费、教育费、医疗费、换车换房等加重家庭负担。有调查显示,经济问题是是否生育二孩的家庭考虑最多的因素。

另外,准备怀孕前可以了解一下当地与生育相关的政策,包括计划生育技术服务、孕前保健、生育保险、产假、哺乳假等方面;还应了解当地围产期保健、分娩、婴儿护理所需的费用,以及是否可由医疗保险负担其中的部分费用,这样有助于再生育夫妇计算整个生育的花费,作好支出预算。

三、身体准备

1. 孕前优生健康检查 再生育夫妇在计划怀孕前 4~6 个月内可到当地妇幼保健机构进行一次免费孕前优生健康检查。通过孕前健康检查可以了解夫妇双方的健康状况,帮助其在怀孕前发现异常情况,及时治疗和避免潜在风险,将身体和心理都调整到最佳状态,并有计划地怀孕,以减少宝宝的出生缺陷,平安度过妊娠期,分娩一个健康的婴儿。

2. 告别烟酒及药物 如果夫妇吸烟或吸毒,请及早戒掉。大量研究显示,吸烟和吸毒会导致流产、早产和低体重出生儿。吸烟会影响男性精子的数量和质量,即使是吸二手烟也会影响夫妇的受孕几率。酒精极易透过胎盘进入胚胎体内,干扰胚胎的正常发育,同时还减少胎盘的血流量,导致胚胎的供血不足和供氧中断而使胎儿死亡。因此,建议再生育夫妇计划怀孕前 3~6 个月开始戒烟戒酒。准妈妈应在孕期避免饮酒,尤其在月经周期的最后两周不要饮酒,以防此时已经怀孕了。

3. 拒绝咖啡因 研究显示,摄入过多的咖啡因会阻碍铁的吸收,同时也会增加胎死宫内的风险。所以最好戒掉咖啡、茶、可乐等含咖啡因的饮料。

4. 控制体重 将体重控制在正常标准范围内,受孕几率就会更高些。研究显示,体质指数低于 20 或高于 30 的女性相对来说不容易受孕。

5. 选择健康食品 从计划怀孕开始就选择健康食品,能够为未来宝宝的孕前环境储备有益的营养物质。每天尽可能多吃水果和蔬菜,适量吃肉、鱼、蛋、豆制品、牛奶等保证营养均衡。

6. 调整生活习惯及情绪 要有一个良好的生活习惯,尽量合理安排工作和休闲时间,不要熬夜,下班后远离电脑、手机、iPad 等电子产品,学会用其他健康的方式缓解工作、生活中的压力。有节制地进行性生活,不可过于频繁,也不能过少,更不能长期禁欲。

7. 加强身体锻炼 制订并坚持一套健康计划，一周 3~5 天，每天 20~60 分钟的有氧运动。如快走、慢跑、打太极、伸展和瑜伽等运动方式，提高身体素质。

8. 避免病毒和细菌感染 准备怀孕期间避免感染非常重要。饮食方面要注意卫生，生食和熟食分开，食物变质后不要再吃。

9. 远离不安全环境 一些工作和生活环境对孕妇和胎儿存在一定危险。如果你的工作需要经常接触到化学和放射性物质，最好能改变或离开这个环境。一些清洁剂、杀虫剂和有机溶剂(如新装修、油漆)、噪声、高温、重金属等都可能会对胎儿发育有害。避免密切接触宠物。

10. 口腔保健 越来越多的证据显示，牙周疾病(影响牙龈和牙周骨组织的细菌感染)可能会导致早产和低体重出生儿。若有口臭、牙龈出血等症状，应到口腔科检查，明确诊断后对症处理。

11. 停止避孕 如果以前一直避孕，现在有妊娠计划，就可以停止避孕了。

四、营养准备

妊娠是孕育生命的一个漫长过程，营养是胎儿健康发育的物质保障，孕前的营养储备和孕期的营养均衡是保证胎儿生长发育所需要的各种营养素的前提。现阶段我国计划再生育的夫妇，经济条件较好，受教育水平更高，自我保健和营养意识更强。再生育营养问题主要包括：孕产妇高龄及辅助生殖技术导致的妊娠并发症发生率增加，母乳喂养困难，导致婴幼儿过敏性疾病发病率增加等。营养不良不仅影响胎儿的正常发育，还可能引起出生缺陷，甚至有些成人疾病就起源于胎儿时期的营养不良。因此，准备再生育的夫妇应接受健康体检及膳食和生活方式指导，使健康与营养状况尽可能达到最佳状态后再怀孕。健康体检中还要特别关注血红蛋白、血浆叶酸、尿碘等反映营养状况的检测指标，以避免因相关营养素缺乏对受孕成功和妊娠结局的不良影响。

再生育备孕妇女的膳食在一般人群膳食指南的基础上应特别注意以下问题：

(一)调整体重至适宜水平

1. 控制孕前体重的重要性 研究表明,孕前体重与新生儿出生体重、婴儿死亡率以及孕期并发症等不良妊娠结局有密切关系。肥胖或低体重孕妇是发生不良妊娠结局的高危人群,再生育备孕妇女宜通过平衡膳食和适量运动来调整体重,使体质指数(BMI)达到 $18.5{\sim}23.9kg/m^2$ 范围,以最佳生理状态来孕育新生命。

2. 孕前低体重如何科学增重 低体重是指 $BMI<18.5kg/m^2$ 的备孕妇女,可通过适当增加食物量和规律运动来增加体重,每天可有 1~2 次的加餐,如每天增加牛奶 200ml 或粮谷/畜肉类 50g 或蛋类/鱼类 75g。

3. 孕前肥胖如何科学减重 肥胖是指 $BMI \geqslant 28.0kg/m^2$ 的备孕妇女,应改变不良饮食习惯,减慢进食速度,避免过量进食,减少高能量、高脂肪、高糖食物的摄入,多选择低升糖指数(glycemic index,GI)、富含膳食纤维、营养素密度高的食物。同时应增加运动,推荐每天 30~90 分钟中等强度的运动。

(二)预防缺铁性贫血,适度补铁

育龄妇女因为生育和月经失血,体内铁储备往往不足,是铁缺乏和缺铁性贫血患病率较高的人群。孕前和孕早期缺铁或贫血,可影响妊娠结局和母子的健康,导致流产、胎儿生长受限以及新生儿低出生体重,还会使孕妇更容易发生妊娠期缺铁性贫血。由于妊娠期对铁的需要量显著增加,而且良好的铁营养状况是成功妊娠的必要条件,故从计划怀孕开始,妇女应尽可能多摄取含铁丰富的动物性食物,为妊娠储备足够的铁;贫血或铁缺乏的备孕妇女应积极治疗,待贫血或铁缺乏纠正后再怀孕。经常摄入含铁丰富、利用率高的动物性食物。如动物血、肝脏及红肉中铁含量及铁的吸收率均较高,一日三餐中应有瘦畜肉 50~100g,每周 1 次动物血或畜禽肝肾 25~50g。在摄入富含铁的畜肉或动物血和肝脏时,应同时摄入含维生素 C 较丰富的蔬菜和水果,以提高膳食中铁的吸收与利用。

新标准铁的推荐摄入量(RNI)在孕早、中、晚期及哺乳期分别为 20、24、29、24mg/d,建议孕前有贫血的再生育妇女尽量纠正贫血后再怀孕。但补铁不能过量,有研究显示,在孕前和妊娠早期,血红蛋白正常的妇女额外的高铁摄入可能会增加妊娠期糖尿病的危险性,并建议预防性补铁适可而止,以膳食补充为主。

(三)适量摄入碘,防止过量

碘营养状况与子代智力和体格发育有关。人体内的碘主要储存在甲状腺,约为 8~15mg,可维持机体 2~3 个月的需要。碘缺乏引起甲状腺激素合成减少,甲状腺功能减退,进而影响新陈代谢及蛋白质合成,可对儿童智力发育造成不可逆的损伤。世界卫生组织(World Health Organization,WHO)估计缺碘造成儿童智力损失 5~20 个智商(intelligent quotient,IQ)评分,国内估计儿童智力损失 10~15 个 IQ。研究表明,妇女孕前和孕期碘摄入量低于 25μg/d 时,新生儿可发生克汀病;孕期不及时补碘会增加胎儿神经系统发育迟缓的风险,碘缺乏病人在孕早期补碘对其胎儿的益处明显大于孕晚期补碘;孕前和孕期良好的碘营养状况可预防碘缺乏对胎儿神经系统和体格发育的不良影响。

考虑到孕妇比非孕妇多需约 66% 的碘,补碘在孕早期尤其重要,直接关系到胎儿大脑发育。由于碘缺乏对胎儿的严重危害、孕早期的妊娠反应影响碘的摄入,以及碘盐在烹饪等环节可能的碘损失,新标准推荐成年人碘 RNI 为 120μg/d,孕妇推荐量为 225μg/d,乳母为 240μg/d;碘可耐受最高摄入量(UL)值为 600μg/d。有研究认为,当孕妇膳食碘摄入超过 500μg/d 时可能引起相应的健康危害,当尿碘浓度 >250μg/L 时,可出现亚临床甲状腺功能减退,建议再生育妇女在孕早期除常规使用碘盐外,每周再摄入 1 次富含碘的食物,如海带、紫菜、贻贝,以增加一定量的碘储备,并监测碘营养水平。

(四)叶酸的摄入

孕前3个月补充叶酸可降低子代神经管畸形和多种畸形的风险。叶酸是一碳单位的主要供体之一,在同型半胱氨酸代谢、DNA合成、甲基化等方面发挥重要的作用,与胎儿正常发育、健康维持以及多种疾病的风险有关,是细胞增殖、组织生长与机体发育不可缺少的微量营养素。动物实验和人群流行病学研究表明,孕早期缺乏叶酸可引起死胎、流产、脑和神经管畸形,还可导致眼、口唇、腭、胃肠道、心血管、肾、骨骼等器官的畸形。胚胎神经管分化发生在受精后2~4周(即4~6孕周),而妇女意识到自己怀孕通常在第5孕周以后或者更晚些时候,此时再补充叶酸预防胎儿神经管畸形,无疑为时已晚。研究表明,育龄妇女每天补充400μg叶酸4周后,体内叶酸缺乏的状态就会得到一定改善,持续补充12~14周后血清或血浆叶酸浓度达到有效水平和稳定状态。因此,必须从准备怀孕前3个月开始每天补充400μg叶酸(补充剂),才能保证胚胎早期有较好的叶酸营养状态,满足其神经管分化对甲基的需要,降低子代神经管和多器官畸形发生的风险;对于曾有过神经管畸形儿生育史和怀疑有叶酸缺乏的妇女,应在医师指导下补充更大剂量的叶酸。

我国育龄妇女体内叶酸水平较低,红细胞叶酸缺乏率北方妇女约54.9%、南方妇女约7.8%,在胎儿神经管畸形低发区的育龄妇女中,仍有相当一部分人缺乏叶酸;全国神经管畸形平均发病率为2.74‰(北方约7‰、南方约1.5‰),北方地区高于南方地区,农村高于城市,每年约有8万~10万名神经管畸形儿出生。国内外多项人体叶酸干预试验证实,胚胎神经管分化期补充叶酸可有效地降低胎儿神经管畸形的发生率,孕前至孕早期服用叶酸补充剂可以预防80%的神经管畸形儿出生;给曾经生育过神经管畸形儿的母亲补充叶酸,能使其再次妊娠时神经管畸形率降低70%。我国一项大规模社区干预试验表明,妇女于妊娠前后每天口服叶酸400μg,对神经管畸形高发地区和低发地区的预防率分别达到85%和41%。

天然食物中的叶酸是结构复杂的多谷氨酸叶酸,进入体内后必须分解出小分子的单谷氨酸叶酸才能被小肠吸收,生物利用率约为 50%,而且由于对热、光和酸较为敏感,烹饪加工的损失率可高达 50%~90%。人工合成叶酸补充剂为叶酸单体,稳定性较好,可被肠道直接吸收,空腹服用的生物利用率高达 100%,与膳食混合后的生物利用率为 85%,是天然食物叶酸的 107 倍。因此,备孕妇女应每天补充 400μg 叶酸并持续整个孕期。在我国,给计划怀孕的妇女和孕妇每天补充 400μg 叶酸(补充剂),已成为重要的营养干预政策,由国家免费发放。

(五)科学适量补钙

钙是孕产妇最需要的微量营养素之一,孕期补钙可显著降低妊娠期收缩压、舒张压及子痫的发生率,并与子代远期的血压具有相关性。新标准中钙补充在成年女性 800mg/d 基础上,孕早期不增加,孕中期、孕晚期及哺乳期分别增加 200mg/d,可耐受最高摄入量(tolerable upper intake level,UL)为 2000mg/d。补钙建议主要通过乳制品摄入,必要时补充适量钙制剂。

(六)足量摄入维生素 A

维生素 A 是一种脂溶性维生素,在体内可以蓄积,孕期不足或过量均会引起不良后果。维生素 A 来源包括:食物、强化食物、维生素 A 制剂、多维元素片、孕妇奶粉等。新标准成年女性维生素 A 的 RNI 为 700μgRE/d,对孕产妇推荐量在孕早、中、晚期及哺乳期分别增加 0、70、70、600μgRE/d。因此建议再生育妇女孕早期不增加,孕中晚期适当增加,哺乳期大量增加,同时在选择食物时学会识别营养标签,预防过量。

(七)维生素 D 的补充

维生素 D 是维持机体生命的必需营养素,除了与钙代谢的密切关系外,近几年大量研究证实,维持孕产期正常血浆维生素 D_3 水平与胎儿骨骼生长和神经代谢等密切相关,维生素 D 与妊娠期糖尿病、先兆子痫危险性增加也存在较大相关性。新标准成年女性维生素 D 摄入为 400U/d, 孕产期维生素 D 的 RNI 不变, 但 UL 为 2000U/d, 所以建议孕产妇增加户外活动时间, 通过日照补充维生素 D, 不足时再通过食物或者制剂补足, 尤其是第一胎合并妊娠并发症的孕产妇。

总之, 由于再生育对整个家庭的影响, 应该提前做好家庭规划。从物质方面, 要做好生活质量因负担加重而下降的准备。从情感方面, 由于新成员会将整个家庭结构重新建立, 寻找到最适合自己的交流方式, 才能保障生活的顺利。

(何杨　黄静　张仲焰)

第二章

生育间隔与避孕终止

第一节　生育间隔

生育间隔是指前次分娩到下次分娩之间的时间。科学生育间隔是降低孕产妇死亡率和儿童死亡率的有效措施。通过采取避孕措施,做好生育间隔调控,可避免生育间隔过短,保障母婴安全。

一、科学生育间隔的意义

(一)降低孕产妇死亡率

研究显示,生育间隔 >2 年,可避免 30% 孕产妇死亡;两次妊娠间隔在 6 个月以内,产妇死亡、产前出血、胎膜早破、贫血发生率明显上升。剖宫产后再次分娩时发生子宫破裂的风险也随时间的延长而降低,生育间隔 <12 个月,子宫破裂发生率为 4.8%;生育间隔 <24 个月,子宫破裂发生率为 2.7%;生育间隔 >24 个月,子宫破裂发生率为 0.9%。

(二)降低儿童死亡率

生育间隔 >2 年,可避免 10% 的 5 岁以下儿童死亡;两次妊娠间隔在 6 个月以内,低出生体重儿、早产儿、小于胎龄儿风险提高 30%~90%,自然流产和死产的风险提高 3.3 倍;生育间隔 >36 个月,5 岁以下儿童死亡率下降 25%。

二、再生育最佳间隔时间

(一)从产妇身体角度看

1. 如果第一胎是正常顺产,并在给宝宝哺乳,那么最好是在宝宝断奶后再怀孕，这样，身体恢复得更好，有利于再次怀孕后的二胎宝宝生长发育。如果产妇顺产后没有哺乳，一般 6 个月以后就可以进行第二次怀孕准备。产后如果过早怀孕，将不利于胎儿的生长发育。只要身体状态恢复稳定，内分泌系统、生殖系统恢复，再次妊娠的时间可为产后 1 年左右。

2. 如果第一胎是剖宫产，一定要间隔两年以上，否则再次妊娠容易引起子宫破裂导致生命危险。间隔时间太久（如超过 10 年），子宫瘢痕缺乏子宫肌肉成分而被纤维瘢痕组织取代，同样易发生子宫破裂。

（二）从护理宝宝的角度看

如果再生育母亲年龄没有超过 35 岁，建议生育间隔 3 年时间最好。因为这时候一胎孩子已经开始上幼儿园了，自己身体也已经恢复正常，两个孩子之间有 3 年的间隔，大孩可以照顾小孩，增强孩子之间的互动感，这样更利于孩子的养育。

因此，WHO 建议：为减少母亲、胎儿和新生儿的不良妊娠结局，应选择合适的孕育时机，活产后再次妊娠的间隔至少为 2 年。我国尚无权威性建议，多数临床医师认为：剖宫产后再次妊娠的间隔至少为 2 年。在日常的临床工作中要使再生育妇女充分认识生育间隔时间过短的潜在危害，特别是剖宫产后的女性，要帮助她们通过科学选择，及时落实避孕方法，合理安排生育间隔，降低再次孕育时的母子风险。

第二节 避孕终止

大多数再生育夫妇既往基本都采用了一定的避孕节育措施，根据作用时间的长短，分为临时避孕方法（男女避孕套、杀精剂、体外排精等）；短效避孕方法（短效口服避孕药）；中长效避孕方法（透皮贴剂、阴道环、复方避孕针等）；长效可逆避孕方法（宫内节育器具、皮下埋植剂）；永久避孕方法（男、女性绝育术）

等。根据 2016 年原国家卫生和计划生育委员会妇幼司提供的数据,目前全国避孕方法使用的构成比例为放置宫内节育器具约占 53.12%、女性绝育术约占 25.87%、男用避孕套约占 16.1%、男性绝育术约占 3.46%、皮下埋植剂约占 0.21%,其余为口服及注射避孕药、外用避孕药与其他。拟再生育夫妇在计划妊娠前,首先需要终止现有避孕措施。

一、临时避孕措施的终止

临时避孕措施是指每次同房都要使用的方法,包括避孕套、外用杀精剂、安全期、体外排精及紧急避孕药,这些避孕措施在性交时停止使用,生育力即可恢复。

(一)关于外用杀精剂

有研究已经证实,即使妇女在使用杀精剂期间避孕失败或在妊娠期间偶尔使用了杀精剂都不会对胚胎造成伤害,导致出生缺陷。

(二)关于紧急避孕药

紧急避孕药是未避孕或避孕失败后的补救措施,只对服药前的无保护性行为有一定的预防妊娠的作用,对服药后再次无防护性行为无保护作用。2010 年 WHO 发布的《对单纯左炔诺孕酮紧急避孕药安全性的声明》指出:"服用左炔诺孕酮紧急避孕药几天后,药物即被代谢掉,妇女可以在随后的任何一次性行为中怀孕。在怀孕的周期服用与未服用左炔诺孕酮紧急避孕药妇女的妊娠结局,在流产率、出生时胎儿体重、畸形发生率、性别比率上没有差异",提示服用紧急避孕药失败导致的非意愿妊娠,不是人工流产的指征。

(三)关于避孕套

避孕套是以非药物的形式阻止精子和卵子结合,防止怀孕的屏障避孕方法,是唯一有预防淋病、艾滋病等性病传播作用的避孕工具,因此也称安全套,和其他避孕方法相比,使用方便、没有副作用,完美使用避孕成功率一般为 97%,停用以后即可怀孕,即使避孕失败导致的妊娠也不会对胚胎造成伤害,导致出生缺陷。

(四)关于安全期避孕

安全期避孕是在女性排卵期内停止性生活的一种生理性避孕方法。与其他药物、器具、手术等方法相比有自然、经济、实用、无害等优点,但如果使用不当容易导致避孕失败。停用以后即可怀孕,对胚胎没有影响。

(五)关于体外排精

体外排精是指在性生活即将发生射精时,将阴茎抽出,使精液射在女方体外的一种避孕方式。因具有不需要任何成本,无需借助任何工具或药物,不影响性快感等优点,一些年轻夫妻常使用该方法避孕,但失败率较高。长期使用可导致男性精神紧张、不射精、阳痿等性功能障碍。停用以后即可怀孕,对胚胎没有影响。

二、短效避孕措施的终止

短效避孕措施是指需要每一个月管理的避孕方法,包括:短效口服避孕药、复方避孕针和复方长效口服避孕药。其避孕机制为抑制卵巢排卵;阻止精卵相遇;使宫颈黏液变稠、减少,精子穿透受阻;改变子宫内膜,不适宜孕卵着床等多个环节。

(一)短效口服避孕药(COC)

为每天服用一次。

1. 停用后生育力的恢复　COC 一旦停止服用生育力即可恢复,不会延迟。

2. 对子代的影响　已有较高级别的证据表明 COC 不会引起胎儿出生缺陷,即使妇女在服药期间怀孕,或在妊娠期间偶尔服用了 COC,都不会损伤胎儿健康。

(二)复方避孕针

为每月注射一次。

1. 停用后生育力的恢复　复方避孕针停用后生育力恢复

时间稍长，《WHO 计划生育手册》提供的数据为妇女妊娠的平均时间在末次注射后的 5 个月。排卵恢复后即可计划妊娠。

2.对子代的影响　有关其他激素避孕方法的高水平证据表明，激素避孕方法不会引起出生缺陷，如果妇女在使用每月一次避孕针期间怀孕或在妊娠期间偶然地使用了每月一次避孕针，对胎儿没有损害。

(三)复方长效口服避孕药

为每月服用一次。

1.停用后对生育力的影响　由于复方长效口服避孕药中的炔雌醚经胃肠道吸收后储存在脂肪组织内缓慢释放，作用持久，停用后生育力恢复时间稍长，平均为 6~10 个月。建议最好在停药后 6 个月再计划怀孕。

2.对子代的影响　由于复方长效口服避孕药在体内清除时间较长，目前没有停用后对胎儿造成负面影响的报道，但已有观察发现，在停药 120 天妇女的尿液中，仍能检测出炔雌醚的存在，考虑到胎儿的安全性，建议停药 6 个月后再准备怀孕。在等待期间可采用临时避孕方法(如避孕套或外用杀精剂等)，并做到坚持和正确使用，防止意外妊娠。

(四)停用短效药物避孕方法后再生育技术流程

见图 2-1。

三、长效可逆避孕措施的终止

(一)宫内节育器具

宫内节育器具(IUC)具有避孕效果好、安全、可逆、长效、使用方便、经济等优点，是目前我国育龄妇女最常用的避孕方法，在已采取避孕措施的已婚育龄妇女中有 1/2 以上的人放置了宫内节育器具。宫内节育器具(IUC)包括宫内节育器(IUD)和宫内节育缓释系统(IUS)。目前我国使用的活性 IUC 主要有三类：一是释放铜离子的含铜 IUD；二是含有吲哚美辛的含铜 IUD；三是含单纯孕激素的宫内缓释系统 IUS。

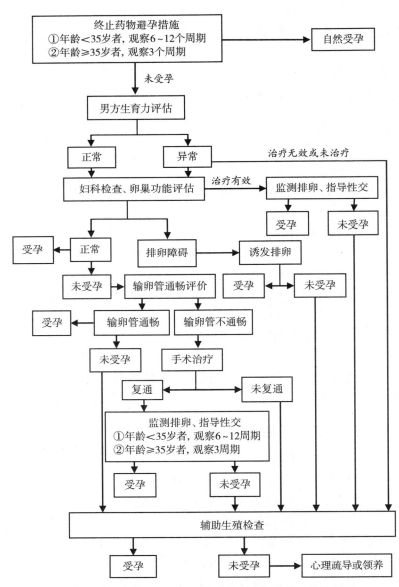

图 2-1 停用短效药物避孕方法后再生育技术服务流程图

1. 停用后生育力的恢复　虽然 IUD 和 IUS 都属于 IUC,但其避孕原理并不相同,IUD 主要是通过铜离子的毒性作用杀伤精子和受精卵,并改变宫腔内环境,达到避孕的目的。而 IUS 则是通过恒定地向宫腔内缓慢释放低剂量的孕激素,利用孕激素干扰受精卵的着床,达到避孕的目的。宫内节育器具有很好的可逆性,一经取出,子宫内环境恢复,即可恢复生育力。有研究表明,释放孕激素 IUS 取出后最早 2 周恢复排卵、23 天后恢复月经。《世界卫生组织计划生育服务提供者手册》中特别指出,对于含铜 IUD,"一旦取出,妇女即可像没有使用 IUD 的妇女一样很快怀孕,设计良好的研究表明,使用 IUD 妇女的不孕风险并未增加,包括年轻和没有生过孩子的妇女"。

2. 宫内节育器具取出术

(1)适应证:

1)拟再生育,或不需要继续避孕者。

2)因不良反应或并发症须取出者。

3)带器妊娠(包括带器宫内妊娠或异位妊娠)者。

4)要求改用其他避孕方法,或到期更换者。

5)阴道异常出血者。

6)绝经过渡期月经紊乱者,或已闭经 6 个月以上者。

(2)禁忌证:

1)全身情况不良无法适应手术或处于疾病急性期者,暂不适宜手术,待好转后择期进行。

2)并发生殖道炎症时,需在抗感染治疗后再取出宫内节育器具;情况严重者亦可在积极抗感染的同时取出。

(3)取出时机:

1)月经干净后 3~7 天内为宜,且经后无性生活。

2)月经失调者或异常子宫出血者随时可取,并酌情同时做诊断性刮宫,刮出物送病理检查。

3)更换 IUC 者,可在取出 IUC 后立即更换一个新 IUC,或于取出后待正常转经后再放置一个新 IUC。

4)因带器早期妊娠须做人工流产者,应在人工流产手术同时取出 IUC。可根据 IUC 所在部位,先取器后吸宫或先吸宫后取器。带器中、晚期妊娠应在胎儿、胎盘娩出时检查 IUC 是否随之排出,如未排出,可在超声引导下清宫同时试取,或在产后 3 个月或转经后再取。

5)带器异位妊娠,应在术后出院前取出 IUC。并发内出血、失血性休克者可在下次转经后取出。

(4)术前准备:

1)受术者知情并签署同意书。

2)取器前,应对 IUC 做定位诊断,包括检查是否有尾丝、超声检查了解 IUC 与子宫的关系、X 线检查了解 IUC 的种类。

3)常规测量:体温、脉搏、血压等体检以及妇科检查。

4)辅助检查:超声检查、X 线检查、心电图。

5)实验室检查:血常规、乙肝表面抗原、丙肝病毒抗体、梅毒及 HIV 抗体,阴道分泌物检查。

6)术前排空膀胱。

(5)手术步骤:按照节育技术规范操作。参见人民卫生出版社《临床诊疗指南与技术操作规范——计划生育分册》(2017 修订版)。

3. 困难取出的预评估和告知要点

(1)多数有再生育需求的妇女仍处于育龄期,不会因为年龄和 IUC 使用时间的长短而影响取器的难度。

(2)有可能发生困难取出的情况主要包括宫颈问题和 IUC 的问题。

(3)最常见的宫颈问题:剖宫产分娩(宫颈管长、无宫颈扩张经历)、宫颈手术史(宫颈的物理治疗、宫颈环切、宫颈锥切、宫颈粘连分解术等),造成宫颈质地、硬度改变,扩张宫颈困难,增加取器难度。

(4)IUC 的问题:主要包括 IUC 异位、变形、断裂、脱结、部分残留及尾丝消失等。IUC 部分或完全嵌入肌层,或异位于子宫腔外及盆腹腔内、阔韧带内者,称为 IUC 异位。近年来亦将 IUC 在子宫腔内的位置下移归属于 IUC 异位。子宫增大(合并肌瘤、妊娠等),使尾丝相对过短而缩至宫腔内或因尾丝断裂,IUC 脱落、异位也可造成尾丝消失。IUC 变形发生率较低,子宫畸形、宫颈过紧和绝经后子宫萎缩可致 IUC 变形,可能与放置操作技术及非技术(IUC 质量及 IUC 不适应宫腔形态等)有关。

4. 困难取出 IUC 的处理　估计取出 IUC 有一定困难者,应该在有条件的医疗保健机构实施手术操作,酌情在术前行宫颈准备以松弛宫颈,改善宫颈条件后再取 IUC,避免强行取器或长时间的宫腔操作,导致子宫损伤或感染风险增加,影响取器术后生育能力的恢复。取出 IUC 失败或断裂、残留病例建议住院观察,可通过 B 超检查导视或用宫腔镜对 IUC 情况予以评估,必要时可在腹腔镜下或开腹手术取出。如取出时存在子宫壁损伤,术后应及时告知病人并强调术后恢复受孕的时间。

5. 宫内节育器取出后恢复生育的技术流程

见图 2-2。

(二)皮下埋植避孕

皮下埋植避孕剂是一种安全、高效、可逆的皮下缓释系统。是在育龄妇女的上臂内侧皮下埋植含单方孕激素避孕药的硅胶棒,药物以缓慢恒定的速度释放进入血液,通过抑制排卵,使宫颈黏液变稠,干扰受精及抑制子宫内膜生长而阻止受精卵着床,而达到长期避孕的目的。目前国产的有 6 根型、2 根型含左炔诺孕酮的皮下埋植避孕剂,以及进口的单根型含依托孕烯的皮下埋植避孕剂。

1. 停用后生育力的恢复　皮下埋植避孕剂含有的孕激素剂量和每日释放率都非常低,半衰期也很短,一旦取出,血液中孕激素会迅速下降,多数妇女会在短期内恢复正常月经,生育能力随即恢复。

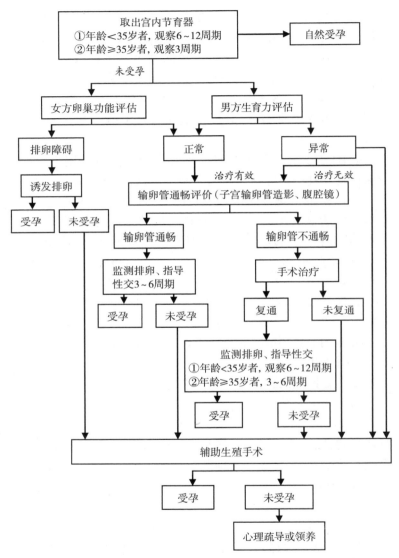

图 2-2　宫内节育器取出后恢复生育的技术流程图

2. 皮下埋植剂取出术

（1）适应证：

1）拟再生育妇女计划妊娠即可取出。

2）皮下埋植避孕剂使用期已满。

3）有不良反应或避孕失败。

4）患有其他疾病不宜继续使用。

（2）禁忌证：

1）患病急性期（因皮下埋植剂引起严重不良反应例外），应待治愈或病情稳定后再取出。

2）埋植部位皮肤感染时，应先控制感染后再取出，如因埋植剂引起的感染，应在抗感染同时立即取出。

（3）取出时机：拟再生育夫妇，任何时候均可以取出。

（4）术前准备：

1）术前咨询：受术者知情并签署同意书。

2）体格检查：测量体温、体重、血压，心肺听诊。

3）辅助检查：血常规、凝血功能、乙型肝炎病毒表面抗原、丙型肝炎病毒核心抗体、HIV 抗体、梅毒血清学检查。

4）检查手术部位，触摸清楚埋植剂的位置、活动度，估计手术难易程度，必要时行超声或放射检查。

（5）手术步骤：按照节育技术规范操作。参见人民卫生出版社《临床诊疗指南与技术操作规范——计划生育分册》（2017修订版）。

3. 困难取出的预评估和告知要点 我国运用时间较长的是6 根型和2 根型皮下埋植避孕剂。6 根型属于储库式缓释系统，不易断裂，但因为根数较多，当其中 1 根或 2 根放置的位置较深或发生游走时会造成取出困难。2 根型属于基质型缓释系统，使用时间越长，其棒状结构可能随激素成分的释放变得疏松，因此在取器时容易发生断裂、破碎，不但给取出过程造成困难，还可能发生残留。建议到期应及时取出。1 根型也属于储库式缓释系统，因放置时间相对短，不易断裂，而且仅为单根,取出相对容易一些。

4. 困难取出的处理 无论是单根还是多根皮埋剂在取的时候,尽量夹住埋植剂末端,避免胶囊壁断裂,造成取出困难。如取出困难,不要勉强,必要时行第二切口,或等6~8周后再行取出。可以在术前行磁共振检查,以确认残留埋植剂的位置。全部取出后,清点埋植剂根数,核对每根长度,对于整根皮下埋植剂的残留,原则上应尽量争取取出,必要时可请外科医师协助。2根型皮下埋植剂的细碎残留,特别是已接近有效期时,其所含的孕激素已经近乎完全被释放,不会影响生育能力的恢复,可暂行观察,不做处理。术后观察月经恢复情况,必要时监测排卵。

5. 皮下埋置避孕剂取出后恢复生育的技术流程 见停用短效药物避孕方法后再生育技术流程。

四、永久避孕方法的终止

永久避孕方法包括男、女性绝育术,无论对输精管或输卵管处理的方式如何,都属于永久的避孕方法。绝育术后,若有再生育的需要,只能通过手术对切断或堵塞后的输精管或输卵管进行复通,复通后也仍有一部分妇女不能成功怀孕,因此男、女性绝育术是不可逆的避孕方法。

(一)输卵管复通术

输卵管绝育术是指通过手术切断或药物堵塞输卵管,阻断精子和卵子的相遇而达到避孕的目的。目前应用最为广泛的术式是经腹小切口输卵管结扎术和腹腔镜下输卵管绝育术,对输卵管的处理方式主要包括经腹的抽芯近端包埋法、银夹法、输卵管折叠结扎切断法(潘氏改良法)和经腹腔镜的高频电凝绝育法、峡部部分切除法、机械套扎法。另外,在我国部分地区也开展输卵管药物粘堵绝育术,是经子宫颈进入宫腔,通过子宫角向输卵管内注入腐蚀性药物,使输卵管管腔闭塞达到避孕的目的,但此方法对输卵管的损伤较大,复通手术困难,且复通成功率极低。

已采取输卵管绝育术避孕的妇女拟再生育,可行输卵管复通术,但术前应排除因疾病不能再生育或由于子宫破裂、多次剖宫产史、输卵管妊娠史、宫体部剖宫产史等因素而实施的输卵管绝育术。

1. 输卵管复通术后生育力的恢复　输卵管复通术一般包括两种方式:常规输卵管手术部位端端吻合和输卵管宫角部植入术,或显微外科技术的输卵管吻合术,以重建输卵管的通畅性,使精子和卵子可以相遇而妊娠。不同术式的复通率会有不同。显微外科技术可使输卵管复通率达到 90%~98%,但妊娠率仅为 60%~80%。如果同时有输卵管炎症等病变存在,则复通率和复孕率更低,因此在决定做输卵管吻合术以前应充分评估。

(1)适应证:

1)要求再生育的育龄期妇女。

2)月经规律,卵巢功能正常,男方精液正常。

3)生殖器无明显病变,包括炎症、肿瘤等。

(2)禁忌证:

1)结核性输卵管炎或弥漫性结核性腹膜炎病史。

2)盆腔感染性疾病、腹膜炎史、严重的盆腔粘连。

3)双侧输卵管多处阻塞、双侧输卵管妊娠史。

4)卵巢功能衰竭。

5)男性不育或有不宜生育的遗传性疾病。

(3)手术时机:以月经干净后 3~7 天或排卵前期为宜,且经后无性生活。

(4)术前准备:

1)术前咨询:采集病史,了解结扎方式、手术过程及术后情况,根据综合情况向受术者及家属说明手术成功率,可能发生的并发症等,签署知情同意书。

2)夫妇双方身体健康状况评估。

3)术前检查:全身体格检查、妇科检查,辅助检查包括宫颈细胞学检查,乙肝、丙肝抗原抗体检查,梅毒、HIV 抗体及血生化、凝血功能,血尿常规、血型,心电图,胸片等。必要时在术前行子宫输卵管碘油造影。

4)男性生育功能检查,尤其对男方系初婚或已婚但未生育者。

(5)手术步骤:按照节育技术规范操作。参见人民卫生出版社《临床诊疗指南与技术操作规范——计划生育分册》(2017修订版)。

2. 输卵管复通术的预评估及告知要点　对于有多次剖宫产史、子宫破裂史、输卵管妊娠史、子宫肌瘤剔除术史的再生育妇女,应与夫妇双方讨论实施复通术的必要性和手术可能存在的困难以及再次怀孕时所面临的风险。可在术前行子宫输卵管碘油造影,必要时腹腔镜检查,了解结扎或阻断的部位,分析绝育术的手术方式、时间、部位、术后是否感染等情况,评估输卵管复通术的效果。对于评估不满意的服务对象,可以建议行辅助生育技术实现生育愿望。告知要点:

(1)复通术后输卵管长度、质地、解剖状态等不满意可能出现手术失败,甚至异位妊娠。有研究显示:输卵管复通术后,异位妊娠的发生率较正常情况提高 10 倍,但随着显微外科技术的引入,发生率相对降低,一般在 0.3%~3%。妇女一旦停经,如有不规则阴道出血或严重腹痛,应高度警惕宫外孕的发生。

(2)复通术后针对未保留支架的再生育妇女,术后 3~7 天返院行输卵管通液检查,成功者 3 个月后可准备怀孕。

(3)年龄越大,宫内妊娠率越低。

(4)输卵管双折结扎切除术后复通的妊娠率较低,抽芯包埋法复通术后妊娠率较高。

(5)输卵管复通术中探查发现输卵管长度 <5cm,伞端不完整,术后需告知受术者输卵管功能不易恢复,术后妊娠率低。

(6)显微外科吻合手术妊娠率高于一般吻合法,尽量选择显微外科吻合术。

（7）未能严格掌握复通术适应证、禁忌证,未按照无创伤手术进行操作,会影响术后妊娠率。

3. 输卵管复通术后生育恢复的技术流程　见图2-3。

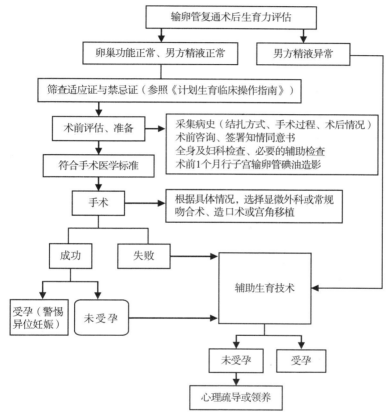

图2-3　输卵管复通术后生育恢复的技术流程图

(二)输精管复通术

输精管绝育术是安全、有效、简便、经济的能发挥永久性避孕效果的一种男性避孕方法。是通过多种方法阻断精子输出通道,使排出的精液中不含有精子,达到避孕的目的。已实施输精管绝育术的男性拟再生育,可以行输精管复通术。

1. 输精管复通术后生育力的恢复　输精管复通术是通过手术的方法重建输精管通畅性。对于输精管结扎术后的复通术,显微外科吻合的效果明显高于常规手术,其复通率可达81%~98%,复孕率大约为50%~60%。而对于输精管粘堵术后的复通术,则需要将已形成瘢痕的那段输精管切除,然后再行端端吻合,其手术难度大,且成功率低。

(1)适应证:

1)拟再生育的育龄男性。

2)女方卵巢功能正常。

(2)禁忌证:

1)全身健康状况不良或有出血性疾病,不能耐受手术。

2)泌尿生殖系统急、慢性炎症。

3)性功能障碍。

(3)手术时机:拟再生育的任何时间均可手术。

(4)术前准备:

1)术前咨询:采集病史,了解结扎方式、手术过程及术后情况,根据综合情况向受术者及家属说明手术成功率,可能发生的并发症等,签署知情同意书。

2)评估夫妇双方身体健康状况。

3)术前检查:全身体格检查以及相关辅助检查,特别是阴囊内容物评价,如睾丸体积和质地、附睾体积和质地,了解输精管情况,有无结节、瘢痕,是否适合吻合手术等。

(5)手术步骤:按照节育技术规范操作。参见人民卫生出版社《临床诊疗指南与技术操作规范——计划生育分册》(2017修订版)。

2. 输精管复通术的预评估及告知要点

(1)在输精管复通手术过程中,如果发现输精管精囊端的结构不清楚,与精索等组织有明显粘连,或结扎部位结节较大等情况,都会增加手术的难度。应及时与手术对象及家属沟通。

(2)年龄越大,距离结扎手术时间越长,手术难度越大,复通成功率越低,可建议选择辅助生殖技术助孕。

(3)显微外科输精管吻合术的效果显著优于常规手术。

3.输精管复通术后生育恢复的技术流程 见图2-4。

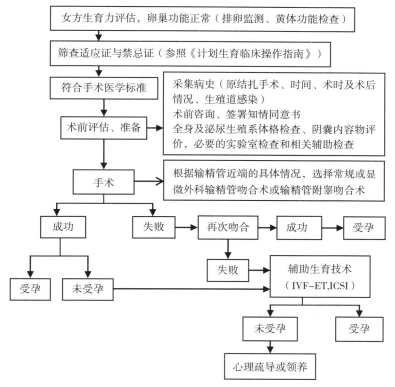

图 2-4 输精管复通术后生育恢复的技术流程图

（陈亮　张丽华）

第三章

再生育夫妇孕前生育力评估

生育力评估是对有生育要求的育龄夫妇的疾病史、职业、饮食、居住环境、男与女的生殖系统及其功能等进行系统的多项评估。随着年龄增长，再生育夫妇生育力均会逐渐下降，如何为众多的高龄再生育夫妇提供生育力评估与生育指导显得尤为重要。

第一节　女性生育力评估

随着全球生育年龄的推迟，再生育女性多数已经步入高龄生育行列。高龄女性生殖功能的变化主要体现在以雌激素下降、促性腺激素水平升高为特征的生殖内分泌的改变，以及以卵泡数量减少和卵子质量下降为特征的卵巢功能的减退。年龄、基础性激素、B超下窦卵泡计数、卵巢体积测量、卵巢刺激试验、输卵管通畅性检查等是评估女性生育力的主要指标，临床应结合各项指标进行综合全面的评估，从而为高龄再生育女性提供生育力咨询，指导受孕，治疗不孕，必要时为其提供相关的生育力保存。

一、自我评估

（一）年龄

年龄是评估女性生育力最重要、最直接的指标。女性随着年龄的增长，会出现生殖功能的下降，正常女性的最佳生育年龄是25~29岁，超过35岁生育能力明显下降，主要表现为卵巢内卵子数量和质量一定程度的降低以及卵巢激素的变化。生育力的下降不仅导致不孕症发生率增加,还会导致染色体异常、胚胎停育、自然流产以及妊娠并发症等的发生率均显著增高。因此,女性年龄作为一个独立的因素影响最终的妊娠结局。

(二)月经

月经来潮是女性性成熟的标志,具有周期性和规律性。正常月经周期为 21~35 天,超过 35 天称作月经稀发,短于 21 天为月经频发。正常经期为 3~7 天,超过 7 天为经期延长,短于 3 天为经期缩短。正常经量为 5~80ml,超过 80ml 为月经量过多,小于 5ml 为月经量过少。因此,月经的情况也可反映女性的生育力。如月经量的减少、月经周期的缩短或紊乱都提示卵巢功能的下降或子宫内膜的受损。诸多妇科疾病可影响女性的月经情况,间接反映其生育力的受损。其中包括功能性疾病如原发性卵巢功能不全、排卵功能障碍;器质性疾病如子宫内膜息肉、子宫肌瘤、子宫瘢痕憩室、子宫腺肌症等。因此,月经是否正常可以作为女性自我评估生育力的有效指标。

(三)备孕时间

备孕时间是评估女性生育力的关键因素。对一个正常生育年龄女性来说,停止避孕,在有规律的正常性生活的前提下一年未孕就可以诊断为不孕症。如果男方正常,再生育女性这时就应积极进行检查治疗。我国《高龄女性不孕诊治指南》中指出,年龄 >35 岁的女性试妊娠 6 个月后未成功的就应进行积极的医疗干预。

二、临床评估

女性生育力的临床评估主要包括病史评估、卵巢、子宫以及输卵管的评估。其中卵巢功能评估是最重要的内容,目前临床上较为常用的卵巢储备功能评估指标包括基础性激素测定、卵巢超声检查卵巢大小、基础窦状卵泡数目和卵巢间基质血流等;卵巢刺激试验如氯米芬(clomiphene citrate,CC)刺激试验。前三者又统称为卵巢的静态评估,卵巢刺激试验又称为卵巢的动态评估。

(一)病史评估

包括个人因素及社会环境因素、婚育史、孕产史特别是末次妊娠史、避孕史及终止避孕后的性生活情况、目前的健康状况等。详细、完整的病史采集是正确评估的基础,同时需要注意与病人沟通技巧、隐私保护。

1. 个人因素及社会环境因素　一些疾病如自身免疫性疾病(桥本甲状腺炎)、酶缺乏(如 17α- 羟化酶)可通过一些细胞介质的改变加速卵泡闭锁,影响卵巢储备;环境污染、工作生活压力大,特别是再生育夫妇长期的精神压力等可以影响正常妊娠;不良生活方式如吸烟、酗酒、吸毒等。

2. 婚育史　是原配夫妻还是再婚夫妻,曾经的生育情况,特别是末次妊娠、分娩及产褥期情况,尤其要询问与妊娠和生育相关的疾病史,如孕期、产时及产后感染、人工流产史、反复宫腔手术史等。

3. 避孕史及终止避孕后的性生活情况　是否采取高效的避孕措施,避孕方法是否恰当等。终止避孕的时间、终止避孕后的性生活是否规律,有无性功能障碍等。

4. 既往相关疾病史　再生育夫妇双方既往是否患过影响生殖功能的泌尿生殖系统疾病。如女性的盆腔疾病、有无盆腔手术史等;男性的附睾睾丸炎、精索静脉曲张、性传播疾病等。

5. 全身健康状况　由于再生育夫妇年龄偏大,要注意与年龄相关的疾病如高血压等心血管疾病、糖尿病等代谢性疾病的发病及治疗情况,综合评估是否可以妊娠,以及目前的用药情况是否对妊娠、分娩及胎儿有不利的影响。

(二)卵巢评估

1. 卵巢储备功能评估　卵巢储备功能是指卵巢皮质区卵泡发育成可以受精的卵母细胞的能力,包括卵泡的数量和质量。可以通过询问病史,结合相关的辅助检查进行综合评估。

(1)基础性激素水平测定:基础性激素水平是评估卵巢储备的重要指标,是在月经来潮第2~3天抽取静脉血,测血清性激素水平。

1)基础FSH(bFSH)、LH测定:bFSH随年龄的增长、卵巢储备功能下降而升高。不同实验室bFSH检测设置的参考范围不同,通常认为若bFSH水平≤10U/L,提示卵巢反应正常;连续2个周期bFSH值>10~15U/L,预示卵巢低反应;bFSH值连续2个周期20~40U/L,提示为卵巢功能衰竭隐匿期,预示可能会闭经或进入绝经状态;bFSH值连续2个周期>40U/L,提示卵巢功能衰竭。对bFSH>20U/L的病人一般不建议进行IVF治疗。

2)基础E_2(bE_2)水平测定:bE_2水平在生育力下降早期保持正常或轻度升高,随着年龄增加、卵巢功能衰退,终末期E_2水平逐渐下降。当bE_2>80ng/L,无论年龄和FSH如何,均提示卵泡发育过快和卵巢储备功能下降。bE_2水平升高而bFSH正常的阶段是卵巢储备功能明显降低的早期,如bFSH和bE_2水平均升高,提示卵巢储备功能降低。如bE_2下降而FSH≥40U/L提示卵巢功能衰竭。bE_2>100ng/L时,进行IVF会出现因卵巢低反应或无反应而造成的周期取消率升高,临床妊娠率下降。

3)基础FSH/LH比值:在高龄女性由于卵巢储备功能下降,FSH升高早于LH升高,即出现LH相对降低,基础FSH/LH比值升高也预示卵巢储备降低、卵巢低反应,可能较bFSH、基础E_2更为敏感。一般认为FSH/LH比值为3.0~3.6,>3.6时提示卵巢储备功能及反应性下降,IVF周期取消率增加。

(2)卵巢基础状态:一般是在月经周期的第2~3天通过阴道超声检查卵巢窦卵泡计数(antral follicle count,AFC)、卵巢体积测量及卵巢基质血流等指标来评估卵巢的基础状态。是评估卵巢储备功能最直接的检测手段。

1)阴道超声下窦卵泡计数(antral follicle count,AFC):基础

AFC 系早卵泡期阴道超声下检测到的直径 <10mm 的窦卵泡数目,可间接反映卵泡池中的原始卵泡数,AFC 的数目与年龄呈负相关。由于 AFC 检测简单易行、无创伤、成本低,对预测卵巢储备和卵巢反应性准确性较高,是预测卵巢储备及卵巢反应性的首选指标。目前以 AFC<5 个作为预示卵巢储备降低的标准。

2)卵巢体积:也是评估卵巢功能的指标。卵巢体积大小与卵巢储备的卵泡数目多少有关,卵巢的正常体积约为 4.0~6.0ml,卵巢体积明显减小者卵巢储备功能下降。卵巢体积 >3ml,提示卵巢反应性好;卵巢体积 <3ml 提示卵巢储备功能下降。

3)平均卵巢直径(mean ovarian diameter,MOD):MOD 是测量任一侧卵巢两个相互垂直平面最大径线的均值,测量简单、实用,可替代卵巢体积的测量,以 20mm 作为 MOD 的界值,MOD<20mm 预示 IVF 治疗结局较差。在三维超声下可自动生成检测值。

4)卵巢基质血流:超声下采用彩色多普勒测量卵巢血流基质内动脉收缩期血流速度峰值(peak systolic velocity,PSV)、搏动指数(PI)、阻力指数(RI)及收缩期 / 舒张期流速比值(S/D)等对预测卵巢反应性也有一定的价值。PSV 低提示卵巢储备功能下降。

由于超声检查具有无创、简便、容易操作、可重复检查及准确性高等特点成为临床上最常用的检查方法。常联合卵巢基础性激素水平测定来评估卵巢储备功能。

(3)卵巢刺激试验:卵巢刺激试验包括氯米芬(CC)刺激试验、外源性 FSH 刺激试验、GnRH-a 刺激试验等。由于这些试验的费用较高或副作用或干扰试验结果的因素较多只能作为辅助指标。

1)氯米芬刺激试验(clomiphene citrate challenge test,CCCT):氯米芬(CC)是一种具有弱雌激素作用的非甾体类雌激素拮抗剂,在下丘脑可与雌激素受体结合,减弱雌激素对下丘脑的反馈抑制,使垂体 FSH 分泌增加,血 FSH 水平上升。在月经周期第

5~9 天口服 CC100mg/d, 检测给药前(月经周期的第 3 天)后 (月经周期第 10 天)的血清 FSH 水平。若周期第 10 天 FSH 水平 >10U/L 或给药前后血清 FSH 之和 >26IU/L, 为 CC 刺激试验异常, 提示卵巢储备下降和卵巢低反应。卵巢储备功能与反应性正常的女性, 其生长发育的卵泡可产生足量的 INH-B 和 E_2, 从而能抑制 CC 诱发的 FSH 水平过度上升。CC 刺激试验简单、经济, 能有效预测卵巢低反应性, 优于基础内分泌激素和卵巢体积等指标。进行 CCCT 时第 10 天 FSH 水平升高可以预测低获卵数和低获卵质量, 但不能有效预测妊娠率, 对预测其 IVF 结局的价值有限。

2) 促性腺激素(Gn)刺激试验:包括外源性 FSH 卵巢储备能力试验(exogenous FSH ovarian reserve test, EFORT)和绝经后促性素(hMG)刺激试验。机制与 GAST 类似, 是临床使用较久的卵巢功能检测试验。是在月经周期第 3 天肌内注射重组 FSH 或 HMG150~300U, 并在给药前、后 24 小时测量 E_2 水平, 雌激素水平随着 FSH 刺激增高, 如果 E_2<30pmol/L, 为异常, 提示卵巢储备功能减退或卵巢低反应。研究发现, 应用 FSH 刺激后, 第 7 天卵巢正常反应组和低反应组雌激素水平分别为 1075pmol/L 和 760pmol/L, 有显著性差异, 表明 FSH 试验不仅可以预测卵巢低反应, 而且可以估计 IVF 周期促性腺激素的用量, 是预测卵巢反应性最直接的指标。目前认为 GAST 和 EFORT 的预测价值有限, 临床已少应用。

3) 促性腺激素释放激素激动剂刺激试验(GnRH-a stimulation test, GAST):是应用 GnRH-a 与垂体的 GnRH 受体特异性结合, 刺激垂体在短期内释放大量的 Gn, 使外周血 FSH、LH 浓度急剧升高, 在外周血中高浓度的 Gn 刺激下, 卵巢分泌的 E_2 升高, 若卵巢储备功能降低, 卵巢内存留的卵泡数量减少, 则 E_2 的合成、分泌减少。GAST 能够很好地预测正常月经周期妇女的卵巢低反应性, 其准确性与基础 AFC(bAFC)相当。具体方法:是在月经周期第 2~3 天皮下注射 GnRH-a 短效制剂 1

次,由于 GnRH-a 对垂体的短暂刺激作用,可使垂体分泌 Gn 增加,激发卵巢 E_2 的合成和分泌,使血清 E_2 水平上升。24 小时后抽血检测 E_2 值,较注射前基础值增加 1 倍或以上者,为 E_2 有反应。

(4)相关细胞因子:

1)血清抑制素 B(INH-B)水平:由窦卵泡的颗粒细胞分泌的内分泌因子 INH-B 是一项可直接预测卵巢储备功能的指标。定义卵巢储备减退的基础 INH-B 范围尚未统一,一般认为 <40~56ng/L 提示卵巢储备功能减退,卵泡数量减少。随年龄增加,INH-B 的释放逐渐降低,从而减少对 FSH 释放的负反馈调节,导致 FSH 逐渐升高,INH-B 与 FSH 呈负相关。卵巢储备功能低下的妇女 INH-B 水平降低先于 FSH 升高,是最早对成熟卵泡做出反应的细胞因子。

2)血清 AMH 检测:AMH 主要由窦前和早期窦状卵泡颗粒细胞表达,并在接下来发育至成熟卵泡或闭锁阶段逐渐减少,通过抑制颗粒细胞芳香化酶活性,减少 LH 受体数目等途径调节卵泡生长发育。多项研究表明相对于年龄或其他标志物如基础 FSH、E_2 和 INH 等,AMH 是反映卵巢储备更好的标志物,基础 AMH 水平与卵巢的反应性呈明显正相关,与年龄呈负相关。AMH 随年龄增加而下降,至绝经前和绝经期不能测及,且不受月经周期的时间限制。

2.排卵功能评估　卵巢具有产生优势卵泡、排出卵子的功能,这是妊娠的基础。影响卵巢排卵功能的因素有精神因素(如精神过度紧张等、大喜大悲等)、疾病因素(如多囊卵巢综合征、不排卵综合征等)。基础体温(BBT)、经阴道连续超声监测及血清 FSH、LH 测定,尿 LH 测定等指标可评价卵巢的排卵功能。临床上往往是一种或多种方法联合使用。

(1)基础体温(BBT)测定:在每天早晨醒后或睡眠休息 6 小时后,不起床,最好在同一时间段,用口表测量体温 5 分钟。一般情况下,排卵前体温在 36.5℃左右,排卵时体温稍有下降,排卵后 24 小时之内,体温会增高 0.3~0.6℃,甚至更高,则表示卵巢处于排卵的状态。一直持续到下次月经来潮,再恢复到原来的体温水平,一般应监测 2 个周期以上。

(2)经阴道连续超声监测:月经规律的妇女一般于周期第 10~12 天开始,根据卵泡直径安排 B 超监测时间直到排卵。卵泡直径 12mm 时每三天监测一次,14mm 时每两天监测一次,16mm 时每天监测,成熟卵泡直径的正常值范围在 18~20mm,再辅助测定 LH 值上升后,确定排卵。由于连续阴道超声监测卵巢排卵功能具有直观、可重复、无创等优点而被临床广泛应用。

(3)血清 FSH、LH 测定:排卵期血清 FSH、LH 均较卵泡期升高出现峰值。

(4)半定量尿 LH 值测定:LH 在排卵前急剧分泌,形成 LH 峰,由基础水平期的 5~20mU/ml 迅速上升至高峰期的 25~200mU/ml。尿液中的 LH 浓度通常在排卵前 36~48 小时左右也会大幅度上升,在 14~28 小时达到高峰,高峰后约 14~28 小时卵泡膜破裂,排出成熟卵子。应用单克隆与多克隆抗体相结合的酶联免疫测定法,检测生育期妇女尿液中 LH 的分泌峰值期,可以预测排卵时间。

3. 黄体功能评估 卵巢排卵以后的卵泡膜颗粒细胞形成健全的黄体分泌孕激素,使子宫内膜发生分泌期改变,为胚胎着床做好准备。

(1)月经改变:当女性的黄体功能发生异常,表现出功能不全时,会出现月经周期变短,月经频发,并且月经血量增多等症状,还可能发生流产或不孕。

(2)基础体温(BBT):BBT 高温相持续时间少于 10~12 天或呈现爬坡式上升超过 3 天以上;或者上升之后高低不平(也称为马鞍式体温)或呈单相。

(3)宫颈黏液检查:取子宫颈表面分泌物进行观察。卵泡期:宫颈黏液量逐渐增多,质稀薄而透明,呈蛋清样,拉力增加,可以拉到 10cm 左右,显微镜下为羊齿状结晶;黄体早期:黏液量减少,质转稠,透明度下降,羊齿状结晶模糊,羊齿状结晶消失时见椭圆体;黄体中晚期:黏液浓稠,混浊,黏性增加,羊齿状结晶完全消失,载玻片上只见排列成行的椭圆体结晶。

(4)血清孕激素检测:监测排卵后 5、7、9 天的血清孕激素水平。平均值 <15ng/ml 为黄体功能不全的诊断标准。

(5)子宫内膜组织学检查:在月经周期的第 26 天进行,取子宫内膜进行组织学检查,如果子宫内膜分泌不良或落后于刮诊日两天的内膜,则考虑黄体功能不足。

(三)子宫评估

子宫是孕育胎儿的场所,对于再生育妇女在孕前需要充分评估子宫的条件,积极处理相关疾病,如子宫肌瘤、宫腔粘连、内膜息肉等。常用的检查方法有 HSG、B 超、MRI、宫腔镜等。

1. B 超检查 经阴道盆腔超声检查具有简单、无创、经济、易行的优点,是目前临床首选的检查方法。对于再生育妇女来说,随着年龄增长,子宫肌瘤、子宫内膜息肉、子宫内膜异位症及子宫腺肌病等的发生率会显著增加,常规 B 超检查可了解子宫内膜的厚度,是否有子宫肌瘤、子宫内膜异位症、子宫内膜息肉等影响怀孕的因素存在,如有相关疾病应及时给予相应的处理,纠正以后再怀孕。

2. 宫腔镜检查 是近年来诊断和治疗子宫腔内病变的常用方法,可直接观察宫腔形态和子宫内膜的厚度及形状,有无黏膜下肌瘤突起、粘连、息肉等,并可分离粘连、摘除息肉及肌瘤、子宫纵隔切除及取活检组织送病理检查等,能够在直视下评价宫腔的情况。

3. 子宫三维成像和造影 是一种新的超声成像技术,通过向宫腔注入造影剂后,使原本闭合的宫腔及输卵管扩张,然后自动进行三维成像,使得超声图像接近组织结构,可对子宫大小和形状进行测定,造影后三维重建能够清楚地显示子宫是否存在先天发育异常如纵隔子宫、双角子宫、单角子宫等,充盈宫腔可清晰显示宫腔内是否有粘连带,宫腔内膜面是否光滑平整,是否存在黏膜下肌瘤或子宫内膜息肉等占位病变。子宫三维成像和造影检查对宫腔病变的诊断准确性可达到 95% 以上。可用于评价输卵管通畅性和诊断子宫腔病变。

4.其他 如可疑子宫恶性病变需行子宫内膜活检,可使用超声多普勒对子宫体占位病变血流信号进行评估,CT/MRI/PET-CT 对子宫微小病灶的检查及手术,以排查子宫体及内膜的恶性病变。

(四)输卵管评估

输卵管的通畅性直接影响女性生育力,评价输卵管通畅性的方法有:输卵管通液(包括超声下通液、宫腔镜下通液)、子宫-输卵管造影、超声下造影(4D-Hycosy)和腹腔镜检查等。目前临床常用的是子宫-输卵管造影和腹腔镜,3D,4D-HyCoSy 因能避免碘过敏和放射线暴露而越来越受到临床医师和病人的欢迎。由于各种检查方式的解读都有一定的局限性,因此对于一个不孕症病人选择输卵管检查方法的原则要根据年龄、不孕的年限、以前做过的检查结果以及可能导致不孕的原因等具体情况给予适当的选择。

1.输卵管通液

(1)输卵管通液术:于月经干净后 3~7 天,检查排除禁忌证,利用亚甲蓝液或生理盐水自宫颈注入宫腔,液体从宫腔流入输卵管,根据推注药液时阻力的大小及液体反流的情况,判断输卵管是否通畅。由于该项技术操作简单、方便,在基层医院广泛应用,但其检查结果主要依靠医师的经验与主观感觉判断,误诊率极高。由于该方法不能明确诊断输卵管的梗阻部位,更不能判断输卵管伞端是否有积水,造成不孕诊断和治疗方向的错误而耽误病人的病情,因此,如果单纯为了解输卵管是否通畅,不建议做输卵管通液术进行检查,也不推荐反复使用输卵管通液术进行治疗,以免增加盆腔感染和输卵管积水的风险。

(2)腹腔镜下输卵管亚甲蓝通液术:腹腔镜可在直视下了解盆腔子宫附件形态,明确病变部位、性质和严重程度,在手术处理病变的同时行输卵管亚甲蓝通液术,可动态观察输卵管通畅情况,评价输卵管通畅程度及功能状态。具体方法:在腹腔镜手术前置入双腔气囊导管于宫腔内,气囊内注入液体 5~8ml,为术中输卵管通液作准备。腹腔镜下对有盆腔粘连、输卵管粘连或远端闭锁积液的,行粘连松解 + 整形术和(或)伞端造口成形术。

(3)宫腔镜下插管通液术:在电视宫腔镜监控或输卵管镜的引导下可以清晰直视到整个输卵管开口处,然后将细小的介入导丝通过同轴导管的引导,经阴道、宫颈部、子宫角插入输卵管部位,在发生阻塞的具体部位将导丝轻柔而缓慢地不断向前推进,使导丝通过阻塞段后,经导管向输卵管内注入疏通液,达到选择性输卵管阻塞性检查和治疗的双重目的。

2. 输卵管造影

(1)子宫－输卵管碘油造影:子宫－输卵管碘油造影(hysterosalpinography,HSG)是在月经干净 3~7 天,经检查排除禁忌证,通过子宫导管经子宫颈向宫腔内注入 40% 碘化油,在 X 线摄片下与周围组织形成明显的人工对比,使子宫腔及输卵管管腔显影,从而了解子宫及输卵管腔道内情况。造影不但能提示输卵管是否通畅,阻塞的部位,还能观察子宫腔形态。特别是对输卵管梗阻部位的判断及指导治疗方案的选择具有肯定意义。而且图像清晰并可永久保存,便于治疗前后对照。因该检查方法比较安全、无需麻醉、无明显痛苦及创伤、检查费用较低,而为病人所接受。缺点是存在碘过敏,放射线暴露引起的潜在危害。

(2)生理盐水灌注超声造影:生理盐水灌注超声造影(saline-infusion sonography)将双腔气囊导管植入宫腔内,气囊内注入液体 3~5ml,在阴道超声探头监测下,用 20ml 注射器通过子宫造影管向宫腔缓慢灌注生理盐水 5~50ml,阴道探头纵、横切常规检查,观察子宫、输卵管和道格拉斯陷凹处的液体来判断输卵管通畅情况。由于不能鉴别单侧通畅或双侧通畅,已很少应用。由于操作简单,仍然适合基层单位使用。

（3）三维或四维输卵管造影（3D,4D-HyCoSy）：该方法得益于超声造影剂的出现和超声学造影技术的发展,3D子宫输卵管超声造影（3D-HyCoSy）能从多个角度显示输卵管的空间走形,但为间断采集图像,1次仅能显示1个静态图像,对输卵管通畅性的评价依赖于医师的技术和经验。而4D-HyCoSy能够实时、连续观察宫腔及输卵管显影、卵巢包绕及盆腔弥散情况,检查结果直观,且较少依赖于医师的技术和经验,具有显著的优越性。该方法安全性好,次月即可试孕。因无放射线暴露,有医疗指征者,近期内可重复检查,病人接受度较高。

三、女性生育力评估流程

女性年龄、月经史、婚育史、既往疾病史是女性生育力评估的基本要素。

（一）女性生育力评估总流程

见图3-1。

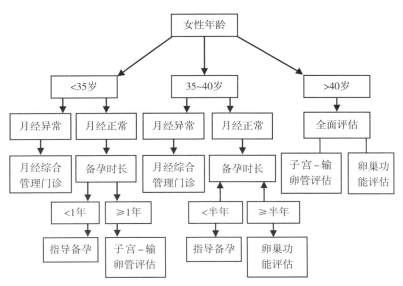

图3-1　女性生育力评估总流程图

(二)卵巢功能评估流程

见图 3-2。

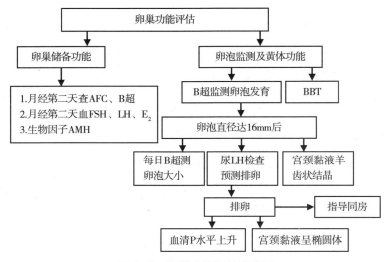

图 3-2　卵巢功能评估流程图

(三)子宫、输卵管评估流程

见图 3-3。

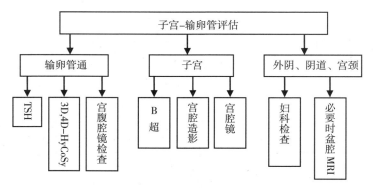

图 3-3　子宫、输卵管评估流程图

第二节　男性生育力评估

男性生育力是指人群中育龄男性能够使其配偶在一定时间（月经周期）内自然妊娠的能力或概率。世界卫生组织的数据表明，正常夫妇有规律性生活而不避孕 12 个月内的受孕机会约为 85%，24 个月内约为 93%~95%。评价男性生育力的"金标准"是配偶妊娠。但是，在临床研究中受观察时间与随访条件限制很难将女方妊娠设定为研究的结束点。

临床上针对女性的生育力评估，有一套比较完整的系统。而男性生育力评估就欠缺得多。事实上，随着年龄增长，加上疾病、职业、工作、生活压力，环境、饮食污染，抽烟、喝酒、熬夜、洗桑拿等不良生活习惯的影响，男性的生育能力也每况愈下。世界卫生组织研究显示 1940~1990 年 50 年间，世界男性生育力下降了 1 倍，而近 20 多年下降更加明显。中国男性生育力以每年 1% 的速度下降，工业发达地区更加明显。研究显示，由于社会、经济及工作压力和高学历教育等各种因素影响，夫妇双方结婚、生育的年龄越来越晚。有数据表明：美国在过去的 30 年间，35 岁以上男性生育子代的现象较前上升了 30%。2010 年全国人口普查资料显示：男女结婚年龄 10 年间推迟 1.5 岁，男性结婚平均年龄为 26.7 岁，相应的生育年龄也推迟。

一、自我评估

（一）年龄

男性最佳生育年龄是 24~35 岁。尽管男性生育力随年龄增长，衰退得比较慢，但 35 岁以上男性生育力下降日渐明显。就生育而言，男性年龄 ≥ 40 岁为高龄。

(二)妊娠等待时间

是指育龄男性能够在一定时间内使其配偶自然妊娠的等待时间。

二、临床评估

对再生育男性的临床评估重点是了解生育后和任何情况下的末次致孕情况,包括个人史、婚育史、既往史、家族史及性生活情况,男科体检、辅助检查和感染因素检查等。

(一)病史评估

1. 个人史

(1)年龄:对于部分再生育夫妇来说,年龄是影响生育的一个重要因素。

(2)职业:了解工作环境,是否长期接触重金属、有毒化学品,高温(炼铁、炼钢、厨师、消防等)、污染、辐射、油漆、农药、污水处理、电焊、放射等行业会对睾丸生精功能造成明显影响。

(3)生活行为方式:重点了解有无对生育不利的生活行为方式,包括吸烟、酗酒、熬夜、垃圾食品、紧身裤、热水澡、蒸桑拿等。如生活在产棉区,应询问有无食用棉籽油的习惯。

2. 婚育史
结几次婚、配偶怀孕几次、生了几个孩子,与同一配偶的人工流产次数、自然流产次数。包括有性生活以来无避孕保护措施下的致孕难易程度、婚后初次生育等待时间、单胎生育后继续致孕情况等。再生育夫妇因曾经有过生育史,男女双方多具备基本的生育能力,但了解既往无保护措施状态下男方致孕情况,对判断其生育能力以及给予生育干预非常有帮助。

3. 既往史
有无影响生育的疾病和使用过影响生育的药物。如肿瘤、睾丸附睾炎、精囊炎、前列腺炎、精索静脉曲张、糖尿病等;雷公藤多苷、甲氨蝶呤等药物。有无长期使用药物和肿瘤放射性或化学性药物治疗史。

4. 家族史
有无遗传病史、有无生殖缺陷病史、有无反复流产家族史等。

5. 性生活情况　夫妻性生活频率,是否有勃起功能障碍、早泄、不射精、逆行射精、性欲减退等表现。夫妻是否两地分居、能否完成阴道内射精等情况。

(二)男科体检

男科体检应由泌尿或生殖专业的男科医师检查。在温暖(20~22℃)的房间内进行,并注意保护病人隐私。一般要求病人在检查过程中不要穿着任何衣物,检查的目的旨在发现与生育相关的异常体征。重点关注有无生殖系统的异常,个别泌尿生殖器官发育缺陷的病人既往可能有生育史,但在其病史中并无相关的记录。重点检查有无严重的阴茎弯曲、阴茎硬结症、尿道下裂、睾丸发育不良或位置异常、附睾肿大结节、输精管异常或发育不良、精索静脉曲张等影响生育力的情况。男性性征有助于判断雄性激素水平低下,过度肥胖也可能是影响生育力的一个潜在因素。

1. 男性性征、体毛分布　男性性征不明显有助于判断雄激素水平低下,还应注意有无男子女性化乳房发育。体毛分布可以显示雄激素水平,如阴毛稀疏可能提示雄激素缺乏。病史采集时,也可询问病人剃须频率并记录。由于人种不同,较低的剃须频率,相应地代表较低雄激素分泌水平。可对照 Tanner 青春期发育量表,列出病人第二性征发育的异常情况。肥胖(体质指数 $\geq 28kg/m^2$)也可能是影响男性生育力的潜在危险因素。

2. 阴茎　阴茎检查应注意有无尿道下裂、手术或创伤瘢痕、硬化斑块或其他病理改变。包皮过长时,应翻起检查,确认尿道口位置,确定有无包皮过长和包茎。尿道下裂、尿道上裂及其他阴茎畸形与男性不育相关,其妨碍性交或者导致精子无法正常排至阴道。阴茎瘢痕则提示有手术史,可能导致尿道狭窄梗阻,同时手术也可致射精功能障碍。

3. 阴囊　检查阴囊有无肿胀,有肿胀时要查明原因,如果不能确诊,最好进行超声检查。

4. 睾丸　检查睾丸时病人取站立位,手法要轻柔,明确睾丸的位置、质地、体积,回缩性睾丸、隐睾和异位睾丸必须明确。正常睾丸位于阴囊内,左右各一,一般左侧略低于右侧 1cm,呈微扁的椭圆形,表面光滑,并与附睾和输精管的睾丸部相接触。正常睾丸质地韧、富有弹性,睾丸质地较软,常提示睾丸生精功能受损。睾丸体积正常,但质地坚硬,偶尔提示可能有肿瘤。睾丸体积小提示睾丸生精上皮细胞不足,生精功能障碍。如果发现睾丸肿块,则要进一步作 B 超等检查,以明确其性质。

5. 附睾　正常附睾不易被触及,其轮廓规则,质地柔软。轻轻触摸检查不会导致疼痛,如果触到疼痛结节,则可能有附睾炎症或精子肉芽肿。附睾头部的病变,提示可能有衣原体感染。附睾尾部有疼痛感,触诊肿胀或有结节,可能提示有淋病奈瑟菌感染,或常见尿道细菌感染,如大肠埃希菌、变形杆菌或克雷伯杆菌引起的感染和炎症。输精管结扎术后形成的精子肉芽肿,也常发生在附睾尾部。附睾的囊性病变是否与梗阻性无精症有关,还不得而知。在梗阻性无精子症时,附睾可发生膨大。

6. 输精管　正常情况双侧输精管均可触及,触诊感觉细长而坚硬,在检查手指间呈条索状。有时双侧输精管缺如会被漏诊,所以对无精子症病人再次检查很有必要,尤其病人睾丸体积正常,但精液量少并且 pH 呈酸性时。先天性的输精管发育不良,无论是完全性还是非完全性,都与囊性纤维化跨膜转导调节基因的纯合子或杂合子突变有关。与轻度或中度的纤维囊性红斑也有关。单侧的输精管缺如少见,而且常提示同侧肾脏缺如。精液量少并且呈酸性的无精症病人,即使可以触摸到输精管,也应进行 CF 基因筛查,因为有的缺失只发生在输精管的腹段。

7. 精索　注意有无精索静脉曲张,检查室温度应在

20~22℃。检查前,病人应脱去衣物站立 5 分钟,如果室温较低,阴囊皮肤会皱缩,不易触诊。在触诊和检查的过程中,病人应一直站立。精索静脉曲张可分为:

Ⅲ度:阴囊皮肤表面可看到扩张的精索静脉丛,并且很容易被触及。

Ⅱ度:阴囊内静脉丛扩张可被触及,但不能在皮肤表面观察到。

Ⅰ度:除非病人进行 Valsalva 试验,否则不能观察到或触及扩张静脉。

(三)辅助检查

1. 彩超检查　在再生育男性生育力评估中,不推荐作为常规检查项目

(1)阴囊彩超:主要查睾丸大小、附睾情况、精索静脉有无曲张及反流。适用范围仅对怀疑精索静脉曲张、鞘膜积液、睾丸占位或恶性病变伴有精液质量明显下降的病人。

(2)经直肠彩超:主要检查精囊腺、前列腺情况。有助于诊断无精子症病人有无精道先天性发育不良或后天性梗阻。但需要有经验的技术人员操作才能作出诊断。

2. 染色体核型分析　对再生育夫妇,外周血染色体核型分析及基因缺陷检查不推荐作为常规检查,除非曾经有出生缺陷、复发性流产或者直系家族成员中有明确高风险的染色体异常。非梗阻性无精症,严重少、弱精子症者除了进行常规核型分析外,还要进行 Y 染色体 *AZF* 基因检测。染色体核型异常(如46,XX)、数目异常(如 47,XXY,47,XYY 等)、结构异常(如倒位、易位、插入、缺失等)、AZF(a、b、c 区缺失)。

3. 睾丸储备功能　也就是评价睾丸的生精能力,对再生育男性也不作为常规检测,除非有性功能障碍、生精功能障碍或雄激素低下表现可以结合临床给予检测。

(1)内分泌六项:早晨 9 点前空腹抽血检查血清 FSH、LH、PRL、T、E、T/E 水平,判断睾丸生精功能的准确率在 80% 以上。如果 FSH 水平升高,提示精子成熟过程中存在严重缺陷,包括

唯支持细胞综合征(精子细胞发育不全)或早期就发生生精停滞,若病人血清 FSH 水平未见升高,则提示性腺功能的损伤是由于下丘脑 – 垂体功能损伤或存在垂体瘤。

(2)抑制素 –B:血清中抑制素 –B 是生精过程的重要标志物,比检测 FSH 水平更可信。抑制素 –B 是由睾丸支持细胞分泌,通过血清、精浆检测,反映睾丸生精功能的准确率在 90% 以上。将抑制素 –B 及 FSH 水平检测联合运用,可作为评估生精功能的最佳方法,有助于鉴别是否睾丸病变导致精子密度减少。

(3)抗米勒管激素:由睾丸支持细胞分泌,反映睾丸生精功能,主要体现在 6 个方面:

1)诊断两性畸形病人是否存在男性性腺。

2)青春期评估睾丸功能较好的标志物。

3)精浆抗米勒管激素是鉴别梗阻性、非梗阻性无精子症特异性较高的标志物。

4)精浆抗米勒管激素是目前预测严重少、弱精子症病人精液冷冻 – 复苏率较好的指标。

5)精浆抗米勒管激素水平可预测重组人卵泡刺激素治疗特发性少、弱精子症的疗效。

6)精浆抗米勒管激素是目前对生育期需接受放化疗的男性肿瘤病人进行生育力评估特异性最高的生物标志物。

4. 感染因素　男性生殖道感染可以影响精子生成和排出,感染女方并通过影响女方而影响胚胎发育。检查项目有:支原体、衣原体、TORCH、淋病奈瑟菌、梅毒、艾滋病。

5. 经输精管精道造影　适合高度怀疑精道梗阻并有可能接受手术复通的男性,其他情况应慎重选择。

6. 睾丸活检术或睾丸 / 附睾精子抽吸术　是一种损伤性检查,应严格掌握手术指征,仅限于原因不明的无精子症病人,并同意选择接受辅助生殖技术助孕者(如果有精子可以进行冷冻备用);睾丸大小质地异常或促性腺激素异常增高,或过去通过

睾丸 / 附睾穿刺均未获得精子者,推荐可以考虑显微外科睾丸取精术;对输精管道梗阻病人行复通术前,建议做睾丸活检,以明确睾丸的生精情况。

三、男科实验室评估

(一)常规精液分析

精液常规分析是评估男性生育力最简单、最直观和最重要的评估方法,临床上通常把精液分析的参数用于临床评估男性生育力的替代指标,尤其对那些生育力低下或是不育病人的生育力水平作出评估,提供治疗指导,进行疗效评价以及辅助生殖技术的结果预测。精液常规分析可以反映精液量、液化时间、pH、浓度、活率、活力[前向运动精子(PR)或非前向运动(NP)精子的百分比]等,但不能反映精子的功能,不能准确预测精子的受精能力。

1. **检查要求**　精液常规分析应按照世界卫生组织(WHO)的操作标准进行。禁欲 3~5 天,无发热、醉酒、劳累等影响因素,在医院手淫留取全部精液标本做检查。应避免性交时用避孕套收集或性交后阴道排出的精液。

2. **结果判断(WHO 推荐的参考值下限)**

(1)精液量:通过称重收集器中的精液来测量精液的体积。精液体积参考值下限是 1.5ml(第 5 个百分位数,95% 的可信限,1.4~1.7)。精液体积小可能采集时丢失了一部分、不完全逆行射精,或雄激素缺乏。体积过大可能反映附属腺体活动性炎症情况下的活跃分泌。

(2)精液 pH:反映不同附性腺分泌液 pH 之间的平衡,主要是碱性的精囊腺分泌液和酸性的前列腺分泌液之间的平衡情况,正常参考值 >7.2。如果 pH<7.0,伴随体积小和精子数量少,可能存在射精管阻塞或先天性双侧输精管缺如,以及精囊腺发育不良。pH 最好在 30~60 分钟内测量,以免精液 CO_2 逸出而影响监测结果。

(3) 液化时间:室温下一般在 15 分钟内完全液化,不超过 60 分钟。

(4) 精子浓度:正常参考值下限是 $15 \times 10^6/ml$[第 5 个百分位数,95% 的可信限,$(12~16) \times 10^6/ml$]。

(5) 精子总数:是指一次完整射精时全部精液中的精子总数。由精子浓度 × 精液体积获得。正常参考值下限是 $39 \times 10^6/$每次射精[第 5 个百分位数,95% 的可信限,$(33~46) \times 10^6/$每次射精]。

(6) 精子活力:精子运动分类为前向运动(PR)、非前向运动(NP)、不活动(IM)三种。精子总活力(PR+NP)的正常参考值下限是 40%[第 5 个百分位数,95% 的可信限,38%~42%],前向运动精子(PR)的正常参考值下限是 32%[第 5 个百分位数,95% 的可信限,31%~34%]。

(7) 精子存活率:精子存活率(膜完整的精子)的参考值下限是 58%[第 5 个百分位数,95% 的可信限,55%~63%]。

(8) 正常形态精子:正常形态精子的参考值下限是 4%[第 5 个百分位数,95% 的可信限,3.0%~4.0%]。

(9) 精液白细胞:由于过氧化物酶阳性的粒细胞是精液中主要类型的白细胞,因此过氧化物酶活性的分析有助于白细胞的初筛。临界值为 $1.0 \times 10^6/ml$。精液中白细胞数量升高(白细胞精子症、脓精子症)可能伴有感染和精子质量差。

精液分析结果可以为男性生育力评价提供基本的信息,尤其是反复检查结果异常的,或存在其他明显影响生育的异常情况,但检测结果必须结合生育史综合考虑和解释结果。

(二)精子形态学染色分析

精子涂片染色是分析精子形态的主要手段,正常精子和生理及病理范围内的变异精子也只能通过染色加以分析,了解正常精子与生理及病理范围内的变异精子所占的比例,是最能够反映男性生育力的一个重要指标。WHO 强调精子形态学需要经过染色鉴别,正常的精子有一椭圆形的头端和鞭子一样的尾部,头端呈圆形或者过大、尾部曲缩的精子都是异常精子。精子的受精能力和精子的正常形态和结构密切相关,正常形态和结构的精子数量越多,受孕的几率就越大,说明生育的能力越好。

(三)抗精子抗体检测

抗精子抗体(AsAb)是一个复杂的病理产物,当把含有抗精子抗体的血清或精浆与正常精子混合,精子会发生头对头、尾对尾或混合凝集现象,或者在补体存在情况下,这种血清或精浆可以使游动的精子停止活动或在原地颤抖。抗精子抗体的滴度越高,精子发生凝集和停止运动的现象越严重。有两种检测方法:

1. 混合抗球蛋白反应试验　简称 MAR 试验,是 WHO 推荐的两种检查不孕症病人是否有抗精子抗体存在的方法之一。MAR 的临界值为 50% 活动精子黏附颗粒。

2. 直接免疫串珠试验　简称 IBT 试验,同样是目前运用率高、准确率高的检查方法。IBT 的临界值为 50% 活动精子黏附免疫珠。

(四)精浆生化分析

精液由精子和精浆组成,精浆占精液的 95% 以上,为精子提供生存环境和能量。精浆主要由附属性腺(前列腺、精囊腺、尿道球腺)和附睾的分泌物组成,精浆生化检查可以判断输精管道是否通畅和三大附属性腺功能是否正常,对评估附属性腺的功能以及研究附属性腺对男性生育力的影响具有重要意义。对再生育男性不推荐作为常规检查项目,但如果当精液分析结果精子质量明显异常,如无精子症、严重弱精子症,可以作为追加的检测手段。精浆生化分析内容包括:精浆锌、酸性磷酸酶、果糖、中性 α- 糖苷酶、精浆抑制素 -B、精浆前列腺特异性抗原(prostate specific antigen,PSA)、精浆弹性蛋白酶等。

1. 精浆锌测定　锌是人体内多种酶的辅酶,参与多种代谢活动。前列腺是体内含锌量最多的器官之一,正常男性精浆锌参考下限值是每次射精 2.4μmol,为血浆中含量的 100 倍。这反映精浆锌对维持精子功能活动的重要性,锌含量的测定也反映前列腺的功能。

2. 精浆酸性磷酸酶测定　酸性磷酸酶的作用是催化磷酸酯键水解,广泛存在于全身各组织中,以前列腺含量尤为丰富,精浆中的酸性磷酸酶几乎全部来自前列腺。当前列腺发生病变时,此酶的活性可有明显改变。因此,精浆酸性磷酸酶活性是前列腺疾病诊断的实验室指标之一。测定原理:依据精浆中酸性磷酸酶在酸性条件下催化对硝基苯酚磷酸酯水解,使之释放出对硝基苯酚,对硝基苯酚在碱性条件下呈黄色,用比色法测定。精浆酸性磷酸酶活性正常范围为 80~1000U/ml。

3. 精浆果糖测定　在精液中为精子提供能量的是果糖,精浆果糖由精囊腺分泌,受血睾酮水平的影响,可用于监测精囊和睾丸间质细胞的功能,还有助于无精子症病因的诊断。精浆果糖参考下限值是每次射精 13μmol。测量值降低可能射精管阻塞、先天性双侧输精管缺如、不完全逆行射精或雄激素缺乏症。

4. 精浆中性 α- 糖苷酶测定　精浆含有两种 α- 糖苷酶,80% 为中性 α- 糖苷酶,仅来源于附睾,20% 为酸性 α- 糖苷酶,主要来自于前列腺。检测中性 α- 糖苷酶,有助于了解附睾(附睾是精子成熟的地方,是精子运行的通道,是精子储存的地方,是老化精子处理的场所)的功能及附睾管是否通畅。中性 α- 糖苷酶正常参考下限值为每次射精 20U。

5. 精浆抑制素 -B 测定　抑制素由睾丸支持细胞产生,血清抑制素 -B 是判断睾丸生精功能最常用的指标,精浆抑制素 -B 是判断输精管道是否通畅常用的指标。正常精子形成的参考值范围为 75~350pg/ml,可疑生精障碍为 50~80pg/ml,精子生成障碍 <50pg/ml。

6. 精浆柠檬酸测定　精浆柠檬酸含量较高,也几乎全部来源于前列腺。柠檬酸参与维持精浆的渗透压,与精子存活有关。

此外与血清睾酮水平相关,它的含量可反映血清睾酮水平。对检测前列腺功能和男性性功能有一定参考价值。用紫外比色法测定。一次射精精浆中柠檬酸浓度正常值 $\geqslant 52\mu mol$。

利用精浆生化可以判断输精管道的梗阻部位(表 3-1)。

表 3-1 精浆生化判断输精管道的梗阻部位

梗阻部位	精浆抑制素 -B (支持细胞)	中性 α-糖苷酶 (附睾)	果糖 (精囊腺)	酸性磷酸酶 (前列腺)
输出小管、附睾头	(−)	(+)	(+)	(+)
附睾尾、输精管	(−)	(−)	(+)	(+)
射精管	(−)	(−)	(−)	(++)
精阜	无精子症			

(五)精子功能分析

精子功能是指精子的活动能力和穿过透明带进入卵子的能力。精子功能缺陷是导致男性生育障碍的主要原因之一。精液常规分析可以作为男性最基本的生育能力指标,却无法反映精子的功能,不能准确预测精子的受精能力,因此必要时应做精子功能分析。

1. 精子-透明质酸结合试验 自然受精和体外受精都需要精子识别并穿透包绕卵子、颗粒细胞和透明带的黏液基质,透明质酸是卵子和透明带黏液基质的主要成分。精子表面有可与透明质酸结合的特异性的蛋白位点,使精子与卵子透明带结合,实现穿透与受精。目前 WHO《人类精液检查与处理实验室手册》(第 5 版)推荐的方法是检测自发顶体反应。因为一些病人精液常规分析正常,但透明带诱发的顶体反应异常。另一些病人可能精子与透明带结合正常,但透明带诱发的顶体反应较差。结果判定:

(1)顶体功能(顶体酶活性,正常值:48.2~218.7)。

(2)尾部膨胀试验(正常值:>60%)。

2. 精子DNA碎片检测　精子在形成过程中受到有害因素的影响,使完整的精子DNA造成损伤形成碎片。导致精子DNA碎片率增高和染色质异常的主要原因有:①疾病:精索静脉曲张、睾丸炎、附睾炎、高热和生殖器肿瘤等疾病;②药物:激素、放化疗药物及免疫抑制剂等药物;③不良生活习惯:吸烟、酗酒、熬夜、吸毒、过度劳累、久坐等不良生活习惯;④环境污染:农药、重金属、高温、手机、电脑、油漆、电焊、辐射、印刷、污水等环境污染;⑤年龄:高龄导致氧化应激能力降低、激素水平的改变、体质下降等因素;⑥心理因素等。精子DNA的损伤可能导致男性不育症、降低自然妊娠率、降低试管婴儿或人工授精的成功率、增加流产的发生率。检测精子DNA碎片程度可以反映精子遗传物质的完整性和功能性,对于成功受孕和子代健康有重要意义。

一般使用精子DNA碎片指数(sperm DNA fragmentation index,DFI)的高低来表示,目前认为DFI≤15%为正常,15%<DFI<30%为一般,若DFI≥30%认为完整性较差。

四、男性生育力评估流程

见图3-4。

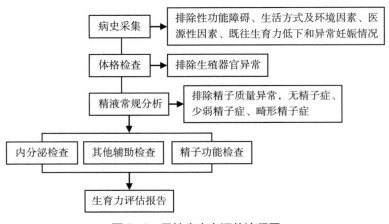

图3-4　男性生育力评估流程图

五、男性生育力评估分类

由于绝大多数再生育夫妇(除了再婚重组家庭)的不育都是继发性的,且年龄偏大,因此生育力评估应关注夫妻双方的情况客观地做出评价。当男方有明显生育障碍或精液检测结果异常时,推荐评估工作及处置意见应转诊给从事生殖医学专业的泌尿男科医师进一步完成。男性生育力大致分为三类:

(一)生育力正常

男方性功能正常并有规律性生活;过去有正常的致孕史;精液检查主要指标均在或接近正常参考值范围;排除明确的不利于生育的病理因素。

(二)生育力低下

精液检查指标持续达不到参考标准的下线;既往有排除女方因素的婚后不育史(即超过 12 个月的妊娠等待时间);有性功能障碍(包括多数时间不能完成性交或性交频率少于 2 次/月)。

(三)生育力丧失

无精子症、不动精子症、死精子症、某些特异性畸形精子症、输精管绝育术后或精道完全性梗阻、严重性功能障碍(包括不能完成性交、不射精、逆行射精等)。

男方如果有非梗阻性无精症、严重少精子症或既往不良生育史,应酌情进行遗传学评价。

(杨继高　张杰)

第四章　再生育重点关注的问题

第一节　高龄

高龄在日常生活中多指 60 岁以上年龄的老人,而按世界卫生组织(WHO)关于年龄划分标准,44 岁以下为青年人,45~59 岁为中年人,60~74 岁为年轻老年人,75~89 岁为老年人,90 岁以上为长寿老人。人类的生殖能力是伴随年龄的增长呈衰减趋势,男性的最佳生育年龄在 24~35 岁,≥ 40 岁为生育高龄。女性的生殖能力较男性衰减更快,最佳生育年龄在 21~30 岁,≥ 35 岁为生育高龄。

一、女性高龄

生育年龄推迟是一个全球性问题。女性生育 ≥ 35 岁即被称作高龄,40 岁是生殖医学领域中的年龄警戒线,而 45 岁是公认的超高龄生育标准。再生育女性多数都进入了高龄,这些妇女的生育能力及与生育相关的机体状况均处于下降状态,同时由于受环境污染和心理压力等因素的多重影响,使得妊娠并发症如妊娠期高血压疾病、妊娠期糖尿病、妊娠期甲状腺疾病等发病率明显升高,40 岁以后发生并发症的危险性更高,流产、难产的风险更大。

(一)风险评估

1. **高龄妊娠对母亲的影响**　高龄妊娠母亲的妊娠合并症和并发症风险较非高龄孕妇明显增加。可导致孕期超重 / 肥胖、GDM、妊娠高血压 /PE、产前出血、胎盘植入、胎膜早破、早产、死胎、胎先露异常、头盆不称、产力异常、剖宫产、产后出血、孕产妇围产期发病 / 围产期死亡等多重不良妊娠结局,从而危害母亲健康,甚至生命。

2. 高龄妊娠对胎儿的影响 高龄妊娠使胎儿的不良妊娠结局风险增加。胎儿不良妊娠结局主要包括流产、胎儿宫内窘迫、死胎、早产、低出生体重儿、巨大儿、先天性异常、死产及新生儿死亡等。临床上常见的先天性异常主要包括中枢神经系统畸形、心血管畸形、泌尿生殖系统畸形、胎儿水肿综合征、消化系统畸形、颜面部和四肢畸形等,先天性异常通常与胎儿染色体异常同时存在。是由于母亲高龄导致的卵母细胞老化,使胎儿染色体异常明显增加。同时还与子代远期的高血压、2 型糖尿病、代谢综合征、动脉粥样硬化、青少年肥胖等密切相关。

(二)咨询指导

1. 对再生育的高龄妇女,要首先告知夫妇年龄是生育力下降的重要因素,在妊娠能力下降的同时自然流产率升高,死胎发生率增加,活产率降低。即使选择体外受精(IVF)助孕,对其流产率的改善仍然不会提高。另外,盆腔炎症、生殖道肿瘤、子宫内膜的容受性下降,也是生育力下降的重要原因。年龄 >35 岁试妊娠 6 个月后未成功怀孕的妇女应积极接受干预治疗。

2. 随着年龄的增加,多脏器功能趋于衰老,患内科疾病的风险呈进行性增加,高血压、糖尿病、血栓性疾病等慢性疾病均可影响妊娠后母婴的安危。因此,合并有内科疾病的高龄女性,需要全面系统评估其全身状况是否能够耐受妊娠和分娩过程,是否需要干预治疗,以及在整个孕期需进行针对性治疗和监护。对不宜妊娠的妇女一定要充分告知其风险。

3. 高危妊娠是指可能危害母婴健康或导致围产期预后不良的妊娠。>35 岁的高龄女性,发生高危妊娠的风险高于年轻女性,而且一旦发生病情更为凶险。因此,高龄女性一定要重视孕前检查、孕前保健、早期识别、积极处理,使高危妊娠转化为低危妊娠,改善母婴预后。特别强调孕中期的产前筛查和产前诊断,包括系统超声筛查和胎儿染色体检查及产后远期心血管、代谢性疾病的风险防范。

总之,在对高龄女性开展生育咨询时,应强调3个增高的风险(不孕率增加、流产率增加、畸形儿风险增加),同时还应告知加强三查(即孕前检查、胚胎植入前遗传学检查及产前检查)。对于高龄妇女再生育,遗传咨询和指导要贯穿于生育的全过程,并结合产前诊断方法为高龄妇女生育风险评估提供科学的指导。

二、男性高龄

男性随着年龄的增加,生育力也是下降的,且生育风险也增加。Rothman KJ等研究发现35~39岁的男性生育力略有下降,39岁以后生育力每年下降率为21%~23%,Hassan MA等研究也发现当男性年龄>45岁时,妊娠等待时间(TTP)增加了5倍,夫妇TTP>1年及>2年的相对风险分别是25岁男性的4.6倍和12.5倍。

(一)风险评估

高龄男性与高龄女性一样,随年龄增加所生育子代的健康风险也增加。高龄男性睾丸生精功能下降,精液量、精子浓度、精子活动力、精子形态等参数下降,伴随着生育能力下降,与女性略有不同,不育的高龄男性可以通过体外受精或卵胞浆内单精子注射等辅助生殖技术达到生育目的,但所生育的子代,与年龄相关的精子基因突变及遗传性(尤其是常染色体显性遗传)疾病会增加;另外,与年龄相关的精子表观遗传学改变可能引起其子代易患精神分裂症、孤独症(ASD)甚至恶性肿瘤等疾病,但这些机制目前尚不清楚。

(二)咨询指导

1. 男性年龄与女方流产的关系 有研究认为,随着男性年龄增加,女方自然流产率上升。Humm KC等通过全基因组测序发现,随着男性年龄的增加,精子基因突变的可能性随之升高,基因组的复制对碱基对交换、微缺失、微重叠等错误更为敏感,可能影响蛋白质编码和(或)功能的新发突变累积,也可能由于精子成熟过程中表观遗传学的变化,导致胚胎发育不良、流产及其他负面影响。

2. 男性年龄对子代出生缺陷的影响　YANG Q 等对 1999~ 2000 年期间出生的 5 213 248 例子代进行回顾性分析发现,在排除母亲年龄因素后,随着子代父亲年龄的增加,出生子代发生唇腭裂、先天性心脏病、先天性髋关节脱位、气管食管瘘、食管闭锁、脊柱裂及四肢畸形等先天性疾病的比例有一定程度的升高。早在 1975 年,就有研究认为子代 4 种常染色体显性遗传病与父亲的年龄有关,分别是软骨发育不全(achondroplasia, ACH)、Apert 综合征、马方综合征及骨化性肌炎,有上述疾病的子代父亲平均年龄比正常子代父亲平均年龄要高出 6.1 岁,该疾病与母亲的年龄及胎次没有关系。另外,Crouzon 综合征、Apert 综合征及 Pfeiffer 综合征等常染色体显性遗传病是由于 $FGFR2$ 基因突变导致的,而 $FGFR3$ 及 $FGFR2$ 基因突变与父亲高龄有显著的关系。

3. 男性年龄对子代精神认知障碍等疾病的影响　有研究表明,高龄男性所生育子代患儿童孤独症、精神分裂症、重度抑郁症、癫痫、双向情感障碍等的疾病风险增高。

4. 男性高龄对子代其他疾病的影响　男性高龄生育时,其子代患白血病、中枢神经系统癌症、乳腺癌、多发性硬化病及肥胖等风险增高。

鉴于越来越多的再生育高龄男性准备自然或通过辅助生殖技术生育,建议他们在准备生育前进行孕前咨询及相关医学检测,了解子代可能存在的健康风险。另外,强烈建议,由于各种原因 35 岁之前不想生育的年轻男性可以到人类精子库进行生殖保险,即在人类精子库将现在年轻健康时的精子进行冷冻保存,以备将来生育时使用,这样就可以避免由于男性高龄引起的子代健康风险。

第二节　瘢痕子宫

瘢痕子宫是指妇女在进行剖宫产术、子宫肌瘤剔除术、子宫破裂修复术、子宫成形术等手术后存在手术瘢痕的子宫,或其他原因导致子宫瘢痕形成,其中以剖宫产后瘢痕子宫占绝大多数。由于我国原来的计划生育政策使大多数妇女只能生育一个孩子,加上对剖宫产的认识不足,盲目选择剖宫产分娩者不在少数,现因生育政策的改变,许多有剖宫产史的妇女选择再生育。由于瘢痕子宫再次妊娠在妊娠、分娩和产后都可能发生危险,所以瘢痕子宫再次妊娠前的评估及处理非常重要。本节将从孕前期、妊娠期和分娩期来进行讨论。

一、孕前期

(一)风险评估

瘢痕子宫对再次妊娠的影响主要包括:异位妊娠(包括瘢痕子宫切口妊娠)、胎盘异常(如前置胎盘、胎盘粘连、植入等)、产前产后出血/输血及子宫破裂等。这些并发症可以导致母婴不良预后,甚至母婴死亡。手术后的粘连也增加了再次手术时膀胱、输尿管和直肠等器官损伤的风险,同时自然流产、子宫切口部位妊娠、小于胎龄儿、早产及死产的发生率均显著高于前次阴道分娩的妇女。

(二)咨询指导

1. 剖宫产手术后瘢痕子宫　因剖宫产手术使子宫全层均有损伤,目前对于前次剖宫产术后至少相隔多久再次妊娠能将母婴风险降到最低,尚没有完全统一的意见。建议:①剖宫产术后再次妊娠间隔时间最好>2年;②本次受孕距上次剖宫产时间<6个月,应严格避孕,不宜妊娠;③本次受孕距上次剖宫产时间6~18个月,应尽早终止妊娠,如果近18个月,需充分评估并告知孕期风险,再决定是否继续妊娠;④本次受孕距上次剖宫产时间>18~24个月,则需严密监测。

2. 子宫肌瘤剔除术后瘢痕子宫　需详细了解子宫肌瘤剔除的手术方式及瘢痕位置。子宫肌瘤剔除术中进入子宫腔者应避孕2年;浆膜下子宫肌瘤剔除术后6个月可以妊娠;人工流产术中子宫穿孔者则应避孕6个月以上妊娠。

3. 子宫憩室　也叫子宫切口憩室,为剖宫产后并发症之一,是子宫切口在愈合过程中出现的与宫腔相通的一个凹陷,该凹陷下端瘢痕由于活瓣作用常阻碍经血的引流,导致经血积聚于此,可导致不孕、子宫憩室内妊娠、前置胎盘、子宫收缩乏力大出血、妊娠晚期子宫破裂等风险增加。女性35岁之后卵巢储备功能逐渐下降,子宫切口憩室病人持续的异常阴道流血改变了宫颈的正常黏液性状,不利于精子通过,同时增加了局部炎症反应,干扰受精卵的着床,进一步降低妊娠率,导致不孕。对于此类病人,孕前憩室的评估和治疗显得尤为重要。

4. 瘢痕子宫的妇女计划再生育时,需要认真进行孕前的风险评估与咨询,其流程和指导建议如图4-1所示:

二、妊娠期

瘢痕子宫再次妊娠应评估为高风险。瘢痕子宫一旦怀孕,一定要在孕早期做超声或磁共振等相关检查,排除切口妊娠的可能,并且在接下来的孕周里,也要比其他孕妇多做一些产检项目,出现腹痛或出血等症状,要及时就医。为降低瘢痕子宫再次妊娠的风险,除需要认真进行孕前评估与咨询外,孕期还需要加强管理,重视产前诊断,及时发现妊娠并发症,选择合适的分娩方式和分娩时机,以获得安全的再次妊娠结局。

(一)妊娠早期

1. 风险评估　瘢痕妊娠发生在孕早期的,胎盘着床在上次剖宫产切口瘢痕处,即切口妊娠属于高危妊娠。瘢痕妊娠一经确诊,应立即终止,如果继续妊娠可能演变为胎盘植入,引起产后出血或严重的母亲并发症,可能导致围产期子宫切除。

2. 咨询指导　前次剖宫产的妇女一旦停经,应立即到医院就诊,选择有资质的医院进行B超检查,观察孕囊着床位置,

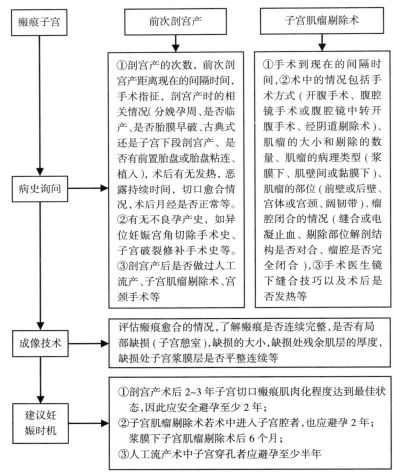

图 4-1 瘢痕子宫孕前的风险评估与咨询指导流程图

诊断延迟将带来致命的并发症和大量出血,因此早期诊断是关键。由于瘢痕妊娠的临床表现缺乏特异性,强烈推荐采用高分辨率的经阴道超声作为首选的诊断方法。但当准备治疗或干预前超声诊断不明确时,磁共振成像(magnetic resonance imaging,MRI)则很有价值。

(二)妊娠中晚期

1. 风险评估 瘢痕妊娠如果没能及时终止,到妊娠中晚期,胎盘可穿过瘢痕,直接导致子宫破裂。往往在孕 28 周以后,瘢痕子宫的前置胎盘常常种植在子宫瘢痕部位,成为凶险型前置胎盘。凶险型前置胎盘易出现严重产后出血、休克、弥散性血管内凝血(disseminated intravascular coagulation,DIC),常常面临子宫切除、产妇死亡的结局。

2. 咨询指导

(1)瘢痕子宫再次继续妊娠应进行严格的孕期监护,出现急腹症时,应首先排除子宫破裂的可能性。监护方法是根据孕妇自觉症状、体格检查(子宫下段压痛)、经腹和经阴道联合超声,超声是首选的检查手段,安全性和敏感性很高,被视为诊断的金标准。孕 20 周常规超声筛查时应明确胎盘位置,注意识别胎盘植入征象。当怀疑存在胎盘植入时,磁共振成像检查能更清楚地显示胎盘侵入肌层的深度、局部吻合血管分布及宫旁侵犯情况,可提供准确的局部解剖层次,指导手术路径。如果胎盘位置不正常,孕晚期应定期超声监测子宫下段肌层的变化和随访。若无胎盘种植异常或其他合并症及并发症,于孕 38 周后住院。合并前置胎盘并植入,应告知孕妇及家属其孕期的注意事项和可能的风险,在家保胎者应全天有一成人陪同,一旦出血、腹痛或宫缩立即住院,若无异常也应于 32~34 周住院待产。

(2)前置胎盘或伴植入,在母儿安全的前提下,妊娠 <36 周,阴道出血不多,无严重合并症及并发症,无胎儿窘迫时,仅需要严密观察。有早产倾向的孕妇可使用宫缩抑制剂;糖皮质激素促进胎肺成熟;酌情使用抗生素预防感染;改善孕妇的营养状况、尽力纠正贫血;监测胎儿生长发育状况、努力延长孕周,增加新生儿出生质量;同时将孕妇转诊到有抢救能力的医疗中心住院分娩。

三、分娩期

(一)分娩方式的选择

1. 剖宫产术后瘢痕子宫再次妊娠分娩方式包括再次剖宫产(plnedrepetcesrendelivery,PROD)及阴道分娩(vaginal birth after cesarean,VBAC)两种方式。PRCD 可以降低某些母婴并发症如子宫破裂及新生儿缺血缺氧性脑病的风险,一定程度降低新生儿死亡率,但术后疼痛增加、术后出血、产褥期感染、子宫内膜异位症、手术损伤及盆腔粘连等发生率高,同时再次妊娠时增加了前置胎盘和胎盘植入的风险。而 VBAC 有很大的优势,但是必须严格掌握好适应证:①产妇无阴道分娩禁忌证;②前次剖宫产非古典式或 T 形切口,B 超提示子宫下段切口延续性好,无缺损;③有一次子宫下段横切口剖宫产史;④前次剖宫产距此次分娩间隔 2 年以上,前次剖宫产指征在此次妊娠中已不存在;⑤无子宫破裂史;⑥产妇年龄 <35 岁,胎儿体质量估计 <3500g;⑦医院有足够的条件开展急诊手术;⑧妇女充分了解 VBAC 的优点及风险,同意并要求试产。

2. 子宫肌瘤剔除术后的瘢痕子宫不是剖宫产的绝对指征,若肌瘤直径 >6cm、剔除时穿透进入宫腔者应放宽剖宫产指征,产程中密切监护,高度警惕子宫破裂的可能。

(二)分娩时机的选择

1. 瘢痕子宫再次妊娠终止妊娠时机应考虑孕妇及胎儿两方面的利益。

2. 前次为古典式剖宫产,此次妊娠建议 36~37 周终止。

3. 前次为子宫下段横切口剖宫产或肌瘤剔除术,则建议 38 周后计划分娩。

4. 瘢痕子宫再次妊娠合并无症状的完全性前置胎盘,妊娠 37 周需考虑终止。

5. 凶险性前置胎盘妊娠 36 周后计划分娩。

6. 穿透性胎盘植入浸润膀胱,应在 34~35 周剖宫产。

7. 如果出现大出血危及孕妇生命或者胎儿窘迫则应紧急终止妊娠。

第三节 不良妊娠结局

不良妊娠结局(adverse pregnancy outcomes)是指正常活产以外的其他妊娠结局,包括自然流产、早产(<37 周)、死胎死产、异位妊娠、葡萄胎、低出生体重及出生缺陷等,是影响优生优育和孕产妇身心健康不容忽视的生殖健康问题。现代流行病学研究表明,不良妊娠结局及儿童生长发育异常不仅影响儿童健康,同时也可能与成年慢性疾病(如心血管疾病、糖尿病及肿瘤)的发生发展有关,严重的不良妊娠结局直接威胁生命,而存活者则存在终生的生理、智力、视力、听力等缺陷。因此不良妊娠结局已成为影响人口健康素质的严重公共卫生问题和制约社会经济发展的重大社会问题,给家庭和社会带来沉重的经济负担。

一、自然流产

妊娠不足 28 周、胎儿体重不足 1000g,未采取人工方式,胚胎或胎儿自动脱离母体而终止妊娠者称为自然流产。流产发生于妊娠 12 周以前者称早期流产,发生在妊娠 12 周至不足 28 周者称晚期流产。在所有临床确认的妊娠中,自然流产率占全部妊娠的10%~15%,病因包括胚胎因素、母体因素、父亲因素和环境因素。在自然流产中 80% 为早期流产,其中的 50%~60% 与胚胎染色体异常相关。除遗传因素外,感染、药物等因素也可引起胚胎染色体异常;母体因素包括全身性疾病、生殖器官异常(畸形子宫等)、内分泌异常、免疫功能异常、强烈应激及不良习惯等;父亲因素有研究表明精子的染色体异常可以导致自然流产;环境因素包括过多接触放射线和砷、铅、甲醛、苯、氯丁二烯、氧化乙烯等化学物质,均可引起流产。自然流产连续发生两次或两次以上者称为复发性流产。

临床上根据病程的进展将流产分为先兆流产、难免流产、不全流产、完全流产和稽留流产 5 种类型,复发性流产是指多次发生的自然流产。对不同流产类型的处理原则是不同的:

(1)先兆流产:卧床休息,禁止性生活,对症营养与心理支持;依据病情需要到医院随访,了解胚胎和胎儿发育情况。

(2)难免流产:一旦确诊,应及早排出胚胎及胎盘组织,对刮出组织物应仔细检查,并送病理检查和对症处理。

(3)不全流产:由于易引起子宫大量出血,应在输液、输血同时行刮宫术或钳刮术,并给予抗生素预防感染。

(4)完全流产:症状消失,超声检查宫腔无残留物,如无感染,可不予特殊处理。

(5)稽留流产:因可导致严重凝血功能障碍,应先行凝血功能检查,在备血、输液条件下行刮宫术或钳刮术。

(6)复发性流产:以病因筛查及预防、对症治疗为主。

(一)风险评估

自然流产可能导致继发性不孕,有再次发生自然流产的可能,且自然流产的复发风险随着流产次数的增多而增加,可能会导致产科出血发生率增加。有一次自然流产史的再发风险为 13%~17%,两次流产的再发风险为 38%,三次及以上流产史的再发风险约为 70%~80%。

(二)咨询指导

既往自然流产史是导致再生育妊娠失败的独立危险因素,发生 2 次或 2 次以上流产的约占生育期妇女 5%,而 3 次或 3 次以上流产的约占生育期妇女 1%,同时,曾有 3 次以上连续自然流产史的妇女再次妊娠后胚胎丢失率接近 40%。因此,有既往流产高危因素的再生育夫妇,孕前应到医疗保健机构就再生育相关问题进行咨询和检查。告知对象保持心理健康,自然流产是优胜劣汰自然选择的结果,保持良好的心态积极备孕。

1. 自然流产的病因十分复杂,再次妊娠前应进行病因筛查。根据筛查出的病因进行相应治疗,待病因消除后再准备妊娠。

2. 染色体异常的夫妇,应于孕前进行咨询,确定是否可以妊娠。夫妇一方或双方有染色体结构异常,仍有可能分娩健康的婴儿,但其胎儿有可能遗传异常的染色体,必须在孕中期进行产前诊断。

3. 母体疾病因素导致的流产,应治愈后或在医师的指导下怀孕。同时,怀孕后加强孕期的保健,密切观察,如有异常及时处理。

4. 如继发性不孕,建议专科诊治,查找原因,必要时采取辅助生育技术。

接诊医师应详细询问夫妇双方的病史,包括年龄、月经婚育史、既往疾病史、家族史及遗传病史。以往流产发生的孕周、有无诱因及伴随症状、流产胚胎有无异常及是否进行过染色体核型分析,计算其体质指数(BMI),然后进行一般体格检查和妇科检查,同时做好孕前保健必需的实验室检查和超声检查,评估与流产相关的可能风险因素,并给予咨询指导(表4-1)。

表 4-1　自然流产病因风险分类及咨询指导

自然流产病因		风险分类	咨询指导
胚胎因素	染色体异常或基因病	D	孕前遗传咨询、孕期产前诊断
母亲因素	≥ 35 岁		孕前遗传咨询、孕期产前诊断
	全身性疾病(肥胖、高泌乳素血症、糖尿病、甲状腺疾病、生殖道感染等)	C/D	积极治疗原发疾病,尽可能在孕前3个月控制原发疾病 孕期继续监测与治疗,选用B类药物
	内分泌异常黄体功能不全	C	合理用药,减少过度治疗
	活动性自身免疫功能异常	C	合理用药,减少过度治疗
	子宫畸形	C	孕前矫正畸形
父亲因素	染色体平衡易位等	D	孕前遗传咨询、孕期产前诊断
环境因素	砷、铅、甲醛、苯等化学物质过多接触	A	孕前3个月脱离有毒环境,尽可能避免和减少接触

(三)复发性流产的咨询指导

复发性流产(recurrent spontaneous abortion,RSA)是指与同一配偶连续发生3次或以上的自然流产。应对复发性流产的病因进行筛查,针对病因进行咨询指导。病因筛查内容:

1.病史采集　详细询问夫妇双方的病史,包括年龄、月经婚育史、既往史、家族史。并依照时间顺序描述既往流产情况。

2.一般性检查　女方(妇科双合诊检查、宫颈刮片、白带化验等)、男方(泌尿外科外生殖器检查、精液常规等)。

3.解剖因素检查　超声检查,必要时进行子宫输卵管碘油造影或宫、腹腔镜检查。明确子宫发育有无异常、有无子宫肌瘤或子宫腺肌病、是否存在盆腔病变等。对怀疑存在子宫解剖结构异常者需通过宫腔镜、腹腔镜或三维超声等进一步检查以明确诊断。

4.染色体检查　夫妇染色体核型分析,观察染色体有无数目和结构的畸变,以及畸变类型,以便推断其RSA概率;同时进行遗传咨询,并建议对其流产物行染色体核型分析。

5.血栓前状态检测　①凝血相关检查[凝血酶时间(TT)、活化部分凝血活酶时间(APTT)、凝血酶原时间(PT)、纤维蛋白原及D-二聚体];②相关自身抗体[抗心磷脂抗体(ACA)、抗β_2-糖蛋白1(β_2-GP1)抗体及狼疮抗凝物(LA)]及同型半胱氨酸(Hcy);③有条件的医疗保健机构还可以进行蛋白C、蛋白S、XII因子、抗凝血酶III(AT-III)等血栓前状态标志物的检测。

6.内分泌检查　包括性激素(尤其是黄体功能、PRL)、甲状腺及胰岛功能测定等。

7.感染因素检查　不推荐对RSA病人常规进行TORCH筛查,但对既往有晚期RSA病史的孕妇,建议孕期定期检测生殖道感染的相关指标(如解脲支原体、沙眼衣原体检测)。

8.免疫因素检测　包括抗核抗体、抗DNA抗体、封闭抗体、抗精子抗体、抗甲状腺抗体等。

9.其他不良因素　如有害化学物质的过多接触、放射线的过量暴露等；不良心理因素，如妇女精神紧张、情绪消极抑郁以及恐惧、悲伤等，各种不良的心理刺激都可以影响神经内分泌系统，使得机体内环境改变，从而影响胚胎的正常发育；过重的体力劳动、吸烟、酗酒、饮用过量咖啡、滥用药物及吸毒等不良嗜好。

二、早产

早产是指妊娠满 28 周至不满 37 足周间的分娩或新生儿出生体重在 1000~2499g 称早产。此时分娩的新生儿称为早产儿。国内早产占分娩总数的 5%~15%。早产的高危因素包括孕妇年龄 >35 岁或 ≤ 17 岁；既往有不良妊娠史（早产史、流产史、死胎史、新生儿死亡史、早孕期有先兆流产）、宫内感染、孕期内有阴道流血史等；妊娠间隔短于 18 个月或大于 5 年；生殖道感染性疾病（如细菌性阴道病、梅毒、沙眼衣原体等）；非生殖道感染性疾病（如肾盂肾炎、牙周病、阑尾炎等）；既往有妊娠合并症或并发症（如妊娠期高血压疾病、妊娠期糖尿病、胎盘早剥、前置胎盘、妊娠合并先天性心脏病、免疫性疾病等）；吸烟酗酒、体重过轻（BMI<18.5）或肥胖症（BMI ≥ 28）；营养不良、子宫畸形（双子宫、双角子宫、纵隔子宫等）。采用辅助生殖技术助孕后妊娠；子宫病理性过度伸长（如多胎、羊水过多等）；子宫肌瘤，宫颈内口关闭不全等。

（一）风险评估

1. 早产对妊娠的影响　生育过早产儿的孕妇有再次发生早产的可能。有早产史孕妇再次早产的风险较无早产史的孕妇高 2 倍，而且容易在前次早产的孕周前再次发生早产，前次早产孕周越小，再次早产风险越高。如果早产后有过足月妊娠，再次单胎妊娠者不属于高危人群。对于前次双胎妊娠，在孕 30 周前早产，即使此次是单胎妊娠，也有较高的早产风险。

2. 早产对新生儿的影响　早产儿往往伴随胎儿生长受限、不明原因的宫内感染等风险，生活能力低下、极易患病，故死亡率高。早产儿因各器官发育不成熟，容易导致呼吸窘迫综合征、坏死性小肠结肠炎、高胆红素血症、颅内出血、动脉导管持续开放、视网膜病变、脑瘫、败血症等各种疾病。70% 的新生儿死亡及 36% 的婴儿死亡是由于早产,儿童生长期神经障碍的病例中 25%~50% 是由早产造成的。

(二)咨询指导

1. 孕前 有早产史的孕妇在准备怀孕前一定要积极寻找病因,进行改善性治疗,针对以往早产的病因加以防治。由于目前早产病因和发病机制还不明确,孕前应到医疗保健机构就诊,就再生育相关问题进行咨询和检查。医师根据夫妇双方的病史、家族史和遗传史;以往晚期流产或早产发生的孕周、有无诱因及伴随症状,有无宫颈功能不全和妊娠合并症及并发症的病史;既往宫颈手术史、辅助生育助孕史等,评估既往早产的风险因素,并给予相关指导。早产病因风险分类及咨询指导见表 4-2。

表 4-2 早产病因风险分类及咨询指导

	早产病因	风险分类	咨询指导
孕妇自身因素	年龄 >35 岁或 <18 岁	D	避免过晚或过早怀孕,孕前遗传咨询、孕期产前诊断
	体重过轻(BMI<18.5),肥胖症(BMI ≥ 28)	C	注意平衡营养、防止营养不良或体重增加过快
	心理过度紧张、吸烟或酗酒	A	加强心理疏导、提倡健康生活、加强健康教育
	孕妇长期站立、腹部外伤、手术	B/C	注意休息,避免去人群密集处,手术后预防感染及保胎治疗
感染因素	生殖道感染:细菌性阴道病、梅毒、沙眼衣原体	B	及早诊断和治疗,合理用药,减少过度治疗
	非生殖道感染:牙周病、肾盂肾炎、阑尾炎等	B	保持口腔清洁,减少口腔感染、积极治疗相关感染性疾病

	早产病因	风险分类	咨询指导
既往有不良妊娠史	早产史、流产史、死胎史、新生儿死亡史、孕期内阴道流血史	D	加强计划生育宣传、提供孕前及孕期保健服务,重视高危筛查,及时产前诊断,早产史者作早产预测
妊娠合并症或并发症	妊娠期高血压疾病、妊娠期糖尿病、胎盘早剥、前置胎盘、妊娠合并先天性心脏病、免疫性疾病等	C/D/X	积极预防妊娠并发症及早期治疗合并症
子宫因素	子宫畸形如双子宫、双角子宫、纵隔子宫等	C	子宫畸形矫治术或子宫整形术
	子宫病理性过伸长,如多胎妊娠、羊水过多等	C/D	加强围产期保健及指导,采取综合措施,延长孕龄
	子宫肌瘤、子宫颈功能不全	C	子宫肌瘤剔除术、宫颈内口环扎术
胎儿因素	胎儿畸形、胎盘病变等	C/D	行产前诊断,发现严重畸形或异常,及时引产等
其他因素	助孕技术后妊娠	C	加强助孕技术前高危因素评估,积极治疗相关疾病

2. 孕期　有早产史的妇女一旦发现怀孕,即为高危妊娠,应及早寻求孕产期保健,初次产检时就要做好早产高危因素评估。在医师指导下采取一些适当的预防性治疗措施,做好产前检查,如有泌尿系统和生殖系统感染要积极治疗,孕晚期节制性生活,以免胎膜早破。

(1)早产孕期高危因素评估与预防流程:见图4-2。

(2)处理:

1)特殊类型孕酮应用:对有晚期流产或早产史的无早产症状者,前次早产史,此次孕24周前宫颈缩短 CL<20mm 及无早

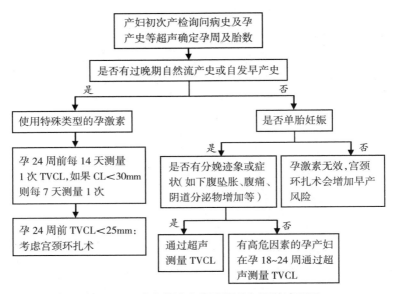

图 4-2 早产孕期高危因素评估与预防流程图

产史但孕 24 周前阴道超声发现宫颈缩短 CL<20mm 者,推荐用特殊类型孕酮预防早产。

2)宫颈环扎术:对既往有因宫颈功能不全者导致早产者,妊娠后于孕 12~14 周行宫颈环扎术预防早产;对有前次早产或晚期流产史、此次为单胎妊娠,妊娠 24 周前 CL<25mm 者,如无禁忌证也推荐宫颈环扎术预防早产。

3)其他:妊娠后卧床休息、治疗牙周病,子宫收缩的监测、血栓前状态及 B 族溶血性链球菌感染的筛查等,目前对预防早产的作用需要更多的循证医学证据支持。

三、死胎死产

死胎是指妊娠 20 周后胎儿在子宫内死亡。死产是指妊娠满 28 周以上的胎儿在分娩过程中死亡,即胎儿在娩出时没有任何生命体征(无呼吸、无心跳、无随意肌的可见运动等),属于围产儿死亡范围。WHO 关于死胎的定义是:不论妊娠时长,胎儿作为妊娠产物从母体内完全排出或取出前死亡即为死胎。美国妇产科医师协会（ACOG）确定的死胎为孕周满 20 周，出生体重 ≥ 350g。我国的死胎登记制度规定为妊娠 ≥ 28 周、胎儿出生体重 ≥ 1000g 或身长 ≥ 35cm 的围产儿。据统计，全球在 2015 年发生死胎数量达到 260 万，我国在 2012~2014 年对 441 家医疗机构的 400 万新生儿的统计分析显示死胎发生率为 0.8%。死胎死产是导致孕产妇焦虑、抑郁、创伤后应激障碍的重要原因，是全球性的公共卫生问题，死胎发生率的高低已经成为判断产科质量，评估一个国家、一个地区综合实力的新指标。

（一）病因分类及其高危因素

死胎的具体原因复杂，机制并不清楚。可分为可避免死胎和不可避免死胎；按发生时间可以发生在妊娠中期、晚期以及分娩过程中。目前死胎的分类主要是基于病因学，即母体因素、胎儿因素、脐带因素、胎盘因素、羊水因素、子宫因素、创伤以及一些尚未确定的因素。在已知的死胎原因中，妊娠期间发生的死胎常见于胎儿畸形以及胎盘与脐带因素，而分娩期间发生的死胎主要为胎盘和脐带因素。

虽然不明原因的死胎所占比例为 40%~60%，但在已知导致死胎的原因中，先天性异常最为常见：包括染色体异常如 Turners 综合征、21- 三体综合征、18- 三体综合征和 13- 三体综合征，以及胎儿先天性感染、羊膜带综合征和中枢神经系统缺陷等。在对死胎的检查中发现，50% 死胎体重小于相同胎龄的第 10 个百分位数（尤其小于第 3 个百分位数者），提示胎儿生长受限（fetal growth restriction，FGR）是导致死胎的重要原因。妊娠期高血压疾病和妊娠期糖尿病可影响胎盘功能，是两种最常见的导致死胎的妊娠期疾病，增加 2~4 倍死胎风险。另外，孕妇合并妊娠期肝内胆汁淤积症，或伴有甲状腺功能异常、系统性红斑狼疮、抗磷脂综合征等内分泌系统疾病或自身免疫性疾病可影响胎盘发育以及绒毛生成而导致母胎气体交换障碍，均会增加胎儿死亡的风险。此外，宫内感染是死胎的另一原因，常见的上行性感染(无论有无胎膜早破)的病原菌有:大肠埃希菌、克雷伯杆菌、B族链球菌、肠球菌、肺炎支原体、解脲支原体、流感嗜血杆菌和衣原体;除了细菌感染,病毒感染也可以引起死胎,最常见的是微小病毒B19,柯萨奇病毒A、B可通过引起胎儿心肌炎和水肿导致死胎;在发展中国家,疟疾、梅毒和人类免疫缺陷病毒(HIV)感染也是引起死胎的重要原因。除此之外,双胎妊娠发生率在过去20年中上升了6~12倍。多胎妊娠死胎率比单胎妊娠高4倍(1.96% vs.0.47%)。导致双胎死胎的原因多为双胎输血综合征、胎儿发育异常和胎儿生长受限等。脐带受压(包括脐带脱垂、缠绕、打结等引起脐血流供给受阻)可以导致胎儿窘迫死亡,是晚期胎儿死亡的重要原因,其他少见因素还包括孕妇腹部外伤、子宫畸形和羊水量异常等。

(二)风险评估

确定死胎病因对于评估复发风险十分重要。例如,脐带因素通常不会复发,染色体非整倍体异常大约有1%的复发风险,而家族性DiGeorge综合征的复发风险高达50%。具有死胎史的妇女再次发生胎儿死亡的几率是22.7%。胎盘功能不足造成的死胎更易复发,而多胎妊娠、感染造成的死胎不易再现。除遗传性疾病以外,母体疾病如慢性高血压、糖尿病,均增加再次发生死胎的风险。美国的文献报道,低危妇女(上次死胎原因不明)再发妊娠20~37周死胎风险为7.8‰~10.5‰;再发大于孕37周以上死胎的风险为1.8‰;有胎儿生长受限病史的高危孕妇再发死胎风险为21.8‰,其他有高危因素的孕产妇再发死胎率均会增加。

(三)咨询指导

1. 有死胎死产史的再生育夫妇,在准备怀孕前一定要先进行详细的孕前风险评估,积极寻找病因,针对以往死胎死产的病因加以防治,需夫妇双方共同到医疗保健机构就诊与咨询。接诊医师根据采集的病史资料(家族史、既往疾病史、孕产史、遗传病史)、前次死胎死产相关信息(胎儿尸检、胎儿染色体核型、胎盘及脐带检查、母亲情况),及进一步的辅助检查、特殊检查结果,如自身免疫性疾病、感染性疾病及夫妇双方的遗传学检查等;计算其体质指数(BMI)。评估其死胎死产的再发风险,并给予指导,有家族遗传病史的必须接受遗传咨询。其风险分类及孕前咨询指导(表4-3)。

表4-3　死胎死产的风险分类及孕前咨询指导

	病因分类	风险分类	咨询指导
母体因素	年龄>35岁或<18岁	D	避免过晚或过早怀孕,孕前遗传咨询、孕期产前诊断
	滥用药物、吸烟、教育背景差、经济水平低、产前保健不足	B	加强婚前、孕前保健服务,提高健康素养和健康意识
	体重过轻(BMI<18)或肥胖(BMI>28)	C	注意平衡营养、防止营养不良或体重增加过快
	严重的妊娠合并症、并发症如妊娠期高血压疾病、糖尿病、慢性肾炎、心血管疾病、过期妊娠、全身和腹腔感染、各种原因引起的休克	C/D/X	孕前积极治疗原发病,待原发病稳定适宜妊娠时再怀孕
子宫因素	子宫张力过大(双胎)或收缩力过强、子宫肌瘤、子宫畸形、子宫破裂等	C	相关子宫检查及纠正高危因素,如有子宫肌瘤则行子宫肌瘤手术
胎儿因素	胎儿严重畸形	X	行孕前咨询、评估及产前诊断
	胎儿生长受限、胎儿宫内感染、严重的遗传性疾病、母儿血型不合等	C/D	积极纠正诱发因素,行产前诊断
胎盘因素	前置胎盘、胎盘早剥、胎盘感染、脐带帆状附着、血管前置、母胎输血	C	提供完整孕期保健服务,重视高危因素筛查,多次流产者积极产前宣教

	病因分类	风险分类	咨询指导
脐带因素	脐带过短、脐带根部过细、脐带打结、脐带扭转、脐带脱垂、脐带绕颈缠体	C	孕期高危因素的筛查和评估,提供孕期保健服务
其他因素	急性绒毛膜羊膜炎等	C	积极预防及早期治疗相关感染病症

2. 有死胎死产史妇女一旦发现怀孕,即为高危妊娠,应及早寻求孕产期保健,整个孕期都要密切注意胎儿宫内监护。

(1)胎心电子监护(fetal heart rate monitoring,FHRM):是一种识别胎儿宫内窘迫的方法。对此类人群选择连续性胎心电子监护对改善妊娠结局优于间歇性电子监护,随着胎心电子监护次数增加,死胎发生率会明显降低。

(2)超声监测:包括胎儿生长指标、羊水量、血流监测等。

1)胎儿生长检测:监测胎儿生长发育,及时发现小于胎龄儿(SGA)和大于胎龄儿(LGA)。

2)羊水量:羊水最大深度 ≤ 2cm 是反映胎盘功能下降的间接指标。

3)子宫胎盘血流监测:是监测 FGR 的重要措施。最常见的胎儿血流监测指标为:脐动脉(umbilical arteries,UA)、大脑中动脉(middle cerebral artery,MCA)和静脉导管(ductus venosus,DV)。MCA 异常是胎儿宫内缺氧的一个标志,FGR 伴 MCA 的搏动指数(pulsatility index,PI)异常是胎儿窘迫的重要标志,剖宫产的风险增加。脑血流胎盘血流比(cerebral placental radio,CPR)降低被认为是胎儿短期内达不到生长潜能的一个指标。DV 是胎儿运输富含氧量血流的重要通道,其波形异常与脐带血 pH 下降相关,心脏收缩时 DV 缺失或反流与早发型 FGR 及围产期 40%~100% 的胎儿死亡相关。

(3)生化指标:

1)妊娠相关蛋白 A(PAPP-A)是胎盘分泌的胰岛素样生长

因子蛋白 -4、5 蛋白酶,除可筛查唐氏综合征外,还可早期识别胎盘功能下降和死胎的发生。孕早期 PAPP-A 浓度小于第 5 百分位时,妊娠 24 周后死胎风险明显增加。

2)甲胎蛋白(AFP)也可用于识别死胎高危人群。孕中期高浓度 AFP(>2.5MoM 值或第 97 百分位数)与死胎有关。

(4)胎动计数:孕晚期规范计数胎动对于早期识别死胎风险有重要作用。

(5)适时分娩:适时分娩是预防和减少死胎死产发生的有效措施,期间需要平衡继续妊娠存在的死胎风险和分娩带来的新生儿死亡风险。

3. 死胎的管理　依据孕妇情况个性化选择分娩方式,尽快终止死胎妊娠是临床共识。查找死胎病因是死胎管理的重要内容。死胎尸检可以识别其外观的异常、先天畸形、感染、贫血、胎儿生长受限及大脑肝脏比率异常等,可以明确 40% 的死胎原因,是判断死胎原因的金标准。为进一步明确死胎原因,胎儿组织染色体核型及基因分析、胎儿组织穿刺活检、胎盘活检以及死胎 MRI 检查,都是推荐的检测内容,对感染高危人群应复查胎儿梅毒及微小病毒 B19。其他检测还包括抗体筛查、母胎输血筛查以及尿液的毒理学筛查,若孕妇既往有血栓、胎盘不良或反复死胎病史者应增加检测狼疮抗凝物、抗心磷脂抗体、V 因子的 Leiden 突变和凝血酶原基因启动子 G20210A 突变。对于既往有不能解释的复发性流产、早产及胎膜早破病史的妇女,推荐行子宫影像学检查。

4. 再次妊娠分娩的建议　造成死胎死产的原因是多因素联合作用的结果。既往有死胎史的孕妇再次发生死胎的风险增加。目前,对于死胎复发风险的预测没有可靠的科学数据支持。评估死胎复发风险时主要依据其是否存在潜在的内科疾病,产科相关病史以及是否合并染色体异常等因素进行分析。因此,应从孕前咨询、产前保健开始,使高风险人群接受宣教,使其充分了解孕前准备、孕前保健、规律产检的重要性,自觉加强孕期监护,早期识别死胎高危因素并加以预防。对于合并有内科疾病如糖尿病、高血压、系统性红斑狼疮、抗磷脂综合征的妇女,在孕前及妊娠期间相应的治疗可以改善其再次妊娠的结局;同时尽量减少危险因素如肥胖、吸烟、饮酒等。理论上,预防血栓的形成可以减少有此类死胎史者的胎儿死亡风险。使用低分子肝素行抗凝治疗可改善胎盘功能障碍性疾病(如子痫前期、易栓症、死产等)的预后。对有子痫前期、FGR、胎盘早剥等高危妊娠并发症高危因素的妇女,再次妊娠孕前以及妊娠期间应采取预防措施,及时治疗与加强产前监护等,有助于降低死胎的发生率。

四、异位妊娠

异位妊娠是指受精卵在子宫体腔以外任何部位着床。主要包括输卵管妊娠、卵巢妊娠、腹腔妊娠、阔韧带妊娠、宫颈妊娠、子宫下段剖宫产瘢痕处妊娠及子宫残角妊娠等。其中以输卵管妊娠最常见,占95%。随着诊断方法的改进,异位妊娠的早期、快速、精确诊断成为可能,相关的医疗措施得以早期介入,使目前输卵管妊娠的治疗方式有了更多的选择,有期待治疗、药物治疗[注射甲氨蝶呤(MTX)]、保守手术(保留输卵管)、根治手术(切除输卵管)等。

异位妊娠的常见病因主要有:输卵管炎症;输卵管手术史如输卵管绝育史、输卵管粘连分离术、输卵管成形术后;输卵管发育不良或功能异常如输卵管过长、肌层发育差、黏膜纤毛缺乏、输卵管功能调节异常等;辅助生殖技术的应用;宫内节育器避孕失败;其他如子宫肌瘤或卵巢肿瘤压迫输卵管、子宫内膜异位症等均可增加异位妊娠发生率。

(一)风险评估

异位妊娠是妇产科常见的急腹症之一。在早期妊娠妇女中的发病率为2%~3%,输卵管妊娠的自然病程常呈自限性过程(流产或再吸收),但仍有部分输卵管妊娠流产及输卵管妊娠破裂,短时间内可发生大量的腹腔内出血使病人出现休克。严重时危及孕妇生命安全,引起孕产妇死亡。是孕产妇的主要死亡原因之一。

有异位妊娠史的妇女再发的风险较高。再次发生的风险上升 7~13 倍。下次妊娠为宫内妊娠的几率是 50%~80%,发生输卵管妊娠的几率为 10%~25%,其余为不孕的几率。

(二)咨询指导

重视首次异位妊娠的及时合理治疗,把损害降至最低。异位妊娠部分病例可采用期待治疗,但迄今为止,手术仍是治疗异位妊娠的主要方法,其中腹腔镜手术是治疗输卵管妊娠的"金标准"术式。

1. 自然宫内妊娠率(natural intrauterine pregnancy rate)　输卵管妊娠妇女期待治疗后的自然宫内妊娠率为 65%~89%。输卵管切除术后 3 年累积的自然宫内妊娠率为 38%~46%。腹腔镜手术与经腹手术相比,具有缩短手术时间、减少术中出血、缩短住院时间、减少术后盆腔粘连形成、降低住院费用和镇痛需求等优势,但是两者后续成功妊娠率差异无统计学意义。

2. 输卵管通畅率(tubal patency)　输卵管妊娠妇女接受期待或者药物治疗后的子宫输卵管造影术,发现两者间患侧输卵管通畅率差异无统计学意义,分别为 78%、84%;期待治疗、药物治疗、手术治疗的对侧输卵管通畅率差异也无统计学意义,分别为 97%、92%、83%。

3. 重复性异位妊娠(recurrent ectopic pregnancy)　重复性异位妊娠是指首次异位妊娠经保守或者手术治愈后,再次或多次发生异位妊娠。随着异位妊娠发病率的不断上升,重复性异位妊娠的发病率也同步上升。

4. 异位妊娠手术后易引起继发性不孕症。首次异位妊娠处理后应尽量彻底治疗盆腔炎症。建议孕前到生殖科检查输卵管是否通畅,必要时行人工助孕。

5. 既往认为 MTX 为化疗药物,全身用药会对卵巢功能造成影响,降低后续生育率。输卵管切除术损伤子宫动脉上行支与卵巢动脉的吻合血管网,影响卵巢血供,继而降低卵巢功能。2016 年 RCOG/AEPU 指南明确指出:对于接受全身 MTX 治疗的输卵管妊娠妇女,应明确告知其 MTX 对卵巢储备功能没有影响。

五、葡萄胎

葡萄胎是因妊娠后胎盘绒毛滋养细胞增生、间质水肿而形成大小不一的水泡,水泡间借蒂相连成串,形如葡萄而名之,也称水泡状胎块。葡萄胎可分为完全性葡萄胎和部分性葡萄胎两类,其中大多数为完全性葡萄胎。葡萄胎发生的确切原因,虽尚未完全清楚,但已取得一些重要进展。可能原因有:种族、营养状况、年龄、再次妊娠史、遗传学因素、病毒感染、免疫等。多余的父源基因物质是造成滋养细胞增生的主要原因。

(一)风险评估

一次葡萄胎后,重复葡萄胎的风险为 1%;两次葡萄胎后,再次出现葡萄胎的风险可达 20%;三次妊娠葡萄胎后,再次出现葡萄胎的风险可达 50%,因此,再次妊娠后应在妊娠早期作 B 超和 hCG 测定,以明确是否正常妊娠,产后也需 hCG 随访至正常。

(二)咨询指导

1. 葡萄胎清宫后需密切随访,随诊可早期发现恶变,及时采用化疗。葡萄胎于清宫后应每周查血 hCG 1 次,待降至正常后,每半个月 1 次,至 3 个月后,每月 1 次,持续至 1 年,以后每半年 1 次,持续 2 年。同时还应行妇科检查了解子宫复旧情况,注意有无阴道异常流血、咯血及其他转移灶症状。并行盆腔 B 超、胸部 X 线片或 CT 检查。定期随诊期间严格避孕 2 年,首选避孕套,避免用宫内节育器。随访 2 年无异常,可考虑再次妊娠。葡萄胎恶变大多发生于 1 年之内,但也有长达 10 余年者,故随诊年限应坚持 10~15 年以上。

2. 虽然葡萄胎治愈后发生重复性葡萄胎的机会大于正常人,但绝大多数均可获得正常新生儿。

3.年龄超过 40 岁,无生育要求,有恶变倾向,hCG 效价异常增高者,可手术切除子宫。

六、出生缺陷

出生缺陷是指婴儿出生前发生的身体结构、功能或代谢异常。出生缺陷可由染色体畸变、基因突变等遗传因素或环境因素引起,也可由这两种因素交互作用或其他不明原因所致,通常包括先天畸形、染色体异常、遗传代谢性疾病、功能异常如盲、聋和智力障碍等。结合症状、体征、医学遗传学分析、实验室检查及医学影像学等辅助检查明确诊断。

(一)风险评估

1.对孕妇的影响 胎儿先天畸形,使孕妇发生难产和手术产的概率增加,给孕妇带来沉重的精神压力。

2.对子代的影响 出生缺陷可造成胎儿和婴儿的死亡,并可导致大量的儿童患病和长期残疾。

3.对家庭和社会的影响 出生缺陷给患儿家庭及社会带来沉重经济负担。

(二)咨询指导

如果有明确或不明原因的出生缺陷儿史的夫妇,再次妊娠均需要进行产前诊断。

第四节 超重和肥胖

肥胖是目前影响人类健康的最大因素之一,WHO 定义的超重和肥胖是可损害健康的异常或过量脂肪累积。通常以体质指数(BMI)对成人进行超重和肥胖分类,即按千克计算的体重除以按米计算的身高的平方(kg/m^2)。国际上 $BMI \geqslant 25$ 为超重,$BMI \geqslant 30$ 为肥胖。2017 年 10 月 WHO 报道:1975 年以来,世界肥胖人数已增长近 3 倍。2016 年,18 岁及以上的成年人中逾 19 亿人（39%）超重，其中超过 6.5 亿人（13%）肥胖；且超过 3.4 亿名 5~19 岁儿童和青少年超重或肥胖。《2015 年中国居民营养与慢性病报告》数据显示我国 18 岁及以上成人超重率为 30.1%，肥胖率为 11.9%，营养不良率为 6.0%。国内由多学科专家组成的"中国肥胖问题工作组"，对我国 21 个省、市、地区人群体质指数、腰围、血压、血糖、血脂等 24 万人的相关数据进行汇总分析，并据此提出推荐意见为：中国成人 BMI ≥ 24 为超重，BMI ≥ 28 为肥胖；男性腰围 ≥ 85cm，女性腰围 ≥ 80cm 为腹部脂肪蓄积的界限。引起肥胖和超重的主要因素有遗传因素、环境和社会等因素，根本原因是摄入卡路里（进食过多）与消耗卡路里（活动过少）之间的能量不平衡导致，即富含脂肪的高能量食品摄入持续增加，而越来越多的工作形式为久坐的性质、交通方式的变化以及城市化加剧均使个体缺少体力活动，使能量消耗减少。孕妇肥胖也成为影响母婴健康问题的重要因素之一，有文献报道孕妇肥胖与巨大儿、死产、剖宫产有关。

一、风险评估

1. **超重和肥胖的健康后果**　是非传染性疾病的患病风险提高。包括心血管疾病（主要是心脏病和脑卒中）、高血压、糖尿病、血脂异常、肌肉骨骼疾病（特别是骨关节炎—关节的一种高度致残退行性疾病）；某些癌症（包括子宫内膜、乳腺、卵巢、前列腺、肝脏、胆囊、肾脏和结肠）等。肥胖是冠心病发病和死亡的一个独立危险因素。

2. **妇女孕前超重或肥胖**　会增加不孕、妊娠期糖尿病、妊娠期高血压疾病、子痫前期等妊娠并发症风险；增加妊娠期、分娩期并发症和增高难产发生率。

3. **妇女孕期超重或肥胖及孕期体重增长过度对孕产妇的影响**　是妊娠期高血压疾病、妊娠期糖尿病、产后感染、胎儿先天畸形、肩难产等的危险因素。肥胖孕妇剖宫产和感染发病率增加。此外，由于局部和全身麻醉操作困难、操作时间延长、失血增加以及血栓形成等提高了手术并发症的发生率。肥胖妇女在第一次剖宫产后不太可能再次阴道顺利分娩。肥胖孕妇更可能要求在更早分娩,需要引产,需要更多的催产素,并且较长的分娩时间。

4. **孕妇超重或肥胖及孕期体重增长过度对新生儿的影响**　增加了大于胎龄儿(LGA)、巨大儿、出生缺陷风险;增加婴儿期和儿童期肥胖的可能性,从而增加婴儿死亡、儿童肥胖和成人非传染性疾病的风险;肥胖孕妇死胎的风险是正常体重孕妇的 2.1~4.3 倍。

5. **男性肥胖**　一般情况下,肥胖的男性易引发冠心病、高血脂,使大脑血管的脆性及硬度增加,很容易就会在高血压的作用下出现脑出血的风险,甚至有可能危及生命。肥胖易导致高血压、内分泌及代谢性疾病(如糖尿病)、肝胆疾病、某些癌症及肺功能受损;引起骨关节病变;并发疝气及男性性功能障碍等,可显著降低生活质量,影响劳动力。父亲肥胖还会直接或间接影响子代生殖系统的发育和生殖能力。

二、咨询指导

1. 由于超重和肥胖是能量摄入超过能量消耗导致的体内脂肪过多蓄积的结果,因此,减少膳食摄入的能量、加强体力活动增加能量消耗,控制能量平衡是保持健康的基本条件。但不同个体对能量摄入、食物的生热作用和体重调节反应不同,受遗传特点(如生理、代谢)和生活方式(如社会、行为、文化、膳食、活动量和心理因素)影响。因此,即使存在遗传因素影响,肥胖的发生发展也是环境因素及生活方式等多种因素相互共同作用的结果。防治超重和肥胖的目的不仅在于控制体重本身,更重要的是减少与肥胖相关的慢性病的发病率和病死率。

2. 由于肥胖患病率呈上升趋势,因此很多妇女在生育期已经属于超重或肥胖。使孕妇的平均 BMI 在各年龄段也持续增加,再生育妇女多数进入中年,除了生活比较安定、家庭负担轻外,其内分泌的变化(体内雌激素分泌减少),体脂储蓄增加而导致超重和肥胖,在孕前应尽量将体重调节到正常范围。在个体水平上,通过限制来自于总脂肪和糖的能量摄入;增加水果、蔬菜以及豆类、全谷类及坚果的食用量;定期进行身体活动(儿童每天 60 分钟,成人每周 150 分钟)。通过适当控制孕前体重和孕期增重能够预防巨大儿、死产、剖宫产的发生。

3. 孕期和哺乳期为了加强营养往往会摄食过多,在这一阶段由于内分泌的生理性变化使机体对能量和脂肪的储存能力加强,妇女在孕期和产后体重增加较多,并在产后保持在较高水平。坚持母乳喂养和合理营养不仅对儿童生长发育有利,而且可能是预防妇女产后肥胖的有效措施。

4. 许多新的研究发现,肥胖会影响男性的生殖力,包括可能降低男性精液质量,影响男性性功能,并且可能对辅助生殖技术的妊娠结局带来负面作用。

(1)肥胖男性的脂肪增加,使得雄激素较多地转化为雌激素,较高的雌激素浓度可抑制垂体促性腺激素的分泌,进而使睾丸的睾酮分泌减少导致性欲低下。肥胖也会从各方面影响男性性功能,包括性生活姿势笨拙、体力不支、性心理难以得到满足等。所以,适当减肥可帮助男性提高性生活质量,恢复自身活力。有研究显示:肥胖和超重男性少精子症的发生率高于正常体重男性,且精子活动力、DNA 完整性均较正常体重男性差。

(2)由于肥胖男性"三高"带来的血管、神经损害,可能对生殖系统带来进行性的损害,导致性功能障碍,降低精卵结合力,并影响妊娠结局。成年男性生殖能力低下与青春发育期有一定关系,在青春期如果发现肥胖应当早期管理好体重。通过减重治疗,降低男性 BMI 后可以提高精子质量,并提高试管婴儿临床妊娠率、活产率。因此,早期积极的体重管理对男性生育力的保护具有重要意义。

第五节　辅助生殖技术

再生育夫妇往往由于高龄,在终止避孕措施后一段时间内没有自然怀孕,需要借助辅助生殖技术帮助怀孕。经规范生育力评估确定生育力低下或丧失的,夫妇有实施人工辅助生育愿望,且符合辅助生殖技术适应证,排除禁忌证后,可在国家批准的医疗机构接受辅助生殖技术治疗。

辅助生殖技术(assisted reproductive technology,ART)亦称医学助孕,是指利用人工的手段对配子、胚胎或基因物质进行体外操作获得新生命,代替自然生殖过程的一部分或者全部的技术。辅助生殖技术包括人工授精(artificial insemination,AI)、体外受精 – 胚胎移植(in vitro fertilization and embryo transfer,IVF-ET)、卵胞浆内单精子注射、胚胎植入前遗传学诊断、精液冷冻、胚胎冷冻等技术。本节重点介绍辅助生殖技术在我国的行政管理和各种技术的适用范围和禁忌情况。

一、辅助生殖技术的管理

在我国辅助生殖技术实施过程要依照国家卫生和计划生育委员会颁布的《人类辅助生殖技术管理办法》(2001 年卫生部 14 号部长令)《卫生部关于修订人类辅助生殖技术与人类精子库相关规范、基本标准和伦理原则的通知》(卫科教发[2003]176 号)和《卫生部人类辅助生殖技术与人类精子库校验实施细则》(卫科教发[2006]44 号)等系列法规的规定,医疗机构应为三级综合医院或三级专科医院。申请实施辅助生殖技术的机构首先要取得当地省卫生计生主管部门允许筹建的许可证,筹建完成后向省卫生计生主管部门申报审批通过后方可开始实施,且需先实施 AIH 一年后方可申请 IVF。

二、人工授精

人工授精（AI）是将精子采用非性交的方式送入女性生殖道中，以达到受孕目的的一种技术。按照其精子来源的不同，可分为丈夫精液的夫精人工授精（AIH）和来自第三方精液的供精人工授精（AID）。根据是否采取促排卵情况，可分为自然周期人工授精和促排卵周期人工授精。根据授精部位分为阴道内人工授精（intra-vaginal insemination，IVI）、宫颈内人工授精（intra-cervical insemination，ICI）、宫腔内人工授精（intra-cervical insemination，IUI）和输卵管内人工授精（intra-tubal insemination，ITI）等。临床最常用的是IUI。

（一）夫精人工授精

1. 适应证

（1）男性精液异常：轻中度少精子症、弱精子症、液化时间超过60分钟。

（2）性功能障碍：严重阳痿、早泄、逆行射精，性交时不能射精。生殖道畸形及心理因素导致性交不能等不育。

（3）宫颈因素：因宫颈黏液异常导致精子无法通过。

（4）排卵障碍（如PCOS）、子宫内膜异位症等单纯药物治疗无效。

（5）免疫性不育：夫妇双方或一方抗精子抗体阳性，性交后试验异常。

（6）不明原因不孕：经各种检查证明女方输卵管通畅。有正常排卵且男方精液正常的不孕不育夫妇。

2. 禁忌证

（1）男女任何一方患有严重的精神疾患、泌尿生殖系统急性感染、性传播疾病。

（2）患有《母婴保健法》规定的不宜生育的、目前无法进行产前诊断或胚胎植入前遗传学诊断的遗传性疾病。

（3）任何一方具有吸毒等严重不良嗜好。

(4)任何一方接触致畸量的射线、毒物、药品并处于作用期。

(5)女方子宫不具备妊娠功能或严重躯体疾病不能承受妊娠。

3. IUI 的准备和条件 再生育夫妇双方需进行相关的体格检查和实验室检查,进一步明确适应证并排除禁忌证。接受相关咨询,了解 AIH 的方法、费用、成功率及可能的并发症和随访要求,签署知情同意书。

(1)女方条件:经子宫输卵管造影或腹腔镜检查证实至少有一侧输卵管通畅;经基础体温测试或 B 超监测证明有排卵,或经促排卵治疗有排卵。

(2)男方条件:精子密度 ≥ 1500 万 /ml,前向运动精子(PR)≥ 15%;精液处理后 PR ≥ 70%,精子 ≥ 20 个 /HPF(前向运动精子总数 ≥ 10×10^6 个)。

4. 诊疗流程(图 4-3)

(1)女方准备:①自然周期 IUI:月经规律者可行自然周期 IUI。女方于月经周期第 8~10 天开始监测卵泡的生长,期间结合尿 LH 半定量预测排卵时间,如有卵泡不破裂病史,可适时注射 hCG 诱发排卵。②促排卵周期 IUI:对有排卵障碍或自然周期 AIH 反复失败者,需进行促排卵。女方于月经周期第 2~3 天返诊,排除妊娠,B 超检查除外卵巢囊肿,给予促排卵药物。③当主导卵泡达 1.4cm 时,建立 IUI B 超监测表,完整填写监测表,明确写清楚 IUI 指征。当主导卵泡直径达 18~20mm 时可肌内注射 hCG 诱发排卵,当促排卵周期有 >3 个优势卵泡,则要放弃本周期 IUI。④ IUI 时机:在 B 超监测排卵后 24 小时内或尿 LH 峰出现后的 24~48 小时内进行 IUI;也可在注射 hCG 后 24~48 小时行 IUI。⑤黄体支持:排卵后第 6 天给予黄体酮支持黄体。⑥确定妊娠:术后 14~16 天查尿 hCG、血 β-hCG 确认是否怀孕,术后 4~5 周 B 超确认临床妊娠。

(2)男方准备:女方月经周期第 8 天男方手淫排精一次。IUI 当日男方手淫取精,夫精人工授精中注入的前向运动的精子数以 100 万以上为好。

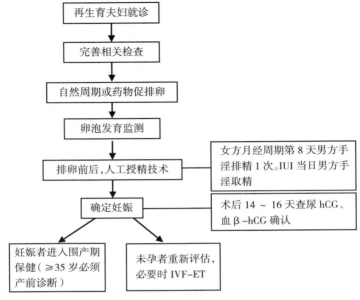

图 4-3　夫精人工授精诊疗流程图

5. AIH 的成功率　我国 AIH 总成功率为 10%~20%,其成功率与病人不孕的原因、不孕的年限、年龄、子宫内膜情况、黄体功能、男方精液质量、AIH 的时间、手术操作及 AIH 实施周期数等均有一定的关系。同一个月经周期可行 IUI1~2 次。一个包含 1000 余 IUI 周期的 Meta 分析显示,2 次 IUI 比单次 IUI 能轻度提高妊娠率,但无统计学显著差异(14.9% vs 11.4%)。IUI3~4 个周期的妊娠率最高,IUI 施行 3~6 个周期后,其累积妊娠率进入平台期,6 个周期以后,妊娠的可能性就极小了。因此建议 3~6 个周期 AIH,年龄 ≥ 35 岁的再生育夫妇行 3 个周期没有怀孕,即可考虑 IVF-ET 助孕。

(二)供精人工授精

1. 适应证

(1)不可逆的无精子症、严重的少精子症、弱精子症和畸形精子症。

(2)输精管复通失败。

(3)射精障碍。

(4)适应证(1)(2)(3)中,除不可逆的无精子症外,其他需行供精人工授精技术的病人,医务人员必须向其交代清楚:通过卵胞浆内单精子显微注射技术也可能使其有自己血亲关系的后代,如果病人本人仍坚持放弃通过卵胞浆内单精子显微注射技术助孕的权益,则必须与其签署知情同意书后,方可采用供精人工授精技术助孕。

(5)男方和(或)家族有不宜生育的严重遗传性疾病。

(6)母儿血型不合不能得到存活新生儿。

2.禁忌证 见夫精人工授精禁忌证。

3.准备和条件 再生育夫妇双方需进行相关的体格检查和实验室检查(女方检查同 AIH,男方需要提供与指征相关的检查结果),进一步明确适应证并排除禁忌证。接受相关咨询,了解 AID 的方法、费用、成功率及可能的并发症和随访要求,并强调通过夫精 IVF/ICSI 技术也有可能获得有自己血亲的后代,如果夫妇放弃其他助孕技术,必须签署知情同意书。

(1)女方条件:经子宫输卵管造影或腹腔镜检查证实至少有一侧输卵管通畅;经基础体温测试或 B 超监测证明有排卵,或经促排卵治疗有排卵。

(2)男方条件:必须符合上述 AID 适应证。

(3)精液要求:按照原卫生部技术规范的要求,解冻后精液用于宫腔内人工授精治疗时,要求复苏后精液前向运动精子总数不得低于 $10 \times 10^6/ml$,前向运动的百分率不得低于 35%。

4.诊疗流程 同 AIH。

5.AID 授精部位和成功率 AID 的授精部位包括阴道内人工授精、宫颈内人工授精、宫腔内人工授精,一般采用宫颈内人工授精。AID 总成功率为 20%~30%,与女方的年龄、不孕年限、AID 实施周期数等有一定的关系。建议 3~5 周期 AID,年龄 ≥ 35 岁的再生育夫妇行 3 个周期没有怀孕,即可考虑 IVF-ET 助孕。

三、体外受精－胚胎移植及其衍生技术

(一)体外受精－胚胎移植

又称"第一代试管婴儿",是指分别将卵子与精子从人体内取出并在体外受精,发育成胚胎后,再移植回母体子宫内,以达到受孕目的的一种技术。

1. 适应证

(1)女方各种因素导致的配子运输障碍:如双侧输卵管阻塞、输卵管缺如、严重盆腔粘连或输卵管手术史导致输卵管功能丧失者;盆腔粘连分离、输卵管修复整形术后1年仍未妊娠者。对年龄≥35岁的输卵管因素不孕的再生育妇女,不建议手术治疗。

(2)排卵障碍:排卵障碍是指经反复诱发排卵或促排卵治疗,或结合AIH治疗仍然未怀孕。

(3)子宫内膜异位症:轻、中度子宫内膜异位症病人经多次AIH失败或重度子宫内膜异位症病人。年龄≥35岁的子宫内膜异位症病人。

(4)男方少、弱、畸形精子症:男方少、弱、畸形精子或复合因素的男性不育,经AIH治疗未妊娠者,或男方因素严重程度不适合实施AIH治疗者。

(5)免疫性不孕与不明原因的不育:多次AIH或其他常规治疗未怀孕者。

(6)年龄≥40岁或者卵巢储备差的不孕妇女。

(7)年龄≥35岁伴有影响胚胎种植的生殖系统疾病(肌壁间、黏膜下子宫肌瘤,输卵管积水等)的不孕妇女:可先行IVF技术得到胚胎,冷冻全部优质胚胎,待治疗疾病后再行冻融胚胎移植。

2. 禁忌证　见AIH禁忌证。

3. 准备和条件　再生育夫妇双方需进行相关的体格检查和实验室检查,进一步明确适应证并排除禁忌证。接受相关咨询,告知IVF–ET的过程、费用、成功率、副作用、对子代可能的影响及其他风险、时间安排和随访要求,让夫妇充分知情并签署各种知情同意书。

4. 实施流程(图 4-4)

(1)控制性促排卵:由于不是每个卵子都能受精,不是每个受精卵都能发育成有活力的胚胎,因此要从女性体内获得多个卵子,才能保证有可以移植的胚胎,这就需要对女性进行促排卵治疗。促排卵的方案有标准长方案、短方案、拮抗剂方案等。长方案是指在前一周期的黄体期开始应用 GnRH 激动剂,短方案是指在月经周期的第 2 天开始应用 GnRH 激动剂,而拮抗剂方案是在先应用促性腺激素、卵泡长到一定程度后开始应用

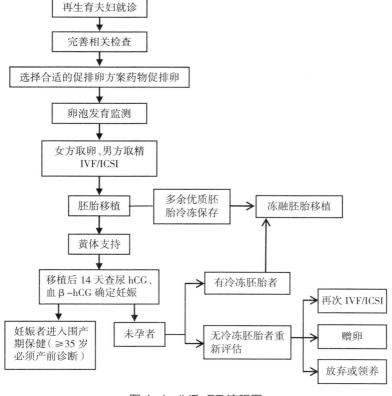

图 4-4 IVF-ET 流程图

GnRH 拮抗剂。总之，促排卵方案是要根据每一个人的具体情况来选择，即所谓的"个体化"治疗方案。

(2)取卵：当卵泡成熟后，给予 hCG 注射，以促进卵子最后成熟。通常在注射 hCG 后 36~38 小时，在阴道 B 超引导下应用特殊的取卵针经阴道穿刺成熟的卵泡，吸出所有卵泡的卵泡液和卵子，立即送实验室捡出卵子。取卵过程约需 5~10 分钟，病人痛苦小，可重复操作。术前 30 分钟可肌内注射哌替啶，也可以采用芬太尼或咪达唑仑静脉麻醉。

(3)体外受精及胚胎培养：当女方取卵时，男方进行手淫取精。实验室对精液进行特殊的洗涤处理。取卵后 2~4 小时将处理后的精子与卵子一起放在特殊的培养基中培养，以期自然结合。以后每天观察卵裂情况，给每一个胚胎评分。

(4)胚胎移植：受精后数天，用一根很细的胚胎移植管，通过子宫颈将最好的胚胎移入母体子宫。可在受精后第三天移植卵裂期胚胎，也可在第 5~6 天移植囊胚期胚胎。根据妇女年龄、胚胎质量和既往 IVF 的结局，决定移植胚胎的个数，通常移植 2~3 个胚胎。我国《人类辅助生殖技术规范》规定，年龄 <35 岁妇女第一次移植胚胎数不能超过 2 个，如第一次移植未妊娠，以后可移植 ≤ 3 个；年龄 ≥ 35 岁妇女，每次移植胚胎数 ≤ 3 个；近年来，为了降低多胎妊娠率，一些生殖中心选择单胚胎移植，或最多移植 2 个胚胎。

胚胎移植术后剩余的优质胚胎，在征得病人同意后可冷冻保存。如果取卵后出现卵巢过度刺激综合征(OHSS)倾向的妇女，或移植前发现不宜移植胚胎的情况，应取消移植，冷冻全部优质胚胎。

(5)黄体支持：由于使用了 GnRH 激动剂 / 拮抗剂和促排卵药物，以及取卵导致的卵泡颗粒细胞的丢失，妇女在取卵周期通常存在黄体功能不足，需要应用黄体酮和(或)绒毛膜促性腺激素进行黄体补充 / 支持。黄体支持一般开始于取卵后，如果没有妊娠，停用黄体酮，等待月经来潮。如果妊娠，则继续应用黄体酮到妊娠 10~12 周胎盘形成取代妊娠黄体的功能。一般使用肌内注射或阴道缓释凝胶,或肌内注射同时口服地屈孕酮。

(6)确定妊娠:在胚胎移植后 14 天查尿 hCG,并同时测定血清 β-hCG,确定是否妊娠。如果为阴性则停药等待月经来潮;如为阳性则继续使用黄体酮支持黄体。在胚胎移植后 21 天再次测定血清 hCG,以了解胚胎发育的情况。在胚胎移植后 30 天经阴道超声检查,确定是否宫内妊娠,有无胎心搏动、有无多胎,同时除外宫外孕。一旦发现 3 胎以上应及时进行选择性胚胎减灭术。以后定期产前检查。如果出现少量阴道流血、下腹痛等先兆流产或宫外孕征象,应及时检查,明确诊断并及时治疗。

年龄 ≥ 35 岁的孕妇或产前检查发现可疑高风险孕妇,必须到国家批准的产前诊断中心进行产前诊断。

5. IVF-ET 的成功率　目前我国 IVF-ET 的成功率通常在 40%~60%。影响 IVF 成功率的因素有很多,如女性年龄、不孕的病因、IVF 中心实验室质量等都是影响成功率的因素。

(1)年龄是影响 IVF 成功率的重要因素,随年龄增长,卵子数量减少,质量下降,受精率下降,妊娠率明显降低,流产率增加。41~42 岁妇女 IVF 的妊娠率为 12%,42 岁以上的妇女每移植胚胎的活产率仅为 5.9%,43 岁以上妇女的流产率达 50%。

(2)输卵管积水显著降低胚胎着床率和妊娠率,使妊娠率下降 50%。因此,有输卵管积水的妇女在进行 IVF 前应切除积水的输卵管。

(3)子宫异常:如子宫内膜息肉、子宫内膜炎、既往手术或炎症(结核最常见)导致子宫内膜损伤,都可以影响胚胎着床。

6. IVF 的并发症

(1)卵巢过度刺激综合征(OHSS):少数病人使用促排卵药物后,卵巢发生过度反应出现腹水甚至胸水、血液浓缩、少尿等症状称为重度卵巢过度刺激综合征,发生率约为 3%~7%,各个生殖中心发生率有一定差别,目前尚不能完全防止重度 OHSS 的发生,也无特效药物治疗,但 OHSS 为自限性疾病,一般经 7~30 天自行缓解,怀孕者病程长、病情重。促排卵过程中严密的监测能有效地减少重度 OHSS 的发生,但不能完全杜绝重度 OHSS。OHSS 不是 IVF-ET 所特有的并发症,各种促排卵治疗均有发生 OHSS 的可能。

(2)宫外孕:虽然胚胎移植时将胚胎放植于子宫腔中,但偶尔胚胎会进入输卵管着床发生宫外孕,一般认为子宫的异常运动为宫外孕的原因之一,此外,输卵管积水也是宫外孕的诱因之一。由于 IVF-ET 周期中往往移植多个胚胎,偶尔也会发生宫内外混合妊娠,手术切除宫外孕囊一般不影响宫内胚胎发育。目前宫外孕的治疗方式很多,早期宫外孕可以通过药物治疗。

(3)感染、出血:取卵是一个手术过程,可能发生卵巢或腹腔内出血,一般来讲,取卵手术很安全。取卵或胚胎移植过程中可能将细菌带入腹腔,而诱发盆腔感染,但从临床经验看发生盆腔感染的几率很小。

(4)多胎妊娠:IVF-ET 周期中形成的胚胎并非每个均有发育成胎儿的潜能,但目前尚无较好的判断胚胎发育能力(质量)的方法,因此在 IVF-ET 周期中通过多移植胚胎来提高妊娠率。但随着移植胚胎数量的增加,多胎妊娠率也增加。虽然对三胎以上的多胎可进行减胎术,但 IVF 界正在努力积极研究以降低多胎妊娠率(包括双胎),目前降低多胎妊娠率的主要措施是提高胚胎选择的准确性以减少移植胚胎的数量,而将多余胚胎进行冷冻保存,待以后再用。应该注意的是胚胎发育潜能与胚胎形态及病人年龄、不孕症病史有关。

(5)妊娠并发症:如流产、早产、胎膜早破等,从总体上讲,IVF-ET 妊娠者妊娠并发症高于自然妊娠者,可能与妊娠年龄、不孕症病因有关。

(6)胎儿畸形等先天缺陷:目前大量的统计资料表明经 IVF-ET 出生的孩子与自然妊娠出生的孩子无异,即 IVF-ET 不增加先天缺陷的发生率。

7. IVF 反复胚胎着床失败　胚胎反复着床失败的原因很多,有些原因并不清楚,可能有帮助的处理包括:

（1）查夫妇双方的染色体核型。

（2）行宫腔镜检查，除外宫腔异常，如存在子宫内膜息肉；内膜活检，检查有无子宫内膜炎（病理）。

（3）子宫内膜血流测定：一些文献报道，内膜血流缺失者妊娠率下降，但也有研究没有得到这样的结果。

（4）如果存在输卵管积水，一定切除积水的输卵管。

（5）于某些病人，胚胎辅助孵化有可能增加胚胎着床的机会。

（6）囊胚移植：囊胚移植的妊娠率高于卵裂期胚胎移植。

（二）卵胞浆内单精子注射

卵胞浆内单精子注射（intra-cytoplastic sperm injection，ICSI）又称"第二代试管婴儿"，是在体外受精－胚胎移植基础上发展起来的显微授精技术，通过直接将精子注射入卵母细胞胞浆内，来达到助孕目的。

1. 适应证

（1）严重的少、弱、畸精子症。

（2）不可逆的梗阻性无精子症。

（3）生精功能障碍（排除遗传缺陷疾病所致）。

（4）免疫性不育。

（5）体外受精失败。

（6）精子顶体异常。

（7）需行植入前胚胎遗传学检查的。

2. 禁忌证和诊疗流程　见 IVF 禁忌证和流程。

3. ICSI 的安全性

（1）ICSI 是一种侵入性治疗，是把在自然情况下难以使卵子受精的精子直接注入卵细胞内，可能对卵子造成一定程度的损害，目前没有证据表明 ICSI 有较高的致畸率，一些研究表明 ICSI 的早孕流产率与常规 IVF 无明显差异。

（2）未经过自然选择的精子有可能将遗传缺陷（如 Y 染色体微缺失、先天性双侧输精管缺如者存在的基因突变等）传给下一代。在进行 ICSI 助孕之前，应将技术的安全性充分告知，必要时先做染色体核型筛查和遗传咨询,以防止遗传缺陷的延续。

(三)胚胎植入前遗传学诊断 / 胚胎植入前遗传学筛查(PGS)

胚胎植入前遗传学诊断(preimplantationgeneticdiagnosis,PGD)又称为"第三代试管婴儿",它是指从体外受精的 8 细胞期胚胎在移植前取 1~2 个细胞或者取卵细胞的第一极体在种植前进行基因分析,可用以鉴定胚胎性别,分析胚胎染色体,然后移植基因正常的胚胎,从而达到优生优育的目的。

1. 适应证 主要用于单基因相关遗传病、染色体病、性连锁遗传病及可能生育异常患儿的高风险人群等。

2. 禁止对无遗传学疾病的夫妇,应用 PGD 进行性别选择。

四、其他助孕技术

(一)胚胎冷冻和冻融胚胎移植术

对多余的胚胎进行冷冻,以备以后移植,可以增加 IVF 的累积妊娠率,并可大大节省费用。有时当有严重 OHSS 风险,或因其他原因不宜进行胚胎移植时,会冻存所有的胚胎。因此,胚胎冷冻及冻融胚胎移植已经成为 IVF 治疗中不可或缺的方法。

(二)赠卵体外受精 - 胚胎移植术

1. 适应证

(1)卵巢功能衰竭或无卵巢。

(2)女方是严重的遗传性疾病携带者或病人。

(3)具有明显的影响卵子数量和质量的因素。

2. 赠卵的基本条件

(1)赠卵是一种人道主义行为,禁止任何组织和个人以任何形式募集供卵者进行商业化的供卵行为。

(2)赠卵只限于人类辅助生殖治疗周期中剩余的卵子。

(3)对赠卵者必须进行相关的健康检查(参照供精者健康检查标准)。

(4)赠卵者对所赠卵子的用途、权利和义务应完全知情并签署知情同意书。

（5）每位赠卵者最多只能使 5 名妇女妊娠。

（6）赠卵的临床随访率必须达 100%。

3. 对赠卵人的选择应符合

（1）年龄小于 35 岁，曾生过一胎。

（2）无家族遗传病史、精神病，排除乙肝、丙肝及性传播疾病，特别是 HIV 阳性者。

（3）智力、外貌良好。

（4）血型与受者相符。

4. 受卵者的筛查和受卵者配偶的检查

（1）受卵者的筛查：采集详细的病史并进行全面的体格检查；生化检查、传染性疾病筛查、胸部 X 线片、心电图等；再生育妇女应充分评估能否耐受妊娠；接受心理咨询和充分知情；接受赠卵形成的胚胎必须冷冻保存 6 个月以上，供者接受 HIV 复查后才能移植。

（2）受卵者配偶的检查：精液分析；血型和 Rh 因子检测；生化检查、传染性疾病筛查；适当的遗传学筛查；心理咨询和知情同意。

（三）供精体外受精－胚胎移植术

对男方存在不可逆的无精子症、严重的少精子症、弱精子症和畸形精子症及不宜生育的严重遗传性疾病；同时女方不能自然怀孕的可行供精体外受精－胚胎移植术（DIVF-ET），其适应证、禁忌证、操作步骤见本章第五节 AID 和 IVF-ET 部分。

（四）胚胎辅助孵化术

人类的受精卵早期是包在透明带中的，胚胎在着床之前必须先从透明带中孵出。当透明带太硬、太厚，或其他原因导致透明带溶解障碍，都可使胚胎无法孵出，从而导致着床失败。胚胎辅助孵化技术的具体方法包括：①透明带切割法；②酸性液体腐蚀法；③激光打孔法：应用激光在透明带上打个孔或削薄透明带。高龄妇女容易出现透明带变硬的现象。对于年龄 ≥ 38 岁、透明带太厚、反复 IVF 失败的妇女，可以考虑应用胚胎辅助孵化术提高胚胎的着床率。

第六节　病残儿童鉴定及管理

一、病残儿医学鉴定的流程与规范管理

(一)病残儿医学鉴定的概念

病残儿医学鉴定是指病残儿医学鉴定的专门组织,运用现代医学知识、技术和手段,对被鉴定者作出是否为病残及其程度的鉴定结论,并根据《病残儿医学鉴定诊断标准及其父母再生育的指导原则》提出相应的指导意见。病残儿是指因先天(遗传性和非遗传性疾病)或后天患病、意外伤害而致残,目前无法治疗或经系统治疗不能成长为正常劳动力。

(二)病残儿医学鉴定分级

病残儿医学鉴定工作实行省、设区的市两级鉴定:设区的市级病残儿医学鉴定为一级鉴定,省级病残儿医学鉴定为终局鉴定。省级卫生行政主管部门负责全省病残儿医学鉴定的管理、监督和省级鉴定的组织实施工作。设区的市卫生行政主管部门负责辖区内病残儿医学鉴定的组织实施、管理和监督工作。乡(镇、街)卫生行政管理部门负责本辖区内申请病残儿医学鉴定者的材料核实与整理上报工作。

(三)鉴定申请与审批

凡认为其子女有明显伤残或患有严重疾病,符合法律、法规规定的条件,要求安排再生育的,均可申请病残儿医学鉴定。申请病残儿医学鉴定应以夫妻双方名义向女方所在单位或女方户籍所在地的村(居)委会提出书面申请,并提交户口簿,有关病历、病史资料,辅助检查报告单以及设区的市卫生行政主管部门规定的其他资料。单位或村(居)委会,对申请者的情况进行初步审核,签署书面意见,加盖公章。在接到申请材料之日起的 20 个工作日内报女方户籍所在地的乡(镇、街)卫生行政管理部门。乡(镇、街)卫生

行政管理部门应对申请者的情况进行再次核实,审查申请鉴定的材料是否完备,并进行必要的社会调查(病残程度的真实性)和一般家系调查(了解家族史)后,签署意见,加盖公章,并在接到申报材料之日起的 20 个工作日内报设区的市卫生行政主管部门。设区的市卫生行政主管部门负责审查申请鉴定材料是否完备和真实可靠,必要时组织专业技术人员对子女患有遗传性疾病的家庭进行技术性的家系调查,绘制遗传家系图谱后,签署意见,加盖公章,于鉴定日前 30 个工作日作出准予鉴定或不予鉴定的书面意见,逐级通知申请鉴定者的家庭并做好相关安排与咨询服务工作。设区的市因医疗技术条件限制不能作出鉴定结论的,由设区的市级鉴定组提出进行省级病残儿医学鉴定的书面意见,经同级卫生行政主管部门核准后,申请省级鉴定。当事人对市级鉴定组所作的鉴定结论有异议的,在接到病残鉴定结论通知之日起 30 个工作日内,可向本区的市级卫生行政主管部门申请省级鉴定。市卫生行政主管部门应在收到当事人提交的省级鉴定申请后 30 个工作日内将申请材料及相关病史资料、证明材料等上报省级卫生行政主管部门。省级卫生行政主管部门根据情况定期对申请再鉴定者组织专家进行鉴定。省或市级卫生行政主管部门应按程序严密组织和监督鉴定过程,审查鉴定结论。并于 30 个工作日内将鉴定结果书面逐级通知卫生行政管理部门及申请鉴定者。

(四)管理监督与法律责任

省、市负责病残儿医学鉴定的卫生行政管理部门应建立健全档案管理制度,由专人负责管理。鉴定工作结束后,由作出鉴定结论的同级卫生行政部门将鉴定申请、病历资料、调查材料、医疗检查报告、医疗诊断证明、鉴定结论等全部有关鉴定资料,按照档案管理制度立卷,存档,长期保存。市级卫生行政管理部门应对再生育子女健康状况进行随访登记。各级鉴定组织依法独立开展工作,任何组织和个人不得干涉鉴定工作,未经正常鉴定程序不得变更原鉴定结论。病残儿医学鉴定涉及的家系调查、社会调查和医学鉴定均实行回避制度。

(五)鉴定流程(图4-5)

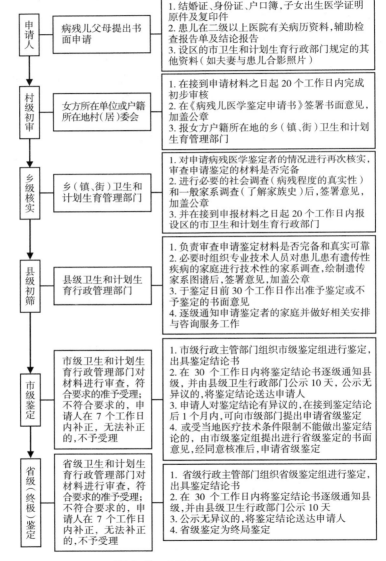

图 4-5 病残儿医学鉴定流程图

二、病残儿医学鉴定标准及其父母再生育的指导原则

(一)非遗传性疾病

因患非遗传性疾病致残,其父母再生育一般不会发生相同疾病。

1. 呼吸系统疾病

(1)支气管扩张并发肺脓肿、肺气肿:严重影响肺功能并出现肺功能不全,经胸部 X 线或支气管造影以及肺功能检查证实,不能手术或手术后不能恢复正常功能者。

(2)特发性肺含铁血黄素沉着症:经胸部 X 线片和实验室检查证实,并出现肺功能不全者。

(3)严重的支气管哮喘、慢性肺炎伴有肺源性心脏病:有典型临床表现,反复发作,经胸部 X 线、心电图、血气分析等检查证实伴肺气肿和肺、心功能不全者。

(4)鼻、咽、喉呼吸道严重畸形:严重影响生理功能,手术治疗不能矫正者。

(5)严重胸廓畸形、胸膜病变、肺囊肿等不能手术或手术后两年仍影响肺功能者。

2. 消化系统疾病

(1)先天性消化道畸形及各种原因引起的消化道损伤:经 X 线检查证实,不能手术或手术后仍严重影响正常发育,不能成为正常劳动力者。

(2)肝硬化:经临床和各种辅助检查证实,经过两年以上系统治疗,肝功能仍有严重障碍者。

3. 心血管系统疾病

(1)非遗传性心血管畸形:如严重的法洛四联症、房间隔缺损、室间隔缺损、完全性大动脉转位等,有青紫、缺氧、心衰等典型临床表现。经心脏检查和 X 线、心电图、超声心动图、心导管、心血管造影等检查证实,不能手术或手术效果不佳者。

(2)风湿性心脏病:有典型症状和体征,经 X 线、心电图、超

声心动图等项检查证实可以确诊者。

(3)感染性心肌炎:有典型症状和体征,经两年以上系统治疗,仍遗留重度心律失常及心功能不全者。

(4)原发性心肌病:有临床症状和体征,并有心衰,经 X 线、心电图、超声心动图等项检查证实可以确诊者。

(5)其他心脏疾病:已出现心功能不全,经两年以上系统治疗未愈者。

4.泌尿生殖系统疾病

(1)严重泌尿生殖系统畸形及发育不全:影响生理功能,不能手术或手术后不能恢复功能者。

(2)各种病因所致的慢性肾功能障碍:经两年以上系统治疗仍无效者。

(3)肾病综合征:有典型临床表现,并经化验检查证实,经两年以上系统治疗未能缓解或发展成为慢性肾衰者。

(4)肾血管性高血压:有高血压为主的症状和体征,经核素肾图、肾动脉造影、血浆肾素活性测定等项检查证实,手术治疗无效者。

5.血液系统疾病

(1)再生障碍性贫血、溶血性贫血、特发性血小板减少性紫癜等,有典型临床表现,并有周围血象和骨髓象检查证实,经两年以上系统治疗无效者。

(2)各种白血病:有典型临床表现,经周围血象和骨髓象或其他检查证实者。

6.结缔组织疾病 如皮肌炎、系统性红斑狼疮、结节性多动脉炎、风湿热等,经两年以上系统治疗无效,并造成组织器官损害或肢体功能障碍者。

7.神经系统疾病

(1)各种神经系统疾病造成的残疾:伴有严重的神经功能障碍及中度以上智力低下,经智商测定,智商指数低于 55 分者。

(2)脑炎、脑膜炎、脊髓灰质炎、脊髓炎等疾患造成严重后遗症和神经功能障碍:有确切的病史、症状和体征,经其他辅助检查证实者。

(3)大脑发育不全、脑积水、脑性瘫痪:有典型的症状和体征,经检查证实,不能成为正常劳动力者。

(4)脑、脊髓血管畸形:有症状和体征,经辅助检查证实,不能手术或手术后效果不佳者。

(5)继发性癫痫:有明显病因和两年以上详细病史,经系统治疗无效,发作频繁,经脑电图及其他检查证实者。

8. 内分泌疾病

(1)非遗传性的垂体性侏儒、垂体性巨大畸形、散发性克汀病、儿童期甲状腺功能减退等:有典型症状和体征,经实验室检查证实,已严重影响发育,不能治疗或经两年以上系统治疗无效者。

(2)地方性克汀病:其疾病严重程度同散发性克汀病,但再现率高,一般不宜再生育。其母亲经系统治疗有效后,可考虑再生育。

9. 运动系统疾病　各种因素引起的骨骼系统畸形、关节运动障碍、脊柱和肢体残疾等,不能正常活动,严重影响生长发育,经两年以上系统治疗无明显效果或不能手术矫正,不能成为正常劳动力者。

10. 后天性眼、耳疾病

(1)各种后天性原因造成的盲(含单盲)、聋、哑者。

(2)外伤或其他眼疾所致的视力障碍,经治疗,双眼矫正视力仍低于0.3,或一眼视力低于0.2,另一眼视力在0.5以下,生活难以自理者。

11. 其他疾病

(1)经各种检查证实,目前无法治疗或经系统治疗后效果仍不佳的疾病,并严重影响生理功能,不能成为正常劳动力者。

(2)各种恶性肿瘤、恶性组织细胞病、组织细胞增生症等,有典型临床表现,经各种检查证实者。

(3)大面积烧伤、烫伤、外伤、血管瘤、黑痣等,严重影响功能,不能手术矫正治疗或治疗效果不佳者。

(二)遗传性疾病

子女患有下列遗传性疾病致残不能成长为正常劳动力者,根据遗传方式和能否做产前诊断等因素,按指导原则,综合判断确定是否适宜再生育。无家族史者不一定不是遗传病,如隐性性连锁遗传,隔代才能完全表现出来,故家族史不能只看父母兄弟姊妹,还需扩大范围了解其祖父母、外祖父母、伯、叔、姑、舅、姨、堂表伯叔舅姨,绘出系谱图。有些隐性遗传疾病由于群体基因频率高,虽然血缘关系很远,有时也会偶合而使子女致病,必须了解双方家族史。

1.常染色体显性遗传病

(1)常见病种:如软骨发育不全、缺指、并指症、成骨发育不全、马方综合征、先天性外耳道闭锁、下颌面骨发育不全、先天性肌强直、扭转性痉挛、周期性瘫痪、家族性多发性胃肠息肉、膀胱外翻、多囊肾(成年型)、神经纤维瘤、肾性糖尿病、结节性硬化症、先天性小角膜、视网膜母细胞瘤、先天性球形红细胞增多症、鱼鳞病(寻常型)、遗传性血管神经性喉水肿、可变性红斑角化症、遗传性出血性毛细血管扩张症、慢性进行性舞蹈病、毛发红糠疹、特发性致纤维化肺泡炎等。

(2)指导原则:病残儿的父母之一患病者,其再发风险率很高(50%)。对无可靠产前诊断方法者,不宜再生育。病残儿的父母正常,家系调查又除外家族遗传病史、可能为基因突变所致,再发风险率较低,可考虑再生育。

2.常染色体隐性遗传病

(1)常见病种:如白化病、苯丙酮尿症、半乳糖血症、糖原储积症、低磷酸酯酶症、神经鞘磷脂储积症、黏多糖储积症(Ⅱ型以外的各型)、同型胱氨酸尿症、尿黑尿酸症、家族性黑蒙性痴呆、肝豆状核变性、先天性聋哑、小头畸形、多囊肾(婴儿型)、先天性再生不良性贫血、先天性肾病综合征、进行性肌营养不良(脐带型)、劳蒙毕综合征、恶性贫血(先天型)、遗传性小脑性共济失调、先天性青光眼、先天性小眼球、先天性全色盲、视网膜色素变性、着色性干皮病、垂体性侏儒、早老症、肝－脑－肾综合征、遗传性 Q–T 延长综合征、心内膜弹力纤维增生症、婴儿型遗传性粒细胞缺乏症、婴儿型进行性脊肌萎缩症、肺泡微结石症、肺泡性蛋白沉积症、散发性克汀病等。

（2）指导原则：病残儿的父母外表虽然正常，但都是致病基因携带者，所生子女每胎都有 25% 的发病机会，50% 为携带者，再发风险率很高。对无可靠产前诊断方法者，不宜再生育。对新生儿期可以防治的病种，如苯丙酮尿症、半乳糖血症、散发性克汀病等，如第一胎因某些原因已造成不可逆智力低下等，有条件进行新生儿筛查和实验室检查的，可考虑再生育。但生后必须作筛查和实验室检查。若是患儿，应及时用药或饮食治疗；无早期筛查和诊断治疗条件的，不宜再生育。

3. X 连锁隐性遗传病

（1）常见病种：如进行性肌营养不良（Duchenne 型）、血友病（甲、乙型）。无丙种球蛋白血症、无汗性外胚层发育不良、黏多糖储积症（Ⅱ型）、自毁容貌综合征、肾性尿崩症、慢性肉芽肿、导水管阻塞性脑积水等。

（2）指导原则：X 连锁隐性遗传病的再发风险率很高，每胎男性有 50% 机会发病，女性有 50% 机会为携带者，不宜再生育。对于 Duchenne 型进行性肌营养不良，甲或乙型血友病等能作产前诊断的疾病，依产前诊断的结果确定是否适宜再生育。无产前诊断条件的，不宜再生育。母系家族（舅、外甥、姨表兄弟）无发病者，患儿可能是基因突变所致，可考虑再生育。

4. X 连锁显性遗传病

（1）常见病种：如抗维生素 D 佝偻病、遗传性肾炎、先天性眼球震颤、葡萄糖 –6– 磷酸脱氢酶缺乏症等。

（2）指导原则：病残儿的一级和二级亲属均无病时，可能是基因突变所致，再发风险率比较低，可考虑再生育。病残儿母亲患病时，每胎子女各有 50% 机会患病，再发风险率高，不宜再生育。

病残儿的父亲患病时,每胎女性均患病,男性则全部正常,经产前诊断可考虑生育男性第二胎。无产前诊断条件的,不宜再生育。

5. 多基因遗传病

(1)常见病种:如先天性心脏病、小儿精神分裂症、家族性智力低下、脊柱裂、无脑儿、少年型糖尿病、先天性肥大性幽门狭窄、重症肌无力、先天性巨结肠、气道食管瘘、先天性腭裂、先天性髋脱位、先天性食管闭锁、马蹄内翻足、原发性癫痫、躁狂抑郁精神病、尿道下裂、先天性哮喘、睾丸下降不全、脑积水等。

(2)指导原则:动脉导管未闭、先天性肥大性幽门狭窄、先天性巨结肠、先天性腭裂、先天性髋脱位等,手术效果较好,不宜再生育。对脊柱裂、无脑儿等可作产前诊断的病种,原则上可考虑再生育,但须在产前诊断监测下。无产前诊断条件的,不宜再生育。不能作产前诊断的病种,做家系调查。一、二级亲属无发病者,再发风险率低于 5%,可考虑再生育;一、二级亲属为相同疾病的病人,再发风险高于 10%,不宜再生育。

6. 染色体病

(1)常见病种:如 21- 三体综合征、13- 三体综合征、18- 三体综合征、猫叫综合征、杜纳综合征、克氏综合征、不平衡重排及脆性 X 综合征等。

(2)指导原则:染色体病的患儿,应同时进行父母染色体检查,正常时可考虑再生育,但须经产前诊断为正常胎儿者。染色体病的患儿,若其父母之一为同源染色体易位携带者,再发率为100%,不宜再生育;若其父母之一为非同源染色体易位携带者,可考虑再生育,但须经产前诊断为正常胎儿者。无产前诊断条件的,不宜再生育。

(三)其他遗传病或遗传性质难以确定的疾病

应组织会诊,将初诊意见、全部检查资料与家系调查资料一起上报省级病残儿医学鉴定组进一步确诊。

(四)病残儿父母患有严重疾病

如传染性肝炎、肺结核、性病、艾滋病(AIDS)、心脏病、特发性血小板减少性紫癜、糖尿病、甲状腺功能亢进、癫痫、恶性肿瘤等，从指导原则考虑，在治愈前不宜再生育。批准再生育后，应在医疗保健部门指导下生育，进行咨询和孕前、孕期检查。

三、病残儿医学鉴定中的常见疾病诊治

(一)脑性瘫痪

1. 病因　脑瘫的高危因素主要是缺氧缺血性脑病、早产、高胆红素血症、颅内出血等一项或多项因素，其中部分可能发展为脑瘫。出生后各种脑炎、脑膜炎、脑外伤等也可能后遗脑瘫。

2. 按临床分型

(1)痉挛型:以锥体系受损为主。

(2)不随意运动型:以锥体外系受损为主,不随意运动增多。表现为手足徐动、舞蹈样动作、肌张力失调、震颤等。

(3)强直型:以锥体外系受损为主,呈齿轮、铅管样持续性肌张力增高。

(4)共济失调型:以小脑受损为主。

(5)肌张力低下型。

(6)混合型:同一患儿表现有两种或两种以上类型的症状。

3. 按瘫痪部位分型

(1)单瘫:单个肢体受累。

(2)双瘫:四肢受累,上肢轻,下肢重。

(3)三肢瘫:三个肢体受累。

(4)偏瘫:半侧肢体受累。

(5)四肢瘫:四肢受累,上、下肢受累程度相似。

4. 诊断　引起脑性瘫痪的脑损伤为非进行性。引起运动障碍的病变部位在脑部。症状多在婴儿期出现。可合并智力障碍、癫痫、感知觉障碍、交流障碍、行为异常及其他异常。除外进行性疾病所致的中枢性运动障碍及正常小儿暂时性运动发育迟缓。

5. 治疗　当前对于脑瘫儿脑损伤早期康复筛查和干预已经有了一些深入的研究,脑瘫高危儿的早期筛查、诊断和干预

是减轻患儿伤残,提高患儿生存质量主要的预防措施。在干预中,要从社会、家庭和个人等多个角度进行教育策略的分析和讨论,必须把有机体当作一个整体或系统来研究,并且结合典型案例进行探讨,比如游戏是婴儿的本能,是生命运动的一种形式,训练时可以利用玩具、家中常用的物品或自制的玩具,创造丰富多彩的外界环境以及予以食物、玩具和家务活动等的刺激。让小儿感受到丰富多彩的外界环境,使孩子变得敏捷、适应能力强。可采用中医治疗、手术治疗和药物治疗行肌肉内 BTXA 注射,为痉挛性 CP 患儿的康复训练提供有利条件。

(二)先天性心脏病

1. 病因 一般认为妊娠早期(5~8 周)是胎儿心脏发育最重要的时期,先天性心脏病发病原因很多,遗传因素仅占 8% 左右,而占 92% 的绝大多数则为环境因素造成,如妇女妊娠时服用药物、感染病毒、环境污染、射线辐射等都会使胎儿心脏发育异常。尤其妊娠前 3 个月感染风疹病毒,会使孩子患上先天性心脏病的风险急剧增加。

2. 临床表现 先天性心脏病的种类很多,其临床表现主要取决于畸形的大小和复杂程度。复杂而严重的畸形在出生后不久即可出现严重症状,甚至危及生命。需要注意的是一些简单的畸形如室间隔缺损、动脉导管未闭等,早期可以没有明显症状,但疾病会潜在地发展和加重,需要及时诊治,以免失去手术机会。主要症状有:经常感冒、反复呼吸道感染,易患肺炎。生长发育差、消瘦、多汗。吃奶时吸吮无力、喂奶困难,或婴儿拒食、呛咳,平时呼吸急促。儿童诉说易疲乏、体力差。口唇、指甲青紫或者哭闹或活动后青紫,杵状指(趾)。喜欢蹲踞、晕厥、咯血。听诊发现心脏有杂音。

3. 诊断 一般通过症状、体征、心电图、X 线和超声心动图即可作出诊断,并能估计其血流动力学改变、病变程度及范围,以确定治疗方案。对合并多种畸形、复杂疑难的先天性心脏病,专科医师会根据情况,有选择地采取三维 CT 检查、心导管检查或心血管造影等检查手段,了解其病变程度、类型及范围,综合分析后作出明确的诊断,并指导制订治疗方案。

4. 治疗

(1)一般仅有少数类型的先天性心脏病可以自然恢复,有的则随着年龄的增大,并发症会渐渐增多,病情也逐渐加重。选择何种治疗方法以及选择正确的手术时机,主要取决于先天性心脏畸形的范围及程度。简单而轻微的畸形如房间隔缺损、单纯肺动脉瓣狭窄,如缺损直径小,则对血流动力学无明显影响,可以终生不需任何治疗。严重的先天性心脏病如完全性大动脉转位或左心发育不良综合征,在出生后必须立即手术,否则患儿将无法生存。

(2)保守观察的先天性心脏病病例为直径较小、无肺动脉高压倾向的继发孔房缺者,可观察到 3~5 岁再手术;直径 <4mm 的膜部室间隔缺损,对心功能影响轻,并且有自动闭合的可能,所以也可以观察到 3~5 岁,如室缺仍未能闭合则应考虑手术治疗。由于小的室间隔缺损有诱发细菌性心内膜炎的可能,而目前外科手术安全性已非常高,多不主张较长时间等待;跨瓣压差 <40mmHg 的主动脉瓣、<60mmHg 的肺动脉瓣狭窄。这些病例采用保守治疗的前提是,必须在有较高先天性心脏病外科治疗水平的医院检查心脏超声两次以上,另外在观察期间需定期进行随访观察和必要的检查,以免造成误诊而贻误治疗时机。

(3)选择合适的手术时机:是先天性心脏病手术成功并取得良好预后的关键。一般讲,畸形越复杂,对血流动力学影响越大,越应尽早手术治疗。继发性病理改变的进展情况如左向右分流型先心病,应争取在发生肺血管阻塞性改变之前进行手术矫治。发绀性、梗阻性先天性心脏病应争取在发生严重心肌肥厚、纤维变性前手术。

(4)先天性心脏病的治疗方法:有手术治疗、介入治疗和药物治疗等多种。选择何种治疗方法以及什么时候最适宜手术应根据病情,由心脏专科医师针对患儿的具体情况提出建议。

无分流型或者左到右分流型,经过及时手术,效果良好,预后较佳。右至左分型或复合畸形,病情较重者,手术复杂困难,部分病人由于某些心脏结构发育不完善而无法完全矫正,只能行姑息性手术减轻症状、改善生活质量。

5. 预防

(1)适龄婚育:有研究证明,35 岁以上的孕妇发生胎儿基因异常的风险明显增加,因此最好在 35 岁以前生育。如果无法做到的高龄孕妇必须接受严格的围产期医学观察与保健。

(2)再生育夫妇准备要孩子前要做好心理、生理状态的调节,在怀孕前 6 个月就要停止吸烟、饮酒等习惯。

(3)加强孕期保健,孕妇在妊娠早期积极预防风疹、流感等病毒性疾病。尽量避免服用药物,如必须使用,应在医师指导下进行。

(4)孕期尽量少接触射线、电磁辐射等不良环境因素。

(5)孕期避免去高海拔地区旅游,已经发现高海拔地区的先天性心脏病发生率明显高于平原地区,可能与缺氧有关。

(三)智力低下

1. 病因

(1)遗传因素:染色体异常(如 21- 三体综合征等)占智力低下儿童 5%~10%。基因突变如先天性代谢异常病属于此类。

(2)产前损害:包括宫内感染、缺氧、理化因素如有害毒物、药物、放射线、汞、铅、吸烟、饮酒、吸毒,孕妇严重营养不良或孕妇患病。

(3)分娩时产伤,窒息、颅内出血、早产儿、低血糖、核黄疸、败血症。

(4)出生后患病,包括患脑膜炎、脑炎、颅外伤、脑血管意外、中毒性脑病,内分泌障碍如甲状腺功能减退、癫痫等。

2. 临床表现 感知速度减慢,接受视觉通路的刺激比听觉刺激容易些;注意力严重分散,注意广度非常狭窄;记忆力差,经无数次重复才能学会一些知识,若不重复学习,又会忘得一干二净;言语能力差,只能讲简单的词句;思维能力低,缺乏抽象思维能力、想象力和概括力,更不能举一反三;基本无数字概念,靠机械记忆能学会简单的加减计算;情绪不稳,自控力差;意志薄弱,缺乏自信;交往能力差,难以学会人际间交往。

3. 诊断

(1)智力低下儿童的智力显著低于正常人的平均智力水平。智商在 70 分以下。

(2)智力低下的发病通常在发育年龄阶段,即在 18 周岁以前。这一条规定将发育期出现的智力低下与成年后各种原因造成的智力低下进行了区别。智力低下的发病率一般不超过 2%。有的智力低下儿童同时伴随一定程度的行为异常和心理疾病,也会影响他的日常社会生活。根据新的发展趋势,人们越来越重视智力低下儿童的社会适应障碍问题,因为社会适应障碍直接影响到个人功能和如何参与社会生活问题。

(3)智力低下儿童在日常社会生活适应方面具有明显的障碍。如在日常生活中表现为动作、语言发展迟缓,不会人际交往,上幼儿园或小学比较困难。

4. 治疗　儿童有明显的智力低下,大多数在婴儿期容易识别,然而轻度智力低下往往进入小学之后学习困难才发现。若发现有运动发育落后,对外界反应迟钝,语言发育差,表情呆板或有特殊面容者,应尽早到医院检查,以便及早诊断,进行相应的治疗。有些先天性代谢异常病,例如苯丙酮尿症、同型胱氨酸尿症、枫糖尿症、组氨酸血症、半乳糖血症、先天性甲状腺功能减退症(克汀病)等,如能在新生儿期作出诊断及时治疗,多数患儿智力可免受损害或病情得到控制。以苯丙酮尿症、克汀病为例,如能在生后 3 个月内作出诊断及时治疗,多数智力可以恢复正常,超过 6 个月治疗,几乎不可避免地智力受到损害,如果 3~4 岁以后再治疗,患儿的身体发育也受影响。因此,国家免费对上述遗传病新生儿进行筛查。

5. 预防　减少弱智儿童的发生,必须做好预防工作,加强宣传教育,避免近亲结婚,对严重遗传病尽量动员绝育术。避免早婚和超过 40 岁妇女高龄生育。做好孕前及孕产期保健检查,提高处理难产的技术水平,减少产伤,对新生儿进行遗传代谢病的筛查,及时发现,早期治疗。

(四)癫痫

1.病因 癫痫病因极其复杂,可分三大类,并存在多种影响发病的因素:

(1)特发性癫痫:可疑遗传倾向无其他明显病因,常在某特殊年龄段起病,有特征性临床及脑电图表现,诊断较明确。

(2)症状性癫痫:中枢神经系统病变影响结构或功能,如染色体异常、局灶性或弥漫性脑部疾病,以及某些系统性疾病所致。

(3)隐源性癫痫:较多见,临床表现提示症状性癫痫,但未找到明确病因,可在特殊年龄段起病,无特定临床和脑电图表现。

2.临床表现

(1)全面强直–阵挛发作(大发作):是指全身肌肉抽动及意识丧失的发作。以产伤、脑外伤、脑瘤等较常见。可发生在任何年龄,是各种癫痫中最常见的发作类型。典型发作可分为先兆期、强直期、阵挛期、恢复期四个临床阶段。发作期间脑电图为典型的爆发性多棘波和棘–慢波综合,每次棘–慢波综合可伴有肌肉跳动。

(2)单纯部分发作:是指脑的局部皮质放电而引起的与该部位的功能相对应的症状,包括运动、感觉、自主神经、精神症状及体征。分为四组:①伴运动症状者;②伴躯体感觉或特殊感觉症状者;③伴自主神经症状和体征者;④伴精神症状者。

(3)复杂部分发作:又称精神运动发作,伴有意识障碍。先兆多在意识丧失前或即将丧失时发生,病人发作后仍能回忆。

(4)失神发作(小发作):典型表现为短暂的意识障碍,而不伴先兆或发作后症状。

(5)癫痫持续状态:是指单次癫痫发作超过 30 分钟,或者癫痫频繁发作,以致病人还未从前一次发作中完全恢复而又有另一次发作,总时间超过 30 分钟者。癫痫持续状态是一种需要抢救的急症。

3.**诊断**　主要根据癫痫发作史,目击者对发作过程提供可靠的详细描述,辅以脑电图痫性放电证据即可确诊。

4.**治疗**　癫痫的治疗可分为控制发作、病因治疗、外科治疗、一般卫生及预防五个方面。其中最重要的是控制发作,目前以药物治疗为主。临床上可根据癫痫发作类型选用抗癫痫药物,一旦找到可以完全控制发作的药物和剂量,就应不间断地应用。一般应于发作完全控制后,如无不良反应再继续服用3~5 年,才考虑停药。目前多主张用一种药物,确认单药治疗失败后,方可加用第 2 种药物。如失神发作或肌阵挛发作无法用单药控制者,可合用乙琥胺和丙戊酸钠,或其一加用苯二氮䓬类可有效。对混合型癫痫可以根据发作类型联合用药,但以不超过 3 种药物为宜。用药从小剂量开始,逐渐增量,以既能控制发作,又不产生毒性反应的最低有效剂量为宜。换药宜采取加用新药及递减旧药的原则。不能骤然停药。有些器质性脑病的癫痫病人可能需要终生服药;有人主张发病年龄 >30 岁者需谨慎停药,因停药后复发率较高,需长期服药或终生服药。但仍有10%~15% 病人难以控制发作,可以采用外科治疗。

5.**预防**

(1)预防癫痫病的发生,应详细进行家系调查,了解病人双亲同胞和近亲属中是否有癫痫发作及其发作特点,对能引起智力低下和癫痫的一些严重遗传性疾病,应进行产前诊断或新生儿筛查,以决定是否终止妊娠或进行早期治疗。

(2)防止分娩意外,新生儿产伤是癫痫发病的重要原因之一,避免产伤对预防癫痫有重要意义。对癫痫病人要及时诊断,及早治疗,治疗越早脑损伤越小,复发越少,预后越好。

(3)去除或减轻引起癫痫的原发病如颅内占位性疾病、代谢异常、感染等,对反复发作的病例也有重要意义。

癫痫是一种慢性疾病,可迁延数年甚至数十年之久,对病人身体、精神、婚姻以及社会经济地位等造成严重的不良影响。病人在家庭关系、学校教育和就业等方面的不幸和挫折、文体活动方面的限制，不但可使病人产生耻辱和悲观心理，严重影响病人的身心发育，这就要求社会各界对癫痫病人给予理解和支持。

(五)聋哑

1.病因 引起聋哑症的原因分为先天性和后天性两种。

(1)先天性聋哑：是指出生以后即已有听力障碍。原因可能是儿童在胚胎期听觉器官发育不全或没有发育。常同时伴有头面部或其他部位的发育畸形，与遗传有关。患儿出生后常被发现有耳部畸形(如小耳、耳廓缺失、外耳道闭锁)。另外，在胚胎期母体受到病毒感染和耳毒性药物的治疗，而影响了胎儿听觉系统导致先天性耳聋。这些病毒有流行性感冒病毒、腮腺炎病毒、脊髓灰质炎病毒、风疹病毒等。此外，即使胎儿在母体发育正常，母亲妊娠期健康情况良好，新生儿仍有发生先天性聋的可能。即使在生产期前后发生的病变，如难产、早产、缺氧、妊娠高血压等，也可能影响到耳蜗而发生听力障碍。新生儿溶血性黄疸及从母体感染梅毒螺旋体都可造成先天性耳聋。

(2)后天性耳聋症：是指出生时听觉器官正常，后来因为各种原因使听力损害，从而听不到别人说话或者虽初步学会了一些语言，但因耳聋后长期不用逐渐遗忘，最终形成的聋哑。造成后天性聋哑的原因包括耳毒性药物的损害、创伤、传染病等。

2.临床表现 双侧严重耳聋，听不见一般声音，故对声响无反应。存在残余听力时可听到汽笛、雷鸣、放炮等声音，虽不会说话，但哭笑声正常。对幼儿时期的聋哑有时难以鉴定，年龄越小，困难越大。聋哑儿的主要症状是耳聋，但许多聋儿还具有一定残余听力，能对外界响声做出反应，往往到了学说话时仍不会说话，才发现耳聋。因此，优生优育，加强孕期和婴幼儿保健与医疗监督，是一项长远的有战略意义的措施。早期发现聋儿，是减少聋哑儿的重要措施。一般年满周岁的孩子不会说话就要引起重视。2~3岁以前，发现耳聋并及时治疗相当关键。

3. 诊断　包括详细询问病史(妊娠情况、出生情况、家族史、用药史),必要时作其他全身检查。耳部检查多属正常,即或存在病变,其程度也与听力情况不相符,须注意腺样体是否肥大,鼓室有无积液。

(1)听力检查:根据不同的年龄,采用不同的检查方法。对婴儿可用击掌、铃声等突发声响测验,或用客观测听法,如听性脑干反应(ABR)、声阻抗测听等。对较大儿童或成人可用语言、音叉和纯音测听等检测,应尽早确定患儿是否有残余听力,以便配戴助听器,使患儿听到声音,进行语言训练。

(2)前庭功能检查:聋人的前庭功能常有损害,先天性内耳发育异常者如仅限于耳蜗,则前庭功能良好,后天性耳聋者病变常侵犯全迷路,前庭功能亦常丧失。

4. 治疗　由于聋哑以后天性占大多数,多数与应用耳毒性抗生素及急性传染病有关,故应加强卫生宣传,预防急性传染病,加强妇幼保健,慎用耳毒性药物。一旦发现耳聋,应积极尽早治疗。寻找致聋原因,如发现为腺样体肥大影响听力,应施行腺样体切除术。积极治疗中耳病变。利用残余听力,借助于大功率助听器,早期进行语言训练。人工耳蜗植入可使聋哑人从无声世界进入有声世界,但其语言分辨率差,需配合语言训练、唇读,目前试用于全聋者。

5. 预防　针对各种病因积极做好如下预防措施,降低聋哑症发病率,提高生活质量。

(1)禁止近亲结婚。

(2)保护母亲孕期健康,预防各种传染病及遗传性疾病,孕期谨慎用药。加强围产期保健,对高危因素的胎儿进行 B 超、羊水、脐血综合检测、早期诊断。提高产科质量,避免产时损伤。

(3)对幼儿按计划免疫程序进行预防接种,避免发生传染病,慎用耳毒性药物。定期进行听力筛查,早期发现听力减退。及时矫治,采取综合措施,提高患儿听力,以促进其语言发育。

正常小儿听力范围为 0~20dB 的响度;轻度听觉障碍为

21~35dB;中度听觉障碍为 36~55dB;重度听觉障碍为 56~70dB;严重听觉障碍为 71~90dB;如在 91dB 以上为极重度障碍。

(六)先天性髋关节脱位

1.病因　先天性髋关节脱位的病因有多种因素,如机械因素、内分泌诱导的关节松弛、原发性髋臼发育不良和遗传因素等。臀位产时有异常屈髋的机械应力,可导致股骨头后脱位。韧带松弛曾被认为是重要发病因素,妊娠后期母亲雌激素分泌增多会使骨盆松弛,有利于分娩,也使子宫内胎儿韧带产生相应松弛,在新生儿期较易发生股骨头脱位。因此很难以单一因素来解释本病的原因,一般认为遗传和原发性胚胎缺陷对发病可能起重要作用。胎儿的髋关节开始是间质性软骨形成的裂隙,先呈深凹圆形,然后逐渐变浅,呈半圆形。出生时,髂骨、坐骨及耻骨仅部分融合,髋臼窝极浅,所以分娩时胎儿髋关节有很大的活动幅度,以使胎儿容易通过产道。因此,胎儿在出生前后这段时间内,最容易发生髋关节脱位。若胎儿下肢置于伸直内收位,则股骨头不易置于髋臼的深处,极易脱位。

2.临床表现

(1)新生儿和婴儿期的表现:关节活动障碍使患肢常呈屈曲状,活动较健侧差,蹬踩力量低于另一侧。髋关节外展受限。患侧股骨头向后上方脱位,常见相应的下肢短缩。皮纹及会阴部的变化:臀部及大腿内侧皮肤皱褶不对称,患侧皮纹较健侧深陷,数目增加。女婴大阴唇不对称,会阴部加宽。

(2)幼儿期的表现:跛行步态,常常是小儿就诊时家长的唯一主诉。一侧脱位时表现为跛行;双侧脱位时则表现为"鸭步",患儿臀部明显后突,腰前凸增大。患肢短缩畸形,除短缩外,同时有内收畸形。

3.诊断　依据病史、临床表现、体征、X 线片检查及测量,即可诊断。

4.治疗

(1)治疗原则:尽早准确诊断,及时治疗,有望获得一个功能接近正常的髋关节。治疗开始时的年龄越大,效果越差。

(2)治疗方式:

1)保守治疗:是根据病人的不同年龄选择支架、夹板或石膏固定,要求稳定、舒适、方便、便于尿便管理,最好能使髋关节保持适当活动。

2)手术治疗。

(七)隐睾症

1.病因 胚胎期牵引睾丸降入阴囊的索状引带退变或收缩障碍,睾丸不能由原位降入阴囊。精索血管发育迟缓或终止发育,造成睾丸下降不全。胎儿生长过程中,母体缺乏足量的促性腺激素影响睾酮的产生,缺少睾丸下降的动力。先天性睾丸发育不全使睾丸对促性腺激素不敏感,失去下降的动力。也有如机械性梗阻和腹膜粘连阻止睾丸正常下降等。因内分泌因素所致的隐睾症多为双侧性,单侧性隐睾症往往与局部和解剖因素有关。

2.临床表现 隐睾症病人的第二性征为男性,患侧阴囊空虚、发育差,触诊阴囊内无睾丸,右侧多于左侧。单侧者阴囊发育不对称,双侧者可无明显阴囊。约80%的睾丸可在体表触及,多位于腹股沟区。触及到的患侧睾丸较健侧体积略小,质地偏软,弹性差,有时睾丸和附睾分离或者没有附睾,不能推入阴囊。隐睾常伴有腹股沟斜疝。并发嵌顿疝、睾丸扭转时,出现阴囊或腹股沟急性疼痛和肿胀。

查体注意事项:应保持室温状态,检查者的手也必须温暖,以免寒冷刺激引起睾丸回缩。可采取平卧位或坐位,两大腿外展外旋(cross leges 位),或采取蹲踞位进行检查。检查者用双手触及阴囊,若在阴囊内未触及睾丸,应仔细检查内环口及腹股沟区。特别注意是否存在滑动性睾丸及回缩睾丸。

3.诊断 查体发现阴囊发育较小,阴囊内不能触到睾丸,即可诊断。对阴囊内摸不到睾丸者,首先使用超声作为筛选诊断,MRI 和腹腔镜在高位隐睾的诊断中有相当的价值。需要注意:隐睾常合并鞘状突未闭,甚至腹股沟斜疝,突出到阴囊内的疝囊往往被误以为是睾丸,在体检时特别对于嵌顿疝时尤其需仔细询问病史,仔细检查阴囊内是否有睾丸。

4. 治疗 隐睾治疗必须在 2 岁以前完成。在新生儿时期发现的隐睾可以定期观察,如果至 6 个月时睾丸还未降至阴囊内,则自行下降的机会很小,应考虑激素或手术治疗。治疗的目的在于改善生育能力,改变外观缺陷,避免患儿心理和精神上的创伤,减少睾丸恶变趋向。预后与治疗时的年龄有关。若 2 岁前完成治疗且睾丸顺利下降到阴囊内,对男性生育力无影响。如果治疗时间推迟,会对男性生育能力造成损害,同时发生睾丸恶性肿瘤的机会明显增高。

5. 预防 关键在于早期发现,早期诊断,早期治疗。男孩出生后要常规检视阴囊,如果有异常,及时到医院就诊。如果诊断为隐睾,6 个月后必须开始治疗。如果激素治疗无效,及时改行手术治疗。

(八)屈光不正

1. 病因 屈光不正是指眼在不使用调节时,平行光线通过眼的屈光作用后,不能在视网膜上形成清晰的物像,而在视网膜前或后方成像。包括远视、近视及散光。屈光不正的原因很多,其中遗传因素是很重要的原因,不合理的用眼也是不可忽视的原因。儿童处于生长发育时期,不注意用眼卫生,如看书、写字的姿势不正确,或光线不好,造成眼与书的距离太近,或看书时间过长,或走路、坐车看书等都可造成眼睛过度疲劳,促成屈光不正。

2. 临床表现

(1)近视:轻度或中度近视,除视远物模糊外,并无其他症状,在近距离工作时,不需调节或少用调节即可看清细小目标,反而感到方便,但在高度近视,工作时目标距离很近,两眼过于向内集合,就会造成内直肌使用过多而出现视力疲劳。

(2)远视:远视眼的视力,由其远视屈光度的高低与调节力的强弱而决定,轻度远视,用少部分调节力即可克服,远、近视力都可以正常,一般无症状,这样的远视称为隐性远视,稍重的远视或调节力稍不足时,其远、近视力均不好,不能完全被调节作用所代偿的剩余部分称为显性远视,远视眼由于长期处于调节紧张状态,很容易发生视力疲劳症状。

(3)视力疲劳症状:指在阅读、写字或做近距离工作稍久后,出现字迹或目标模糊,眼部干涩,眼睑沉重,疲劳感,以及眼部疼痛与头痛,休息片刻后,症状明显减轻或消失,此种症状一般以下午和晚上为最常见,严重时甚至恶心、呕吐,还可并发慢性结膜炎、睑缘炎或睑腺炎反复发作。

(4)散光:屈光度数低者可无症状,稍高的散光可有视力减退,看远、近都不清楚,似有重影,且常有视力疲劳症状。

3.诊断　根据临床表现,通过散瞳、验光可明确诊断。

4.治疗

(1)近视治疗:轻度和中度近视,可配以适度凹透镜片矫正视力。高度近视戴镜后常感觉物像过小、头昏及看近物困难应酌情减低度数,或戴角膜接触镜,但后者如处理不当可引起一系列角膜并发症。

近视眼激光手术:即"准分子激光手术",是用准分子激光通过对角膜瓣下基质层进行屈光性切削,从而降低瞳孔区的角膜曲率,达到矫正近视的目的。激光近视眼手术视力恢复的快慢,取决于年龄、眼睛屈光调节能力以及术前的近视程度。总的来说,年轻人、手术前近视度数低者,恢复较快;看远处较看近处的视力(如阅读、看精细物体等)更早恢复。一般术后休息一两天,即可正常生活和工作。但在术后恢复过程中,应注意用眼卫生,避免引起眼睛疲劳而造成不适感觉。

(2)远视治疗:如果视力正常,又无自觉症状,不需处理。如果有视力疲劳症状或视力已受影响,应配戴合适的凸透镜片矫正。远视程度较高的,尤其是伴有内斜视的儿童应及早配镜。随着眼球的发育,儿童的远视程度有逐渐减退的趋势,因此每年需复查一次,以便随时调整所戴眼镜的度数。除配戴凸镜矫正外,也可以用角膜接触镜矫正。

(3)散光治疗:一般轻度而无症状者可不处理,重度散光应配柱面透镜片矫正,近视性散光用凹柱镜片,远视性散光用凸柱镜片。

(九)肾病综合征

1.病因　分为原发性、继发性和遗传性三大类。原发性肾病综合征病因不明,继发性肾病综合征可继发于过敏性紫癜、系统性红斑狼疮、肾小球肾炎以及药物、金属中毒等,遗传性肾病综合征系染色体隐性遗传。

2.临床表现　肾病综合征最基本的特征是大量蛋白尿、低蛋白血症、(高度)水肿和高脂血症,即所谓的"三高一低",及其他代谢紊乱为特征的一组临床综合征。

3.诊断　肾病综合征(NS)诊断标准是:

(1)尿蛋白 >3.5g/d。

(2)血浆白蛋白低于 30g/L。

(3)水肿。

(4)高脂血症。其中(1)(2)两项为诊断所必需。

NS 诊断应包括三个方面:①确诊 NS。②确认病因:首先排除继发性和遗传性疾病,才能确诊为原发性 NS;最好进行肾活检,作出病理诊断。③判断有无并发症。

4.治疗

(1)一般治疗:凡有严重水肿、低蛋白血症者需卧床休息。水肿消失、一般情况好转后,可起床活动。给予正常量 0.8~1.0g/(kg·d)的优质蛋白(富含必需氨基酸的动物蛋白为主)饮食。热量要保证充分,每天每千克体重不应少于 30~35kcal。水肿时应低盐(<3g/d)饮食。为减轻高脂血症,应少进富含饱和脂肪酸(动物油脂)的饮食,而多吃富含多聚不饱和脂肪酸(如植物油、鱼油)及富含可溶性纤维(如豆类)的饮食。

(2)对症治疗:利尿消肿、减少尿蛋白。

(3)药物治疗(抑制免疫与炎症反应):糖皮质激素治疗;激素治疗无效,或激素依赖型或反复发作型,可以细胞毒药物协助治疗。免疫抑制剂治疗等。

5. 预后 NS 预后的个体差异很大。一般说来:

(1)微小病变型肾病和轻度系膜增生性肾小球肾炎的预后好。微小病变型肾病部分病人可自发缓解,治疗缓解率高,但缓解后容易复发。

(2)早期膜性肾病仍有较高的治疗缓解率,晚期虽难以达到治疗缓解,但病情多数进展缓慢,发生肾衰竭较晚。

(3)系膜毛细血管性肾小球肾炎及重度系膜增生性肾小球肾炎疗效不佳,预后差,较快进入慢性肾衰竭。影响局灶节段性肾小球硬化预后的最主要因素是尿蛋白程度和对治疗的反应,自然病程中非 NS 病人 10 年肾存活率为 90%,NS 病人为 50%;而 NS 对激素治疗缓解者 10 年肾存活率达 90% 以上,无效者仅为 40%。大量蛋白尿、高血压和高血脂均可促进肾小球硬化,上述因素如长期得不到控制,则成为预后不良的重要因素。存在反复感染、血栓栓塞并发症者常影响预后。

(十)唐氏综合征(21- 三体综合征)

1. 病因 1866 年,Dr.John Langdon Down 第一次对唐氏综合征的典型体征包括这类患儿具有相似的面部特征进行完整的描述并发表,因此,这一综合征以其名字命名为唐氏综合征(Down 综合征)。1959 年证实唐氏综合征是由染色体异常导致。现代医学证实唐氏综合征发生率与母亲怀孕年龄有相关,系 21号染色体的异常,有三体、易位及嵌合三种类型。高龄孕妇、卵子老化是发生不分离的重要原因。

2. 临床表现 患儿具明显的特殊面容体征,如眼距宽,鼻根低平,眼裂小,眼外侧上斜,有内眦赘皮,外耳小,舌胖,常伸出口外,流涎多。身材矮小,头围小于正常,头前、后径短,枕部平呈扁头。颈短、皮肤宽松。骨龄常落后于年龄,出牙延迟且常错位。头发细软而较少。前囟闭合晚,顶枕中线可有第三囟门。四肢短,由于韧带松弛,关节可过度弯曲,手指粗短,小指中节骨发育不良使小指向内弯曲,指骨短,手掌三叉点向远端移位,常见通贯掌纹、草鞋足,蹰趾球部约半数患儿呈弓形皮纹。常呈现嗜睡和喂养困难,其智能低下表现随年龄增长而逐渐明显,智商 25~50 分,动作发育和性发育都延迟。男性唐氏婴儿长大至青春期,也不会有生育能力。而女性唐氏婴儿长大后有月经,并且有可能生育。患儿常伴有先天性心脏病等其他畸形,因免疫功能低下,易患各种感染,白血病的发生率比一般增高10~30 倍。如存活至成人期,常在 30 岁以后即出现老年性痴呆症状。

3. 诊断　染色体核型分析和 FISH 技术。这两项检查还对唐氏综合征嵌合型的预后估计有积极意义,由于嵌合畸形患儿的表型差异悬殊,可从正常或接近正常到典型的临床表现,其预后主要取决于患儿体细胞中正常细胞株所占的百分比。因此了解嵌合型患儿体细胞中正常核型细胞与 21- 三体核型细胞的比例,可以根据其具体情况指导患儿的家庭及社会对其进行教育。

4. 治疗　目前无有效治疗方法,主要是对患儿进行教育和训练,使之生活能自理,有一定工作能力。由于患儿免疫力低下,应注意预防感染。如伴有先天性心脏病、胃肠道或其他畸形,可考虑手术矫治。

5. 预防　预防的最好手段是在孕中期确诊并终止妊娠。孕妇产前预防内容如下:

(1)遗传咨询:孕妇年龄愈大,风险率愈高。标准型唐氏综合征的再发风险率为1%。易位型患儿的双亲应进行核型分析,以便发现平衡易位携带者:如母亲为 D/G 易位,则每一胎都有 10% 的风险率;如父亲为 D/G 易位,则风险率为4%。绝大多数 G/G 易位病例均为散发,父母亲核型大多正常,但亦有发现21/21 易位携带者,其下一代 100% 患病。

(2)产前筛查和产前诊断:是防止唐氏综合征患儿出生的

有效措施。产前筛查血清标志物 hCG、AFP 测定有一定临床意义,因为它能够减少羊膜穿刺进行产前诊断的盲目性,提示高危孕妇群的存在,使这些孕妇得以作进一步的产前诊断和咨询,最大限度地防止唐氏综合征患儿的出生。对已有该病生育史的夫妇再次生育时应作产前诊断(即胎儿染色体核型分析),包括孕中期羊膜腔穿刺作羊水细胞、孕中期胚胎绒毛细胞和孕中期脐带血淋巴细胞等分析。近年无创产前 DNA 检测(NIPT)得到开展,无创 DNA 产前检测技术对于胎儿的唐氏综合征(T21)的检出率均在 90% 以上。

(十一)先天性腭裂

1. 病因　腭裂发生的原因尚不完全清楚,但认为与妊娠期食物中营养缺乏、内分泌异常、病毒感染及遗传因素有关。

2. 临床表现及分类　至今在国内外尚未见统一的腭裂分类方法,但根据硬腭和软腭部的骨质、黏膜、肌层的裂开程度及部位,多采用以下临床方法进行分类:

(1)软腭裂:仅软腭裂开,有时只限于腭垂。不分左右,一般不伴唇裂,临床上以女性比较多见。

(2)不完全性腭裂:亦称部分腭裂。软腭完全裂开伴有部分硬腭裂;有时伴发单侧不完全唇裂,但牙槽突常完整。本型也无左右之分。

(3)单侧完全性腭裂:裂隙自腭垂至切牙孔完全裂开,并斜向外侧直抵牙槽突,与牙槽裂相连;健侧裂隙缘与鼻中隔相连;牙槽突裂有时裂隙消失仅存裂缝,有时裂隙很宽;常伴发同侧唇裂。

(4)双侧完全性腭裂:常与双侧唇裂同时发生,裂隙在前颌骨部分,各向两侧斜裂,直达牙槽突;鼻中隔、前颌突及前唇部分孤立于中央。除此之外,国内有将其分为 I 度、II 度、III 度。

腭裂因口腔与鼻腔间有缺裂存在,吸乳时不能在口腔内形成所必需的负压,以致发生吸乳困难,常导致营养不良,易发生中耳炎及呼吸道感染,有重度腭裂的新生儿或婴儿常有吸吮及吞咽功能障碍,而致营养障碍和吸乳时呛咳,发生吸入性肺炎。严重时可致发音障碍,患儿常有明显的开放性鼻音或构语不清。

3. 治疗　腭裂的治疗是一个复杂的过程,需要口腔颌面外科、整形外科,口腔正畸科,语音训练科,精神及心理科等多方面的专家共同协作才能取得满意的效果。

4. 预防　预防腭裂的发生,需要采取一些围产期预防保健措施。孕妇在怀孕期间应避免偏食,保证维生素 B、C、D 及钙、铁、磷的充分摄入,保持心境平和,避免精神紧张,不服用抗肿瘤药物、抗惊厥药、组胺药、治疗孕吐的敏克静和某些安眠药,不吸烟、不酗酒,避免接触放射线、微波等。

(十二)脑炎后遗症

1. 病因　脑炎是脑实质炎性病变的总称,由不同病因(如病毒、细菌、真菌等)引起的一种严重的中枢神经系统感染性疾病。脑炎后遗症是指脑炎在经过急性期的积极治疗后,一些病人仍留有不同程度的肢体运动障碍、智力障碍、失语、眼球麻痹、吞咽困难等后遗症,采用多种及时有效的康复手段可以改善后遗症。

2. 临床表现　病毒性脑炎后遗症主要表现有:失语、语言迟钝、瘫痪、吞咽困难、视神经萎缩、耳聋、癫痫等神经系统损害;痴呆、记忆力及理解减退、智力低下、表情淡漠、眼神呆滞、哭笑无常、攻击性行为、易激惹、兴奋多动等精神状态及认知功能异常;多汗、流涎等自主神经功能失调。细菌性脑膜炎后严重后遗症:包括意识障碍、双侧听力丧失、运动障碍、癫痫、视力障碍、脑积水;较轻后遗症:包括行为问题、学习困难、单侧听力丧失、肌张力减低、复视。

3. 诊断　根据病史及临床表现一般可以确诊。CT、MRI 检查可辅助诊断。

4. 治疗

(1)康复训练:认知功能训练、肢体锻炼、语言训练、心理干预、教育疗法、音乐疗法、理疗等。

(2)高压氧治疗。

(3)针灸治疗、穴位封闭、按摩推拿。

(4)药物治疗,包括神经营养药物、抗癫痫药物、中药等。

(5)严重脑积水病人应用脑室腹腔分流术。

(十三)脑积水

1. 病因　引起脑积水的常见原因有颅内炎症、脑血管畸形、脑外伤、各种内源性或外源性神经毒素、缺氧、水和电解质紊乱、酸中毒、肝肾功能衰竭等都可通过不同机制造成液体在脑组织内积聚而成。

2. 临床表现　典型症状为头痛、呕吐、视力模糊,视神经乳头水肿,偶伴复视、眩晕及癫痫发作。有的病人脉搏变慢,血压升高,呼吸紊乱,瞳孔改变;部分病人可有眼球运动障碍、锥体束征,肌张力改变及脑膜刺激征;有的表现脑－内脏综合征,如呕吐、便秘、胃肠道出血、神经源性肺水肿、尿崩症、脑型钠潴留及脑性耗盐综合征。

婴幼儿脑积水临床特征:①头围增大:婴儿出生后数周或数月内头颅进行性增大,前囟也随之扩大和膨隆。头颅与躯干的生长比例失调,头颅与脸面不相称,头大面小,前额突出,下颌尖细,颅骨菲薄,同时还伴有浅静脉怒张,头皮有光泽。②前囟扩大、张力增高:竖抱患儿且安静时,囟门仍呈膨隆状而不凹陷,看不到正常搏动时则表示颅内压增高。婴儿期颅内压力增高的主要表现是呕吐,由于婴儿不会说话,常以抓头、摇头、哭叫等表示头部的不适和疼痛,病情加重时可出现嗜睡或昏睡。③破罐音:对脑积水患儿进行头部叩诊时(额颞顶叶交界处),其声如同叩破罐或熟透的西瓜。④"落日目"现象:脑积水的进一步发展,压迫中脑顶盖部或由于脑干的轴性移位,产生类似帕里诺(Parinaud)眼肌麻痹综合征,即上凝视麻痹,使婴儿的眼球不能上视,出现所谓的"落日目"征。⑤头颅透照性:重度脑积水若脑组织(皮质、白质)厚度不足 1cm 时,用强光手电筒直接接触头皮,透照有亮度则为阳性,正常脑组织则为阴性(无亮度）。⑥视神经乳头萎缩：婴幼儿脑积水以原发性视神经萎缩较多见，即使有颅内压增高也看不到视神经乳头水肿。⑦神经功能失调：第Ⅵ对脑神经的麻痹常使婴儿的眼球不能外展。由于脑室系统的进行性扩大，使多数病例出现明显的脑萎缩，早期还能保持完善的神经功能，晚期则可出现锥体束征、痉挛性瘫痪、去大脑强直等，智力发展也明显比同龄正常婴儿差。⑧其他：脑积水患儿常伴有其他畸形，如脊柱裂、眼球内斜（展神经麻痹所致），双下肢肌张力增高，膝腱反射亢进，发育迟缓或伴有严重营养不良。

年长儿童及成人脑积水的临床特征：①一般表现为头痛、恶心、呕吐、视力障碍等。②慢性脑积水则以慢性颅内压增高为其主要特征，可出现双侧颞部或全颅疼痛，恶心、呕吐，视神经乳头水肿或视神经萎缩，智力发育障碍，运动功能障碍等。③正常压力脑积水是交通性脑积水的一种特殊类型，多发生于慢性交通性脑积水为基础，代偿调节功能使分泌减少，部分完好的蛛网膜颗粒吸收功能代偿加快，从而形成新的平衡。虽然脑室系统扩大，但脑脊液压力正常或接近正常，故称正常压力脑积水。CT显示：脑室系统普遍扩大，脑沟加深，且两者不成比例，脑室扩大更显著。临床多表现为痴呆、共济失调、尿失禁（三联症），应与脑萎缩鉴别。

3. 诊断

（1）临床特征：年长儿童及成人慢性梗阻性脑积水常表现为间断性头痛、头胀、头沉、头晕、耳鸣耳堵、视力下降、下肢无力；婴幼儿梗阻性脑积水多见头颅增大，前囟紧张饱满，颅缝开裂，头皮静脉怒张，落日目，眼球震颤，斜视，或伴有语言、运动功能障碍，抽搐，智力低下。

（2）影像学特征：CT显示脑室扩大，中、重度脑积水通过一次扫描即可确诊，轻度者需多次观察确有脑室进行性扩大才能诊断。梗阻性脑积水在CT上有3个征象：①额角上外侧部圆形扩大；②颞角扩大；③脑室周围低密度。

4. 治疗

(1)非手术治疗:适用于早期或病情较轻,发展缓慢者,目的在于减少脑脊液的分泌或增加机体的水分排出,方法有:应用利尿剂(如乙酰唑胺、氢氯噻嗪、呋塞米、甘露醇等);经前囟或腰椎反复穿刺放液。

(2)手术治疗:适用于脑室内压力较高(超过 250mmH$_2$O)或经非手术治疗无效者。严重脑积水头围超过 50cm、大脑皮质萎缩厚度在 1cm 以下,已合并有严重功能障碍及畸形者,也可进行手术治疗,但手术疗效不佳。

5. 预后

未经治疗的先天性脑积水,虽有 20% 可以停止发展,但是,约半数患儿 1.5 年内死亡。脑积水病人神经功能障碍与脑积水严重程度呈正相关。如大脑皮层小于 1cm,即使脑积水得到控制,也会有神经功能障碍和智力低下。对脑积水得到控制或静止性脑积水,要经常随访,以求在脑组织严重损害前发现分流管不畅,或脑积水加重情况。

(十四)进行性肌营养不良

1. 病因

进行性肌营养不良症是一组遗传性疾病,多数有家族史,系 X 连锁隐性遗传,散发病例为基因突变。在肌细胞膜外基质、跨膜区、细胞膜内面以及细胞核膜上有许多蛋白,基因变异可引起编码蛋白的缺陷,导致肌营养不良。由于不同的蛋白在肌细胞结构中所起的作用不完全相同,导致不同类型的肌营养不良。

2. 临床表现

(1)假肥大型肌营养不良:患儿运动发育较正常儿童晚,如学会走路晚、步态蹒跚、不能跑步、常无故摔倒。在 3~5 岁时症状逐渐明显,因骨盆带肌力弱,不能跳跃、奔跑,上楼费力,行走姿势异常,腰椎过度前突,骨盆向两侧摆动,呈典型的"鸭步"。由于腹直肌和髂腰肌无力,病人由仰卧位起立时,先翻身转为俯卧位,然后伸直双臂用双手支撑床面,双腿亦伸直,逐渐用双手扶住膝部,依次向上攀附大腿部,直到立起,这一动作是杜氏肌营养不良症(DMD)的特有表现,称为 Gower 征。萎缩无力肌肉开始主要是大腿和骨盆带肌,逐渐发展至小腿肌、上肢近端、上肢远端肌肉,最后呼吸肌麻痹。腓肠肌肥大非常显著,其他可出现舌肌、三角肌、臀肌等肌肉肥大。DMD 常伴有心肌损害,累及心室、心房、传导系统。晚期出现心脏扩大、心力衰竭,约 10% 病人因心功能不全死亡。此外可出现关节挛缩、足下垂、脊柱侧弯等。多数在 12 岁左右不能行走,20 岁左右因呼吸肌无力、呼吸道感染,呼吸衰竭而死亡。Becker 型肌营养不良症(BMD)临床表现与 DMD 类似,但发病年龄较晚,约为 5~15 岁,病情较轻,进展速度较慢,12 岁以后仍能行走,存活时间较长,部分可接近正常寿命。

(2)肢带型肌营养不良:常染色体隐性遗传型较常见,发病较早,症状较重,在儿童、青春期或成年时起病,表现为骨盆带肌和肩胛带肌的肌肉萎缩无力,以致病人上楼费力,蹲起困难,双上肢上举困难,出现翼状肩胛,面肌一般不受累,可有腓肠肌肥大,部分病人心脏受累。

(3)面肩肱型肌营养不良:面肌力弱是首发症状,但因发病隐袭,症状较轻,常被忽略。表现为闭眼无力或闭眼露白,示齿时鼻唇沟变浅,不能吹口哨、鼓腮,嘴唇增厚而外翘,呈现典型的肌病面容。肩胛带肌力弱,出现翼状肩胛。胸大肌力弱,胸部萎陷。上肢近端、下肢近端和远端肌肉均可受累。可见三角肌等肌肉肥大。部分病例合并渗出性视网膜炎和神经性听力下降。

(4)Emery-Dreifuss 肌营养不良:5 岁前起病,受累肌肉呈肱腓型,上肢以肱二头肌和肱三头肌为主,下肢则以腓骨肌和胫前肌为主,后期累及肩胛肌、胸带肌及骨盆带肌。肌无力或轻或重,没有腓肠肌肥大。该病最主要特点是早期出现严重的关节挛缩,累及颈椎、肘、踝、腰椎等关节,使病人出现特殊的行走姿势。另一个特点是心脏受累早,表现严重的传导阻滞,心动过缓,心房纤颤,需要安装起搏器。该病进展缓慢,常因心脏病死亡。

(5)眼咽型肌营养不良:起病年龄 40~60 岁,主要症状为双侧上睑下垂,通常为对称性,部分病人有不全性眼肌麻痹。咽喉肌力弱,吞咽困难,构音障碍。面肌、颞肌、咀嚼肌也可有轻的力弱。病情进展缓慢,最后因吞咽困难致营养不良或吸入性肺炎死亡。

(6)远端型肌营养不良:又称远端型肌病,表现为上肢或下肢远端肌肉首先出现肌肉萎缩无力,特别是双侧手肌、下肢胫前肌和腓肠肌。根据遗传方式、基因定位和受累肌肉不同可分为若干亚型。

(7)先天性肌营养不良:是一组先天性或婴儿期起病的肌肉疾病,表现为肌张力低下、运动发育迟滞,可有进行性或非进行性肌肉萎缩、肌力弱,合并严重的骨关节挛缩和关节畸形,有脑和眼多系统受累,肌肉病理为肌营养不良改变。

3.诊断　根据典型病史、遗传方式、阳性家族史、肌肉萎缩无力分布特点,结合血清肌酶升高,肌电图呈肌源性改变,肌肉活检病理为肌营养不良或肌源性改变的特征,多数病例可获得临床诊断。进一步确诊或具体分型需要用抗缺陷蛋白的特异性抗体进行肌肉组织免疫组化染色以及基因分析。

(1)血清肌酶检验:包括肌酸激酶、乳酸脱氢酶、肌酸激酶同工酶、天冬氨酸氨基转移酶和丙氨酸氨基转移酶等。DMD 时肌酸激酶升高显著,可达正常值的 20~100 倍以上。BMD 时可升高 5~20 倍。在疾病不同阶段,肌酶水平也有变化。早期升高显著,当肌肉萎缩严重到疾病晚期时肌酶水平逐渐下降。肢带型肌营养不良(LGMD)和远端型肌病病人肌酶呈现轻~中度升高,面肩肱型肌营养不良(FSHD)病人肌酶可正常或轻度增高。

(2)肌电图:肌电图呈现典型肌源性改变特征,轻收缩时运动单位电位时限缩短,波幅降低,最大用力收缩时为电位密集的病理干扰相。在疾病不同阶段,肌电图改变也可有变化。

(3)肌肉病理活检:表现为肌纤维变性、坏死,不透明纤维和肌纤维再生,肌纤维肥大,间质中结缔组织和脂肪组织增生。DMD 不同阶段病理改变也不相同,在疾病晚期以结缔组织增生为主,在大量结缔组织中可残存少数变性肌纤维。BMD 的病理改变较 DMD 轻。LGMD 可出现分裂纤维和涡状纤维。采用对缺陷蛋白的特异性抗体进行肌肉组织的免疫组化染色,是鉴别各型肌营养不良症的主要方法。

(4) 基因检测:部分肌营养不良症可采用基因检测获得诊断,主要是 DMD 和 BMD 病人,有助于基因携带者的检出和产前诊断。运用多重 PCR 技术,能检测 *dystrophin* 基因缺失和基因重复,对于非缺失型的突变不能检出,对点突变可采用 mRNA 分析进行检测。应用 p13E-11 标记的 4q35EcoR1/Bln1 双重消化可检测限制性片段长度,对 FSHD 进行基因诊断。对于 LGMD 来说,由于涉及的基因较多,每种亚型的基因突变缺乏热点,因此直接的基因检测比较困难,应先根据免疫组织化检测结果初步分型,然后再进行 DNA 检测。

(5) 其他检查:胸片、心电图和超声心动图检查可了解病人心脏受累情况。骨和关节 X 线可了解骨关节畸形。肺功能检查有助于判断疾病的严重程度。

4. 治疗 进行性肌营养不良症是一大类基因突变引起的肌肉变性疾病,迄今尚无特效的治疗方法。皮质类固醇激素是目前唯一一个能够在一定时间内保持 DMD 病人肌力的药物。但由于激素、免疫抑制剂并不能使肌纤维的 dystrophin 蛋白及其相关蛋白增多,因此,并不能从根本上改变病程。另外有成肌细胞移植、骨髓干细胞移植、基因治疗。

适当锻炼,合理营养,采取物理治疗和矫形治疗以纠正骨关节畸形,防治关节挛缩,对尽可能长地保持运动功能具有重要作用。加强呼吸锻炼,改善呼吸功能和心脏功能,对防治呼吸和心力衰竭,较长时间维持生命有一定意义。进行心理治疗和日常生活能力训练,使病人和家庭保持积极的态度也非常重要。

5. 预防　进行性肌营养不良症是一组遗传性肌病,目前没有特效的治疗方法,因此早期检出基因携带者,对其婚配、孕育进行指导,对胎儿进行产前诊断,早期人工流产高风险胎儿显得非常重要。首先,应确定先症者的基因异常,然后采用基因检测技术确定其母亲是否为携带者,若为携带者,在怀孕以后应确定胎儿性别,若为男胎应在妊娠 8~17 周时取羊水细胞或绒毛膜细胞,进行基因检测,若高度怀疑为病胎,则应终止妊娠。对于常染色体隐性遗传型肌营养不良,则应避免近亲婚配。需要注意的是,虽然携带者检出和产前诊断技术均有了发展,但仍存在许多问题,特别是涉及医学伦理学和法律方面的问题,在实际临床应用方面受到制约。

(十五)儿童孤独症

1. 病因　尚不清楚,可能与以下因素有关:①遗传因素对孤独症的作用已趋于明确,但具体遗传方式还不明了;②围产期各种并发症,如产伤、宫内窒息等较正常对照组多;③免疫系统异常,研究发现 T 淋巴细胞数量减少,辅助 T 细胞和 B 细胞数量减少、抑制－诱导 T 细胞缺乏、自然杀伤细胞活性减低等;④与多种神经内分泌和神经递质功能失调有关。研究发现孤独症病人的单胺系统,如 5-羟色胺(5-HT)和儿茶酚胺发育不成熟,松果体－丘脑下部－垂体－肾上腺轴异常,导致 5-HT、内啡肽增加,促肾上腺皮质激素(ACTH)分泌减少。

2. 临床表现　语言与交流障碍是孤独症的重要症状,也是就诊的主要原因。其表现形式多种:

(1)多数有语言发育延迟或障碍,通常在 2~3 岁时仍不会说话,或者在正常语言发育后出现语言倒退,在 2~3 岁以前有表达性语言,随着年龄增长逐渐减少,甚至完全丧失,终生沉默不语或在极少数情况下使用有限的语言。他们对语言的感受和表达运用能力均存在某种程度的障碍。

(2)患儿不能与他人建立正常的人际关系。年幼时即表现出与别人无目光对视,表情贫乏,缺乏期待父母和他人拥抱、爱抚的表情或姿态,也没有享受到爱抚时的愉快表情,甚至对父母和别人的拥抱、爱抚予以拒绝。分不清亲疏关系,对待亲人与对待其他人都是同样的态度。不能与父母建立正常的依恋关系,与同龄儿童之间也难以建立正常的伙伴关系,例如,在幼儿园多独处,不喜欢与同伴一起玩耍;看见一些儿童在一起兴致勃勃地做游戏时,没有去观看的兴趣或去参与的愿望。

(3)兴趣范围狭窄和刻板的行为模式:患儿对于正常儿童所热衷的游戏、玩具都不感兴趣,而喜欢玩一些非玩具性的物品,如一个瓶盖,或观察转动的电风扇等,并且可以持续数十分钟甚至几个小时而没有厌倦感。对玩具的主要特征不感兴趣,却十分关注非主要特征:固执地要求保持日常活动程序不变,如上床睡觉的时间、所盖的被子都要保持不变,外出时要走相同的路线等。若这些活动被制止或行为模式被改变,患儿会表示出明显的不愉快和焦虑情绪,甚至出现反抗行为。

(4)患儿可有重复刻板动作,如反复拍手、转圈、用舌舔墙壁、跺脚等。在孤独症儿童中,智力水平表现很不一致,少数在正常范围,大多数则有不同程度的智力障碍。国内外研究表明,对孤独症儿童进行智力测验,发现50%左右的孤独症儿童为中度以上的智力缺陷(智商 <50),25% 为轻度智力缺陷(智商为50~69),25% 智力正常(智商 >70),智力正常的被称为高功能孤独症。

3. 诊断　通过采集全面详细的生长发育史、病史和精神检查,若发现患儿在 3 岁以前逐渐出现言语发育与社会交往障碍、兴趣范围狭窄和刻板重复的行为方式等典型临床表现,排除儿童精神分裂症、精神发育迟滞、Asperger 综合征、Heller 综合征和 Rett 综合征等其他广泛性发育障碍,可作出儿童孤独症的诊断。少数患儿的临床表现不典型,只能部分满足孤独症症状标准,或发病年龄不典型,在 3 岁以后才出现症状,可诊断为非典型孤独症。应当对其继续观察随访,最终作出正确诊断。

4. 治疗

（1）训练干预方法：虽然目前孤独症的干预方法很多，但是大多缺乏循证医学证据，尚无最优治疗方案，最佳的治疗方法应该是个体化的治疗。其中，教育和训练是最有效、最主要的治疗方法。目的是促进患儿语言发育，提高社会交往能力，掌握基本生活技能和学习技能。孤独症患儿在学龄前一般因不能适应普通幼儿园生活，而在家庭、特殊教育学校、医疗机构中接受教育和训练。学龄期以后患儿的语言能力和社交能力会有所提高，部分患儿可以到普通小学与同龄儿童一起接受教育，还有部分患儿可能仍然留在特殊教育学校。目前国际上受主流医学推荐和使用的训练干预方法，为孤独症的规范化治疗提供了方向，这些主流方法主要有应用行为分析疗法（ABA）、孤独症以及相关障碍儿童治疗教育课程（TEACCH）训练、人际关系训练法：包括地板时光疗法（floor time）、人际关系发展干预疗法（relationship development intervention，RDI）。

（2）药物治疗：目前药物治疗尚无法改变孤独症的病程，也缺乏治疗核心症状的特异性药物，但药物可以改善患儿的一些情绪和行为症状，如情绪不稳、注意缺陷和多动、冲动行为、攻击行为、自伤和自杀行为、抽动和强迫症状以及精神病性症状等，有利于维护患儿自身或他人安全、顺利实施教育训练及心理治疗。常用药物有中枢兴奋药物、抗精神病药物、抗抑郁药物。

（十六）白血病

1. 病因

（1）病毒因素：RNA 病毒在鼠、猫、鸡和牛等动物的致白血病作用已经肯定，这类病毒所致的白血病多属于 T 细胞型。

（2）化学因素：接触苯及其衍生物的人群白血病发生率高于一般人群。亦有亚硝胺类物质、保泰松及其衍生物、氯霉素等诱发白血病的报道。某些抗肿瘤细胞药物，如氮芥、环磷酰胺、甲基苄肼、VP16、VM26 等都有致白血病作用。

（3）放射因素：有证据显示各种电离辐射可以引起人类白血病。但取决于人体吸收辐射的剂量，整个身体或部分躯体受到中～大剂量辐射后都可诱发白血病。小剂量辐射能否引起白血病仍不确定。经常接触放射线物质（如钴-60）者白血病发病率明显增加。大剂量放射线诊断和治疗可使白血病发生率增高。

（4）遗传因素：有染色体畸变的人群白血病发病率高于正常人。

2. 临床表现　儿童及青少年急性白血病多起病急骤，中、老年人病情进展缓慢。常见的首发症状包括发热、进行性贫血、显著的出血倾向或骨关节疼痛等，少数病人以抽搐、失明、牙痛、牙龈肿胀、心包积液、双下肢截瘫等为首发症状。

（1）发热：是白血病最常见的首发症状之一，表现为不同程度的发热和热型。主要原因是感染，其中以咽峡炎、口腔炎、肛周感染最常见，肺炎、扁桃体炎、齿龈炎、肛周脓肿等也较常见。耳部发炎、肠炎、痈、肾盂肾炎等也可见到，严重者可发生败血症、脓毒血症等。发热也可以是急性白血病本身的症状，而不伴有任何感染迹象。

（2）感染：病原体以细菌多见，疾病后期，由于长期粒细胞低于正常和广谱抗生素的使用，真菌感染的可能性逐渐增加。病毒感染虽然少见但凶险，须加以注意。

（3）出血：出血部位可遍及全身，以皮肤、牙龈、鼻腔出血最常见，也可有视网膜、耳内出血和颅内、消化道、呼吸道等内脏大出血。女性月经过多也较常见，可以是首发症状。

（4）贫血：早期即可出现，少数病例可在确诊前数月或数年先出现骨髓增生异常综合征（MDS），以后再发展成白血病。病人往往伴有乏力、面色苍白、心悸、气短、下肢水肿等症状。贫血可见于各类型的白血病，老年病人更多见。

（5）骨和关节疼痛：骨和骨膜的白血病浸润引起骨痛，可为肢体或背部弥漫性疼痛，亦可局限于关节痛，常导致行动困难。1/3 以上病人有胸骨压痛，此征有助于本病诊断。

（6）肝脾和淋巴结肿大：以轻、中度肝脾大为多见。急性淋巴细胞白血病（ALL）比急性髓细胞白血病（AML）肝脾大的发生率高，慢性比急性白血病脾脏肿大更为常见，程度也更明显。淋巴结肿大 ALL 也比 AML 多见，可累及浅表或深部如纵隔、肠系膜、腹膜后等淋巴结。

（7）中枢神经系统白血病（CNSL）：CNSL 是急性白血病严重并发症，常见于 ALL 和 AML 中的 M4 和 M5，但其他类型也可见到。由于常用化疗药物难以透过血脑屏障，因此成为现代急性白血病治疗的盲点和难点。浸润部位多发生在蛛网膜、硬脑膜，其次为脑实质、脉络膜或脑神经。重症者有头痛、呕吐、颈强直、视乳头水肿，甚至抽搐、昏迷等颅内压增高的典型表现，可类似颅内出血，轻者仅轻微头痛、头晕。脑神经（第Ⅵ、Ⅶ对脑神经为主）受累可出现视力障碍和面瘫等。

（8）其他组织和器官浸润：ALL 皮肤浸润比 AML 少见，但睾丸浸润较多见。睾丸白血病也常出现在缓解期 ALL，表现为单或双侧睾丸的无痛性肿大，质地坚硬无触痛，是仅次于 CNSL 的白血病髓外复发根源。白血病浸润还可累及肺、胸膜、肾、消化道、心、脑、子宫、卵巢、乳房、腮腺和眼部等各种组织和器官，并表现相应脏器的功能障碍。

（9）慢性粒细胞白血病的症状：起病缓慢，早期常无自觉症状，多因健康检查或因其他疾病就医时才发现血象异常或脾大而确诊。随着病情发展，可出现乏力、低热、多汗或盗汗、体重减轻等表现。由于脾大而感左上腹坠胀、食后饱胀等症状。检查时最为突出的是脾大，往往就医时已达脐平面。病情可稳定 1~4 年，之后进入加速期，迅速出现贫血及更多症状，然后很快进入急变期，可以急变为 AML 或者 ALL，临床表现与急性白血病完全一样，治疗效果和预后则比原发性急性白血病更差，通常迅速死亡。

3.**诊断** 根据临床表现、血象、骨髓象等可以诊断。

4.**治疗** 由于白血病分型和预后分层复杂，因此没有千篇一律的治疗方法,需要结合细致的分型和预后分层制订治疗方案。目前主要有下列几类治疗方法:化学治疗、放射治疗、靶向治疗、免疫治疗、干细胞移植等。

5. 预后　除慢性粒细胞性白血病外,急性白血病、慢性淋巴细胞白血病都具有多种不同预后指标,根据不同的指标,可以将这些病人分为不同预后层次,从而采取不同强度的治疗。

(十七)特发性血小板减少性紫癜

1. 病因　目前认为特发性血小板减少性紫癜(ITP)是一种器官特异性自身免疫性出血性疾病,是由于人体产生抗血小板自身抗体导致单核－巨噬系统破坏血小板过多造成血小板减少,其发病原因尚不完全清楚,发病机制也未完全阐明。儿童ITP 的发病可能与病毒感染密切相关,其中包括疱疹病毒、EB病毒、巨细胞病毒、细小病毒 B19、麻疹病毒、流行性腮腺炎病毒、风疹病毒及肝炎病毒等。通常在感染后 2~21 天发病。育龄期女性慢性 ITP 发病高于男性,妊娠期容易复发,提示雌激素可能参与 ITP 的发病。

2. 临床表现　一般起病隐袭,表现为散在的皮肤出血点及其他较轻的出血症状,如鼻出血、牙龈出血等。紫癜及瘀斑可出现在任何部位的皮肤或黏膜,但常见于下肢及上肢远端。ITP病人的出血表现在一定程度上与血小板计数有关,血小板数在$(20\sim50)\times10^9/L$ 之间轻度外伤即可引起出血,少数为自发性出血,如瘀斑、瘀点等,血小板数小于 $20\times10^9/L$,有严重出血的危险,血小板数 $<10\times10^9/L$,可能出现颅内出血。查体通常无脾大,少数可有轻度脾大,可能为病毒感染所致。

儿童急性 ITP 在发病前 1~3 周可有呼吸道感染史,少数发生在预防接种后。起病急,少数表现为暴发性起病,可有轻度发热、畏寒,突然发生广泛而严重的皮肤黏膜紫癜,甚至大片瘀斑。皮肤瘀点多为全身性,以下肢为多,分布均匀。黏膜出血多见于鼻腔、齿龈,口腔可有血疱。胃肠道及泌尿道出血不少见,不到 1% 的患儿发生颅内出血而危及生命。如病人头痛、呕吐,要警惕颅内出血的可能。大多数病人可自行缓解,少数迁延不愈转为慢性。

3. 诊断　目前 ITP 的诊断仍是临床排除性诊断。诊断要点如下:①至少 2 次检查血小板计数减少,血细胞形态正常;②脾一般不大;③骨髓中巨核细胞数正常或增多,伴有成熟障碍;④需排除其他继发性血小板减少症。

4. 治疗　ITP 的治疗应个体化。一般说来,血小板计数 $>50 \times 10^9/L$,无出血倾向者可予观察并定期检查;血小板计数介于 $(20\sim50) \times 10^9/L$ 之间,则要视病人临床表现/出血程度及风险而定;血小板 $<20 \times 10^9/L$ 者通常应予治疗。出血倾向严重的病人应卧床休息,避免外伤,避免服用影响血小板功能的药物。治疗目的是控制出血症状,减少血小板的破坏,但不强调将血小板计数提高至正常,以确保病人不因出血发生危险,又不因过度治疗而引起严重不良反应。

(1)初始治疗:糖皮质激素,重度病人可使用大剂量丙种球蛋白,国外可使用抗 Rh(D)免疫球蛋白。

(2)二线治疗:硫唑嘌呤、环孢素 A、达那唑、长春生物碱、吗替麦考酚酯等。

(3)手术治疗:脾切除术。

5. 预后　儿童 ITP 属良性疾病,少数重度血小板减少病人可并发颅内出血而死亡,死亡率不到 1%。成人 ITP 自发缓解者很少,约 1/3 的病人对激素及脾切除无效,病情常常迁延不愈,约 5% 的病人死于颅内出血。

(十八)地中海贫血

1. 病因　珠蛋白链的分子结构及合成是由基因决定的。Γ、δ、α 和 β 珠蛋白基因组成"β 基因族",δ 和 α 珠蛋白组成"α 基因族"。正常人自父母双方各继承 2 个 α 珠蛋白基因(αα/αα)合成足够的 α 珠蛋白链;自父母双方各继承 1 个 β 珠蛋白基因合成足够的 β 珠蛋白链。由于珠蛋白基因的缺失或点突变,肽链合成障碍导致发病。地中海贫血分为 α 型、β 型、δβ 型和 δ 型 4

种,其中以 β 和 α 地中海贫血较为常见。属常染色体显性遗传。

2. 临床表现　根据病情轻重的不同,分为 3 型。

(1)重型:出生数天即出现贫血、肝脾大进行性加重,黄疸,并有发育不良,特殊表现有:头大、眼距增宽、马鞍鼻、前额突出、两颊突出。典型表现是:臀状头,长骨可骨折。骨骼改变是骨髓造血功能亢进、骨髓腔变宽、皮质变薄所致。少数病人在肋骨及脊椎之间发生胸腔肿块,亦可见胆石症、下肢溃疡。

(2)中间型:病人轻度～中度贫血,大多可存活至成年。

(3)轻型:病人轻度贫血或无症状,一般在调查家族史时发现。

3. 诊断　根据临床特点和实验室检查,结合阳性家族史,可作出诊断。有条件时可作基因诊断。对于少见类型和各种类型重叠所致的复合体则非常复杂,临床表现各异,仅根据临床特点和常规实验室血液学检查是无法诊断的。而且,由于基因调控水平的差异,相同基因突变类型的病人不一定有相同的临床表现。血红蛋白电泳是诊断本病的必备条件,但输血治疗后的血液学检查会与实际结果有所不同。所以进行遗传学和分子生物学检查才能最后确诊。遗传学检查可确定为纯合子、杂合子以及双重杂合子等。

4. 治疗　轻型地中海贫血无需特殊治疗。中间型和重型应采取下列一种或数种方法给予治疗。输血和去铁治疗,在目前仍是重要治疗方法之一。注意休息和营养,积极预防感染。适当补充叶酸和维生素 B_{12};红细胞输注;给予铁螯合剂治疗;脾切除术;造血干细胞移植异基因;基因活化治疗等。

5. 预防　一般来说,如果两名属同一类型的地中海贫血病人结合,便有机会生下重型贫血病人。要想有效预防本病,需抽血进行肽链检测和基因分析,若证实本身和配偶同属 β 型极轻型或轻型地贫病人,子女将有 1/4 的机会完全正常、1/2 的机会成为轻型贫血病人,1/4 的机会成为中型或重型贫血病人。鉴于本病缺少根治的方法,临床中重型患者预后不良,故在婚配方面医师应向有阳性家族史或病人提出医学建议,进行婚前检查和胎儿产前基因诊断,避免下一代患儿的出生。

(十九)糖尿病

1.病因　包括遗传因素和环境因素。

(1)遗传因素:1型或2型糖尿病均存在明显的遗传异质性,存在家族发病倾向,1/4~1/2病人有糖尿病家族史。临床上至少有60种以上的遗传综合征可伴有糖尿病。1型糖尿病有多个DNA位点参与发病,其中以HLA抗原基因中DQ位点多态性关系最为密切。在2型糖尿病已发现多种明确的基因突变,如胰岛素基因、胰岛素受体基因、葡萄糖激酶基因、线粒体基因等。

(2)环境因素:进食过多,体力活动减少导致的肥胖是2型糖尿病最主要的环境因素,使具有2型糖尿病遗传易感性的个体容易发病。1型糖尿病病人存在免疫系统异常,在某些病毒如柯萨奇病毒、风疹病毒、腮腺病毒等感染后导致自身免疫反应,破坏胰岛素 β 细胞引起发病。

2.临床表现　严重高血糖时出现典型的多饮、多尿、多食和消瘦"三多一少"症状,多见于1型糖尿病。发生酮症或酮症酸中毒时"三多一少"症状更为明显。疲乏无力、肥胖多见于2型糖尿病,2型糖尿病发病前常有肥胖,若得不到及时诊断和治疗,体重会逐渐下降。

3.诊断　糖尿病的诊断一般不难,空腹血糖 ≥ 7.0mmol/L,和(或)餐后2小时血糖 ≥ 11.1mmol/L即可确诊。诊断糖尿病后要进行分型:

(1)1型糖尿病:发病年龄轻,大多 <30 岁,起病突然,多饮、多尿、多食、消瘦症状明显,血糖水平高,不少病人以酮症酸中毒为首发症状,血清胰岛素和C肽水平低下,ICA、IAA或GAD抗体可呈阳性。单用口服药无效,需用胰岛素治疗。

(2)2型糖尿病:常见于中老年人,肥胖者发病率高,常伴有高血压、血脂异常、动脉硬化等疾病。起病隐袭,早期无任何症状,或仅有轻度乏力、口渴,血糖增高不明显者需做糖耐量试验才能确诊。血清胰岛素水平早期正常或增高,晚期低下。

4.治疗　目前尚无根治糖尿病的方法,但通过多种治疗手段可以控制好糖尿病。主要包括 5 个方面内容:糖尿病病人的健康教育,自我监测血糖,饮食治疗,运动治疗和药物治疗。

(二十)先天性尿道下裂

1.病因　胚胎在孕期 8~14 周发育过程中阴茎筋膜和皮肤未能在阴茎腹侧正常发育,尿道沟融合不全时可形成尿道下裂,同时尿道海绵体也发育不全,在尿道下裂的远端形成索状,可导致阴茎弯曲。多数的尿道下裂病例没有明确的病因,大部分学者认为有多个因素参与尿道下裂的形成。少数病例可能是由于单基因突变引起,而文献中报道的多数病例与产妇高龄、内分泌水平、促排卵药、抗癫痫药、低体重儿、先兆子痫及其他环境因素相关。属多基因遗传病。

2.临床表现　异位尿道口、阴茎下弯、包皮异常分布、排尿时尿流溅射。尿道下裂依尿道口解剖位置可分为 4 型:阴茎头型、阴茎型、阴囊型、会阴型。

3.诊断　尿道下裂是外生殖器畸形,根据典型临床表现和体格检查很容易确诊。但确诊后需进一步检查以除外有无伴发其他泌尿系畸形。当尿道下裂合并双侧隐睾时要注意有无性别异常。检查方法包括:

(1)体格检查:观察病人的体形、身体发育、第二性征,外生殖器检查有无阴道,触摸双侧睾丸表面质地、体积。

(2)腹部超声。

(3)染色体检查。

(4)尿 17- 酮类固醇测定。

(5)腹腔镜检查及性腺活检。

4.治疗　由于尿道下裂导致尿道口位置异常、阴茎弯曲、不能正常排尿和性生活者,均需手术治疗,以恢复阴茎的排尿和性交功能。手术年龄最好在学龄前完成。

5.预防　目前无明确预防的方法及药物。孕妇在围产期进行科学的围产保健和规范的产前检查,有助于该疾病的早期发现。选择合适的手术时机和手术方式,有助于病人的顺利康复。

(二十一)先天性外耳道闭锁

1. 病因　为常染色体显性遗传,少数为常染色体隐性遗传,也可以见于染色体畸变和基因突变。因第一鳃沟发育障碍,导致外耳道不发育、颌面骨发育不全,常伴有中耳异常,鼓膜未发育。

2. 临床表现　按畸形发生的部位和程度不同分为 3 级。

(1)一级:耳廓小于正常,各部尚可分辨,外耳道存在或部分闭锁,鼓膜存在。听力尚可。

(2)二级:耳廓基呈条索状突起,相当于耳轮,外耳道闭锁,鼓膜及锤骨柄未发育。锤砧两骨融合者占 1/2。镫骨发育或未发育。此为临床常见类型,约为一级的 2 倍,呈传导性耳聋。

(3)三级:耳廓残缺,仅有零星而规则的突起。外耳道及听骨链畸形,有内耳功能障碍,发病率最低,约占 2%。

第二、三级畸形可能伴发颌面发育不全称 Treocher Collins 综合征。伴小耳、外耳道闭锁及听骨畸形。

3. 诊断　先天性耳廓畸形、外耳道无孔或仅有一小窝,常与中耳畸形同时存在;双侧耳聋影响患儿学习语言;可合并下颌骨发育不全。断层拍片,CT 扫描等可了解乳突气化,中耳腔隙听骨畸形及外耳道闭锁等情况。

4. 治疗　一级畸形不需治疗;二级畸形可行外耳道、鼓膜及听骨链成形术,以提高听力;三级畸形由于内耳功能受损,不宜手术治疗。手术年龄:双侧畸形病人以 6~7 岁为宜(亦有学者提出 4~5 岁)。单侧畸形病人手术可待成年后施行。

(二十二)先天性眼球震颤

1. 病因　多数认为是由于固视反射或固视功能的发育不良所致,但其真正原因尚不明确。主要为 X 连锁隐性遗传,还可有性连锁显性遗传、常染色体显性遗传、常染色体隐性遗传等多种遗传方式。

2. 临床表现　几乎为双眼患病,眼球的摆动绝大多数是共轭性的。突出特点为:发病早或发病时间不能明确确定,眼球不自主地持续跳动或摆动,极少病人有晃视感,多数病人都有不同程度的视力损害,而且不能矫正,较多病人有侧视现象和代偿头位的表现,有的头部摇晃,还有表现为频繁眨眼等代偿现象。

3. 诊断　根据临床表现容易诊断,部分病人血液中锰、铜的浓度测定增高。可以进行震频、振幅和震强的检查。这三项指标是判断眼震的程度、评价治疗效果最重要的客观指标。

4. 治疗　手术是主要治疗方法。包括眼外肌的减弱、加强、减弱与加强联合等术式。药物治疗,目前是新的研究方向。也可以采用屈光矫正、三棱镜矫治。

(二十三)小头畸形

1. 病因　典型的小头畸形多属于常染色体隐性遗传,也有由于母亲孕期、围产期及新生儿期有害因素致胎儿或初生儿脑发育不全。

2. 临床表现　主要是在脑发育完成后,脑的重量明显轻于正常,脑回过小或根本无脑回。大脑发育明显迟缓,甚至在婴儿第 3~5 个月时,就停止发育。结果使患儿的头顶变得小而尖、鼻梁凹陷、耳大、下额后缩、前额狭小而头围特小,最大不足 42cm。患儿的前额与枕部平坦,囟门及骨缝提早闭合。体格发育明显异常,智力发育显著迟缓。有的甚至出现抽风、四肢僵硬或手足徐动及瘫痪。

3. 诊断　根据临床表现及 X 线片、CT 扫描可诊断。头围测量较正常儿低 2 个标准差以上时可以诊断小头畸形。

4. 治疗　经过头颅照片及 CT 等检查后,对有颅内压升高者,应尽早手术。对单纯骨缝闭合过早者,可采用神经外科手术疗法,能取得一定的疗效。一旦出视神经萎缩和智力障碍,即使施行手术,功能已不易恢复。

(二十四)精神分裂症

1. 病因 精神分裂症是一组症状群所组成的临床综合征,为多因素疾病。尽管目前对其病因的认识还不很明确,但个体心理的易感性和外部社会环境的不良因素对疾病发生发展的作用已被大家所共识。无论是易感性还是外部不良因素都可能通过内在生物学因素共同作用而导致疾病的发生,不同病人其发病的因素可能以某一方面较为重要。

2. 临床表现 精神分裂症的临床症状复杂多样,可涉及感知觉、思维、情感、意志行为及认知功能等方面,个体间差异很大,即使同一病人在不同阶段或病期也可能表现出不同症状。

(1)感知觉障碍:最突出的是幻觉,包括幻听、幻视、幻嗅、幻味及幻触等,而以幻听最为常见。

(2)思维障碍:思维障碍是精神分裂症的核心症状,主要包括思维形式障碍和思维内容障碍。思维形式障碍是以思维联想过程障碍为主要表现的,包括思维联想活动过程(量、速度及形式)、思维联想连贯性及逻辑性等方面的障碍。妄想是最常见、最重要的思维内容障碍。最常出现的妄想有被害妄想、关系妄想、影响妄想、嫉妒妄想、夸大妄想、非血统妄想等。据估计,高达 80% 的精神分裂症病人存在被害妄想,被害妄想可以表现为不同程度的不安全感,如被监视、被排斥、担心被投药或被谋杀等,在妄想影响下病人会做出防御或攻击性行为,此外,被动体验在部分病人身上也较为突出,对病人的思维、情感及行为产生影响。

(3)情感障碍:情感淡漠及情感反应不协调是精神分裂症最常见的情感症状。此外,不协调性兴奋、易激惹、抑郁及焦虑等情感症状也较常见。

(4)意志和行为障碍:多数病人的意志减退甚至缺乏,表现为活动减少、离群独处,行为被动,缺乏应有的积极性和主动性,对工作和学习兴趣减退,不关心前途,对将来没有明确打算,某些病人可能有一些计划和打算,但很少执行。

（5）认知功能障碍：认知缺陷的发生率高，约85%病人出现认知功能障碍，如信息处理和选择性注意、工作记忆、短时记忆和学习、执行功能等认知缺陷。认知缺陷症状与其他精神病性症状之间存在一定相关性，如思维形式障碍明显的病人认知缺陷症状更明显，阴性症状明显的病人认知缺陷症状更明显，认知缺陷可能与某些阳性症状的产生有关等。认知缺陷可能发生于精神病性症状明朗化之前（如前驱期），或者随着精神病性症状的出现而急剧下降，或者是随着病程延长而逐步衰退，初步认为慢性精神分裂症病人比首发精神分裂症病人的认知缺陷更明显。

3. 诊断 国外常用的诊断标准包括美国的疾病分类和诊断统计手册 DSM-Ⅳ-TR、WHO 的国际疾病分类手册 ICD-10，国内常用的诊断标准为中国精神障碍分类与诊断标准 CCMD-3。

4. 治疗 抗精神病药物治疗是精神分裂症首选的治疗措施，药物治疗应系统而规范，强调早期、足量、足疗程，注意单一用药原则和个体化用药原则。一般推荐第二代（非典型）抗精神病药物，如利培酮、奥氮平、奎硫平等作为一线药物选用。第一代及非典型抗精神病药物的氯氮平作为二线药物使用。部分急性期病人或疗效欠佳病人可以合用电抽搐治疗。

（二十五）重症肌无力

1. 病因 重症肌无力的发病原因分两大类，第一类是先天遗传性，极少见；第二类是自身免疫性疾病，最常见。发病原因尚不明确，普遍认为与感染、药物、环境因素有关。同时重症肌无力病人中有 65%~80% 有胸腺增生，10%~20% 伴发胸腺瘤。

2. 临床表现 发病初期病人往往感到眼或肢体酸胀不适，视物模糊，容易疲劳，天气炎热或月经来潮时疲乏加重。随着病情发展，骨骼肌明显疲乏无力，显著特点是肌无力在下午或傍晚劳累后加重，晨起或休息后减轻，此种现象称之为"晨轻暮重"。病人全身骨骼肌均可受累，可有眼皮下垂、视力模糊、复视、斜视、眼球转动不灵活。表情淡漠、苦笑面容、讲话大舌头、构音困难,常伴鼻音。咀嚼无力、饮水呛咳、吞咽困难。颈软、抬头困难,转颈、耸肩无力。抬臂、梳头、上楼梯、下蹲、上车困难。

3. 诊断　新斯的明试验、胸腺 CT 和 MRI、重复电刺激、单纤维肌电图、乙酰胆碱受体抗体滴度的检测检查,根据辅助检查和临床表现即可确诊。

4. 治疗

(1)药物治疗:胆碱酯酶抑制剂、免疫抑制、血浆置换、静脉注射免疫球蛋白、中医药治疗。

(2)胸腺切除手术:病人 90% 以上有胸腺异常,胸腺切除是有效的治疗手段之一。适用于 16~60 岁发病的全身型、无手术禁忌证的病人,大多数病人在胸腺切除术后症状可获得显著改善。合并胸腺瘤的病人占 10%~15%,是胸腺切除术的绝对适应证。

5. 预后　预后较好,小部分病人经治疗后可完全缓解,大部分病人可药物维持改善症状,绝大多数疗效良好的病人能进行正常的学习、工作和生活。

(二十六)脆性 X 综合征

1. 病因　脆性 X 染色体综合征(Martin-Bell 综合征)是由于人体内 X 染色体的形成过程中的突变所导致。在 X 染色体的一段 DNA,由于遗传的关系有时会发生改变。一种为完全改变,另一种为 DNA 过度甲基化。如果这两种改变的程度较小,那么病人在临床表现方面可以没有特殊的症状或者只有轻微的症状。反之,如果这两种改变的程度较大,就可能出现脆性 X 综合征的种种症状。

2. 临床表现　主要表现为中~重度的智力低下,其他常见的特征还有身长和体重超过正常儿,发育快,前额突出,面中部发育不全,下颌大而前突,大耳,高腭弓,唇厚,下唇突出,另一个重要的表现是大睾丸症。一些病人还有多动症,攻击性行为或孤僻症,语言行为障碍。20% 病人有癫痫发作。过去曾认为由于女性有两条 X 染色体,因此女性携带者不会发病,但由于两条 X 染色体中有一条失活,女性杂合子中约 1/3 可有轻度智力低下。

3. **诊断** 根据典型的临床症状可基本作出诊断。利用染色体核型分析,可对脆性 X 综合征进行确诊。

4. **治疗** 目前尚无有效疗法。

5. **预防** 做好遗传咨询、产前诊断和选择性流产是本病预防的主要手段。

(景秀 李川海)

第五章

孕前主要风险因素评估与咨询指导

第一节 概述

孕前保健是由一系列干预措施组成,目的是通过预防和管理,找出并矫正一些影响妇女健康或者妊娠结局的生物医学、行为学和社会学方面的危险因素(特别是那些必须在孕前或者孕早期得到矫正的危险因素)和实施干预措施。孕前保健包括初次妊娠之前或者两次妊娠之间的保健服务,虽然孕前保健服务主要针对女性,但也应当包括男性、夫妇双方的家庭和整个社会。

美国疾病预防与控制中心提出了10项改善孕前保健服务的建议:

1. **个人的责任** 鼓励每一位女性、男性或者夫妇双方制订生育计划。

2. **服务对象的认识** 通过宣传和教育提高公众对孕前健康行为和孕前保健服务重要性的认识。

3. **孕前咨询** 作为初级卫生保健的一部分,孕前咨询应当提供健康状况评估和健康知识教育等健康促进手段,以帮助育龄妇女回避妊娠风险,改善妊娠结局。

4. **对已经确定的危险因素进行干预** 对孕前风险筛查确定的危险因素进行干预,重点是实施那些干预效果很好的措施。

5. **两次怀孕之间的保健** 对有不良妊娠结局(死产、流产、出生缺陷、低出生体重儿等)的妇女提供特别的干预措施。

6. **孕前体检**　计划怀孕的夫妇双方应当进行一次体检。

7. **为低收入女性提供健康保险**　增加公益和商业的健康保险的覆盖面,确保低收入妇女能够利用孕前和两次妊娠之间的保健服务。

8. **公共卫生项目与策略**　将孕前保健服务和业已存在的地方公共卫生和相关领域的项目有机结合,服务重点是曾经有过不良妊娠结局的妇女。

9. **研究**　通过研究,提供新的证据,并利用这些证据改善妇女的孕前健康状况。

10. **孕前健康状况的监测**　通过公共卫生监测和相关研究机制,对妇女的孕前健康状况进行监测。

美国疾病预防与控制中心还针对每项建议提出了具体的行动步骤。该建议原文可以从美国疾病预防与控制中心网站(http//www.cdc.gov)下载。

一、孕前风险评估

孕前风险评估是在产前诊断技术取得长足进展和数十年来出生缺陷和低出生体重发生率高居不下的背景下发展起来的。是指在妊娠前对育龄夫妇进行遗传风险、患病及用药、致畸物接触、不良行为和生活方式、营养状况等方面的风险评估,使育龄夫妇了解自身和周围环境中存在的影响夫妇健康或可能导致不良妊娠结局的危险因素,为进一步开展健康咨询和有效干预奠定基础。

二、孕前咨询指导

孕前咨询指导是根据孕前风险评估的结果,与计划怀孕夫妇就目前能否怀孕、什么时候怀孕、不能怀孕的原因以及孕前准备和孕期注意事项等进行交流、讨论,提出有针对性的生育指导和建议。为了保证孕期母儿的健康,有利于优生优育,需要指导育龄群众选择最佳的生育年龄,安排理想的受孕时刻。孕前除需要考虑母亲的年龄和健康因素外,有一些不良环境因素也不适合受孕,需要进行孕前咨询,以采取必要的措施。如女方患有某些慢性疾病、长期接触对胎儿有毒性的物质、有病毒感染史、女方患某些肿瘤等。若孕前不做处理,对怀孕极为不利。

第二节　孕前主要风险因素分类

一、孕前常见风险因素与人群分类

为便于风险人群的分类,根据风险人群的评估分类原则,将常见风险因素与人群分类相结合进行归类。

1. A 类人群　　不需要医学干预,通过改变或戒除不良生活行为方式、规避有害环境因素即可转为一般人群。

(1)不健康的生活行为方式:吸烟、饮酒。

(2)不良的生活/工作环境:接触放射线、有机溶剂(如房屋装修、油漆、染发剂等)、农药等。

(3)心理因素:工作/生活/经济压力大、人际关系紧张等。

2. B 类人群　　目前有有效的医学治疗手段,通过治疗即可转为一般人群。

(1)各种可治愈的急、慢性全身疾病,如结核、缺铁性贫血、心肌炎等,以及肥胖和消瘦者等。

(2)各种可治愈的急、慢性妇产科疾病及生殖道感染,如阴道炎、盆腔炎;子宫肌瘤、盆腔包块等。

(3)TORCH 感染及性传播疾病,如衣原体感染、淋病,梅毒(Ⅰ、Ⅱ期)等。

3. C 类人群　　目前的医疗手段虽然难以治愈,但通过医疗干预可以控制疾病,在密切的医疗监测下可以妊娠;包括难以治愈的常见慢性疾病,如高血压、心脏病、糖尿病、癫痫、甲状腺疾病、慢性肾炎、肿瘤、乙型肝炎、精神心理疾患等,以及早产、异位妊娠、葡萄胎等。

4. D 类人群　　孕前需作再发风险评估及预测,孕期应作产前诊断；包括女方年龄超过35岁、遗传病病人、先天畸形病人、先天性或不明原因的智力低下病人等；有遗传病和其他出生缺陷家族史的夫妇；有自然流产、死胎死产、生育过出生缺陷儿、不明原因新生儿死亡史的夫妇等。

5. X类人群　不宜妊娠人群。包括：

（1）女性慢性疾病病人：慢性疾病致母体重要器官功能障碍，目前的医疗手段难以治愈，一旦妊娠将危及母儿生命安全。如有严重的心、肺、肝、肾功能不全者。

（2）严重的遗传性疾病病人：严重的遗传性疾病具有以下特征：再发风险高、产前诊断困难、无法治疗或控制病情、生存能力低、伤残程度高。

6. U类人群　在初诊结果汇总之后，暂无法做出明确的风险分类，需进一步检查才能确定的人群分类，最终将归类至风险人群 A、B、C、D、X 类或一般人群中。包括：

（1）乳房包块、宫颈糜烂（宫颈柱状上皮异位）、宫颈息肉。

（2）平均红细胞体积（MCV）<80fl。

（3）男/女梅毒血清学筛查阳性。

（4）乙肝血清学检查：男/女表面抗原（HBsAg）阳性者（表5-1）。

（5）其他需要转诊、复查进一步明确诊断的情况。

表5-1　乙肝血清学检查结果

组合	HBsAg	HBsAb	HBeAg	HBeAb	HBcAb	临床意义
1	+	−	−	+	+	急性乙型肝炎趋向恢复（小三阳）
2	+	−	−	−	+	急性乙型肝炎，慢性病毒携带者
3	+	−	−	+	−	慢性乙型肝炎无或低度病毒复制
4	+	−	−	−	−	急性乙型肝炎潜伏后期，携带者

二、孕前常见风险因素分类参考

孕前常见风险因素分类参考见表 5-2。

表 5-2　孕前常见风险因素分类参考表

风险因素	风险类型
高龄生育	D
现患心脏病、癫痫、肿瘤、结核、精神心理疾患	C
各种出生缺陷（先天畸形、遗传病）	D
女方长期用药物	B/C
死胎死产	D
早产	C
自然流产 ≥ 2 次	D
葡萄胎	C
异位妊娠	C
生育过出生缺陷儿	D
家族成员中有：①地中海贫血；②白化病；③血友病；④ G-6-PD 缺乏症；⑤其他出生缺陷	D
吸烟	A
饮酒	A
吸毒	C
经常或长期接触重金属	C
经常或长期接触放射线、环境化学毒害物	A
体质指数异常	B
血压：收缩压 ≥ 140mmHg 和（或）舒张压 ≥ 90mmHg	C
乳房包块	U
宫颈糜烂（宫颈柱状上皮异位）	U
滴虫阳性	B

续表

风险因素	风险类型
细菌性阴道病	B
淋病	B
沙眼衣原体感染	B
贫血	B
糖尿病	C
乙肝	C
甲状腺疾病	C
TROCH 综合征	B
盆腔包块	B
子宫畸形	D

第三节　常见内科疾病

一、贫血

女性:血红蛋白(Hb)<110g/L,红细胞比容(HCT)<0.3,红细胞计数 $<3.5 \times 10^{12}/L$;男性:血红蛋白(Hb)<120g/L,考虑诊断贫血。女性在正常妊娠期血浆容量增加多于红细胞增加,会导致血液稀释。孕前贫血如不纠正会导致妊娠期症状加重,对母儿均可造成一定危害。

(一)风险评估

1.对孕妇的影响　贫血可导致女性抵抗力低下,对分娩、手术和麻醉的耐受力下降;即使是轻度或中度贫血,妊娠和分娩期间的风险也会增加。重度贫血(红细胞计数 $<1.5 \times 10^{12}/L$、血红蛋白(Hb)<60g/L、红细胞比容(HCT)<0.13)可因心肌缺氧导

致贫血性心脏病;胎盘缺血缺氧易导致妊娠期高血压或者妊娠期其他心脏病;严重贫血对失血耐受性降低,易发生失血性休克,可增加孕产妇死亡率。

2. 对胎儿的影响　孕妇贫血可导致胎儿肝脏储存的铁量不足,不仅影响婴儿早期血红蛋白合成,引起胎儿贫血,还影响含铁酶(血红素)的合成,从而影响脑内多巴胺 D2 受体的产生,对胎儿及新生儿智力和行为发育产生不可逆的影响。当孕妇严重贫血时,经胎盘供氧和营养物质不足以满足胎儿生长所需,可造成胎儿生长受限、胎儿窘迫、早产或胎死宫内。

(二)咨询指导

1. 暂缓妊娠,复查或到血液科进一步检查,明确诊断。找准病因,对症治疗。缺铁性贫血:补充铁剂;巨幼细胞贫血:加强营养,改变不良饮食习惯,多食新鲜蔬菜、水果、瓜豆类、肉类、动物肝及肾等食物,补充叶酸和维生素 B_{12};地中海贫血:详见本章第八节。此外,女性病人要注意月经量,排除月经过多导致的贫血。

2. 中度以上贫血(Hb<90g/L)的女性,应在贫血得到彻底纠正后再考虑怀孕。孕期密切监测,适当增加营养,定期检查,继续注意防治贫血。

3. 重度贫血(Hb30~59g/L)和极重度贫血(Hb<30g/L),不宜妊娠。

二、高血压

高血压的诊断是在未使用降压药物的情况下,收缩压 $\geq$ 140mmHg 和(或)舒张压 $\geq$ 90mmHg,一般需要非同日测量 2~3 次来确诊。高血压是多种心脑血管疾病的重要病因和危险因素,影响重要脏器(如心、脑、肾)的结构与功能,最终导致这些器官的功能衰竭,是心血管疾病死亡的主要原因之一。

孕前发现的血压升高可能存在两种情况,一是患有慢性高血压疾病,二是一过性血压升高。咨询指导时应详细了解对象的相关情况,如相关疾病、用药、生活及工作情况等,以便有针对性地进行咨询指导。目前研究表明,体重和避孕药物的使用与血压增高有关联,高血压病人约 1/3 有不同程度的肥胖,血压与 BMI 呈显著正相关。服避孕药妇女血压升高发生率及程度与服用时间长短有关,35 岁以上妇女容易出现血压升高。

(一)风险评估

1. 患有高血压的女性,在血压没有得到有效控制时怀孕会对母儿造成危害,严重时可危及母儿生命。慢性高血压病人孕期容易并发子痫前期、子痫等;孕前严重高血压,孕期可能加重病情,导致心衰、脑血管意外等严重并发症。同时,妊娠期高血压可导致子宫收缩乏力、胎盘早剥,引起产后出血。妊娠期合并高血压,由于子宫胎盘血流灌注不足,可致胎儿生长受限、胎儿窘迫、胎盘早剥等,从而导致早产、低出生体重儿、死胎、新生儿窒息、早期新生儿死亡等。

2. 部分降血压药物可能导致胎儿畸形,如血管紧张素转化酶(AEC)抑制剂类药物(表 5-3)。

表 5-3 常用降压药物对胎儿的风险水平分级

药物名称	风险等级[1]	药物名称	风险等级
贝拉普利	C/D[2]	六甲双胺	C
卡托普利	C/D	肼屈嗪	C
依那普利	C/D	拉贝洛尔	C/D
雷米利普	C/D	甲基多巴	B
依普沙坦	C/D	米诺地尔	C
替米沙坦	C/D	硝普钠	C
阿替洛尔	C/D	硝苯地平	C
可乐定	C	利血平	C/D
非诺多巴	B	酚妥拉明	C
胍乙啶	C	特拉唑嗪	C

注:1. 风险等级:药物风险等级(A,B,C,D,X)的依据是药物对胎儿的风险水平,所有的药物都有风险等级。等级的定义使用的是美国食品和药物管理局的方法。

2. 表格中两种风险等级间加斜杠(如 C/D)说明药物对胎儿有不同的风险,这取决于何时使用和使用时间的长短。

(二)咨询指导

1. 暂缓妊娠,到心血管内科进一步检查,明确诊断。若明确为一过性血压升高者可以妊娠,但孕前和孕期要注意监测血压,生活规律,改变不良生活习惯。

2. 确诊为慢性高血压,但无明显并发症病人,孕前须抗高血压治疗,待血压得到有效控制后再妊娠,具体的妊娠时间应遵循心血管内科医师的建议,孕期应接受产科和心血管内科医师的严密观察、定期随访和咨询指导,以保障母儿的安全。

3. 严重高血压(血压 ≥ 160/100mmHg),或合并有肾脏功能不全、心脏扩大、冠状动脉硬化者,不宜妊娠。

4. 如果明确是口服避孕药引起的高血压,一般为轻度,并且可逆转,在终止避孕药后 3~6 个月血压常可恢复正常。

5. 慢性高血压合并糖尿病、高血脂要在专科医师指导下同时治疗,尽量选择对胎儿影响小的药物。并注意药物间的相互作用。

三、心脏病

孕前心脏病可分为结构异常和功能异常两类。结构异常性心脏病包括先天性、瓣膜性心脏病和心肌病等。功能异常性心脏病主要指各种无心血管结构异常的心律失常。本章讨论内容不包括先天性心脏病,先天性心脏病咨询指导要点见常见遗传病的风险评估和咨询指导。

心脏受到外来或机体内在因素作用而致病,常见的有动脉粥样硬化、风湿性心脏病、高血压性心脏病、肺源性心脏病、感染性心脏病、内分泌性心脏病等。

根据病人对一般体力活动的耐受程度,将心脏病病人的心功能分为 Ⅰ ~ Ⅳ。

Ⅰ级:一般体力活动不受限制。

Ⅱ级:一般体力活动轻度受限制,活动后心悸、轻度气短,休息时无症状。

　　Ⅲ级：一般体力活动明显受限，休息时无不适，轻微日常工作时感不适、心悸、呼吸困难，或既往有心力衰竭史。

　　Ⅳ级：一般体力活动严重受限，不能从事任何体力活动，休息时有心悸、呼吸困难等心力衰竭表现。

　　心功能Ⅰ、Ⅱ级为 C 类人群，心功能Ⅲ、Ⅳ级为 X 类人群。心脏病妇女妊娠风险分级及分层管理（表 5-4）。

表 5-4　心脏病妇女妊娠风险分级及分层管理

分级	妊娠风险	就诊医院级别
Ⅰ级	孕妇死亡率未增加，母儿并发症未增加或轻度增加	二、三级妇产科专科医院或者二级及以上综合性医院
Ⅱ级	孕妇死亡率轻度增加或者母儿并发症中度增加	二、三级妇产科专科医院或者二级及以上综合性医院
Ⅲ级	孕妇死亡率中度增加或者母儿并发症重度增加	三级妇产科专科医院或者三级综合性医院
Ⅳ级	孕妇死亡率明显增加或者母儿并发症重度增加；需要专家咨询；如果继续妊娠，需告知风险；需要产科和心脏科专家在孕期、分娩期和产褥期严密监护母儿情况	有良好心脏专科的三级甲等综合性医院或者综合实力强的心脏监护中心
Ⅴ级	极高的孕妇死亡率和严重的母儿并发症，属妊娠禁忌证；如果妊娠，须讨论终止问题；如果继续妊娠，需充分告知风险；需由产科和心脏科专家在孕期、分娩期和产褥期严密监护母儿情况	有良好心脏专科的三级甲等综合性医院或者综合实力强的心脏监护中心

　　注：1mmHg = 0.133kPa

　　来源：中华医学会妇产科学分会产科学组．妊娠合并心脏病的诊治专家共识（2016）．中华妇产科杂志，2016，51（6）：401-409．

(一)风险评估

1. 妊娠期总血容量较非孕期增加30%~45%,血容量增加引起心排出量增加和心率加快,使心脏负担加重,分娩时大量回心血量增多,进一步加重心脏负担,极易发生心衰,甚至死亡。心脏病病人分娩时还会增加剖宫产的机会。

2. 心脏病病人妊娠后,心脏功能良好,胎儿相对安全。但若妊娠期心功能恶化,其流产、早产、死胎、胎儿生长受限、胎儿窘迫及新生儿窒息等发生率均明显增高。围产儿死亡率是正常妊娠的2~3倍。

3. 某些治疗心脏病的药物对胎儿存在潜在的毒性反应,如地高辛可自由地通过胎盘到达胎儿体内(表5-5)。

表5-5 常用心脏药物对胎儿的风险水平分级

药物名称	风险等级	药物名称	风险等级
胺碘酮	D	氟卡尼	C
溴苄胺	C	毛花苷丙	C
去乙酰毛花苷	C	利多卡因	B
洋地黄	C	美西律	C
地高辛	C	莫雷西嗪	B
丙比胺	C	普鲁卡因胺	C
多非利特	C	普罗帕酮	C
恩卡尼	B	索他洛尔	B/D

4. 某些先天性心脏病与遗传因素有关,子代再发风险较正常人群增加5倍。

(二)咨询指导

1. 暂缓妊娠,到心血管内科进一步检查,评估心功能情况。若心功能为 I、II级,在病情稳定的情况下可以妊娠,但具体的妊娠时间应遵循心血管内科医师的建议。

2. 若心功能为Ⅲ、Ⅳ级,孕产妇死亡率高,不宜妊娠。

3.可以妊娠的,孕期应接受产科和心血管内科医师的严密观察、定期随访和咨询指导,以保障母儿的安全。

4.所有先天性心脏病再生育夫妇,经专科医师评估后妊娠者,均要强调孕期保健,进行产前诊断,评估子代再发风险。

四、糖尿病

糖尿病是一组以慢性血葡萄糖(简称血糖)水平增高为特征的代谢性疾病,是由于胰岛素分泌和(或)作用缺陷所引起。目前糖尿病的诊断标准通用国际上 WHO 糖尿病专家委员会提出的诊断标准(1999):糖尿病症状加任意时间血浆葡萄糖 $\geq 11.1mmol/L(200mg/dl)$,或 FPG $\geq 7.0mmol/L(126mg/dl)$,或 OGTT2hPG $\geq 11.1mmol/L(200mg/dl)$,需要重复一次确认,诊断才能成立。

体检中发现的血糖升高可能存在两种情况,一是本身患有糖尿病但无症状,二是由于未空腹采血致血糖升高。咨询指导时应详细了解对象的相关情况,如相关疾病、用药、饮食、运动、生活及工作情况等,以便有针对性地进行咨询指导。

(一)风险评估

1.对孕妇的影响　使原有病情加重,甚至危及孕妇生命;出现反复发作的外阴阴道假丝酵母菌病;妊娠期高血压疾病发生风险增加;感染的发生风险增加;羊水过多发生风险增加;易发生糖尿病酮症酸中毒。剖宫产率增加。

2.对胎儿的影响　由于孕妇高血糖可使胎儿自然流产和早产风险增加;胎儿生长受限(FGR)、足月小样儿、围产儿死亡、胎儿畸形、巨大儿或大于胎龄儿、低血糖症、呼吸窘迫综合征、产伤、高胆红素血症、低血钙、红细胞增多症等新生儿并发症增加。另外,某些治疗糖尿病的药物,如胰岛素、二甲双胍和格列本脲等,大多可通过胎盘或缺乏长期安全性的数据,对胎儿存在潜在的毒性反应(见表5-6)。

表 5-6　常用降糖药物对胎儿的风险水平分级

药物名称	风险等级	药物名称	风险等级
阿卡波糖	B	二甲双胍	B
醋磺己脲	C	米格列醇	B
格列美脲	C	吡格列酮	C
格列吡嗪	C	罗格列酮	C
格列本脲	C	甲磺丁脲	C
胰岛素	B	曲格列酮	B

有妊娠期糖尿病(GDM)史的妇女,再次妊娠时发生 GDM 的可能性为 30%~50%,因此,产后 1 年以上计划再生育的妇女,应在孕前或孕早期行 OGTT。如果血糖正常,也仍然需在孕 24~28 周再行 OGTT。

(二)咨询指导

1. 暂缓妊娠,到内分泌科进一步检查,明确诊断。若明确为未空腹采血,复查血糖正常者可以妊娠,但孕前注意血糖监测及孕后做好妊娠期糖尿病规范筛查和检测。注意生活规律,改变不良饮食习惯。

2. 若确诊为糖尿病,则在计划妊娠前做好如下准备:全面检查;停用口服降糖药物,改用胰岛素控制血糖,妊娠前应停用妊娠期禁忌药物,如血管紧张素转移酶抑制剂和血管紧张素 Ⅱ 受体拮抗剂。如果妊娠前应用了 ACEI 治疗糖尿病肾病,一旦发现妊娠,立即停用;告知对象,妊娠前或妊娠期停用 ACEI 后蛋白尿可能会明显加重;严格控制血糖,并加强血糖监测;严格将血压控制在 130/80mmHg 以下;停用他汀类及贝特类调脂药物;加强糖尿病健康教育;戒烟。

3. 器质性病变较轻、血糖控制良好者,可在积极治疗、密切监护下继续妊娠。孕期应接受产科和内分泌科医师的严密观察、定期随访和咨询指导,严格控制血糖值。孕早期还应进行基线眼科检查,以后根据视网膜病变的程度进行监测,以保障母儿的安全。

4. 糖尿病妇女于妊娠前应确定糖尿病的严重程度。A、B、C级糖尿病病人,可在密切监护和积极治疗下将血糖控制在良好、稳定状态下继续妊娠;未经治疗的D、F、R级糖尿病一旦妊娠,对母儿危险均较大,应安全避孕,不宜妊娠。如果怀孕应尽早终止妊娠。

附:《中国糖尿病防治指南》建议

1. 糖尿病妇女应计划妊娠,在糖尿病未得到满意控制之前应采取避孕措施。应告知计划妊娠的妇女在妊娠期间血糖强化控制的重要性及糖尿病可能对母婴带来的危险。

2. 在计划妊娠之前,应认真地回顾如下病史和进行相应的检查:

(1) 糖尿病的病程。

(2) 急性并发症,包括感染史、酮症酸中毒、低血糖。

(3) 慢性并发症,包括大、小血管病变和神经系统病变。

(4) 详细的糖尿病治疗情况。

(5) 其他伴随疾病和治疗情况。

(6) 月经史、生育史、节育史。

(7) 家庭和工作单位的支持情况。

3. 如计划妊娠,应在受孕前进行如下准备:

(1) 开始口服叶酸。

(2) 停用口服降糖药物,改为用胰岛素控制血糖。

(3) 停用他汀类药物。

(4) 严格将血压控制在 <130/80mmHg。将控制高血压的血管紧张素转换酶抑制剂(ACEI)替换为甲基多巴或钙通道阻滞剂。

(5) 严格控制血糖,加强血糖监测。将血糖控制在空腹血糖 70~100mg/dl(毛细血管全血)之间,餐后血糖在 90~140mg/dl(毛细血管全血)之间。

(6) 检查有无视网膜病变并对视网膜病变加强监测治疗。

（7）加强糖尿病教育。

（8）戒烟。

五、甲状腺疾病

孕前常见的甲状腺疾病包括甲状腺功能亢进症和甲状腺功能减退症。

甲状腺功能亢进（简称甲亢）是由多种因素引起的甲状腺激素分泌过多所致的一种常见内分泌病。诊断标准包括：高代谢症状和体征；甲状腺肿大；血清 TT_4、FT_4 增高，TSH 减低。具备以上三项诊断即可成立。甲亢合并妊娠者虽然并不多见，但一旦妊娠、分娩期间出现甲亢危象，可危及孕产妇生命。

甲状腺功能减退（简称甲减）是由各种原因导致的低甲状腺激素血症或甲状腺激素抵抗而引起的全身性低代谢综合征。其病理特征是黏多糖在组织和皮肤堆积，表现为黏液性水肿。我国学者报告的临床甲减患病率是 1.0%，发病率为 2.9/1000。诊断标准包括：甲减的症状和体征；实验室检查血清 TSH（促甲状腺激素）增高，FT_4 减低，原发性甲减即可成立。实验室检查血清 TSH 减低或者正常，TT_4（血清总甲状腺素）、FT_4（血清游离甲状腺素）减低，考虑中枢性甲减。

（一）风险评估

1. 甲状腺功能亢进症

（1）对孕妇的影响：未控制的甲亢使妊娠妇女流产、早产、胎盘早剥等的发生率增加，孕妇易并发子痫前期、妊娠期糖尿病，在分娩、手术、感染、精神紧张、疲劳、饥饿等应激情况下易发生甲亢危象，导致心、肝功能衰竭，水电解质紊乱，甚至可造成生命危险。

（2）对胎儿的影响：未控制的甲亢使早产儿、胎儿生长受限、足月小样儿等危险性提高。母体的 TSAb 可以通过胎盘刺激胎儿的甲状腺引起胎儿或新生儿甲亢。某些抗甲状腺素类药物对胎儿存在潜在的毒性反应，如他巴唑可通过胎盘到达胎儿（表 5-7）。

表 5-7　常用抗甲状腺素类药物对胎儿的风险水平分级

药物名称	风险等级	药物名称	风险等级
卡比马唑	D	丙硫氧嘧啶	D
甲巯咪唑	D	Na^{131}I	X

2. 甲状腺功能减退症

(1) 对母亲的影响:可导致妇女月经紊乱、不孕、难产、子痫前期、胎盘早剥、产后出血、心功能不全等。临床甲减病人生育能力减低。

(2) 对胎儿的影响:妊娠期母体甲减与自发性流产、胎儿窘迫、早产以及低出生体重儿的发生有关。母亲甲状腺激素缺乏还可以导致后代智力发育障碍。某些治疗甲状腺功能减退症的药物可能对胎儿存在潜在的毒性反应,如左甲状腺素可通过胎盘到达胎儿(表 5-8)。

表 5-8　常用甲状腺激素类药物对胎儿的风险水平分级

药物名称	风险等级	药物名称	风险等级
碘化甲状腺素	A	普罗瑞林	C
左甲状腺素	A	甲状腺球蛋白	A
碘塞罗宁	A	干甲状腺粉	A
复方甲状腺素	A	促甲状腺素	C

(二)咨询指导

1. 暂缓妊娠,建议到内分泌科进一步检查,明确诊断。由专科医师确定能否妊娠。

2. 如果病人甲亢未控制,建议经过治疗,病情稳定后怀孕,且孕期要密切监测甲状腺功能;如果病人正在接受抗甲状腺药物(ATD)治疗,血清 TT$_4$、TT$_3$(血清总三碘甲腺原氨酸)达到正常范围,停 ATD 或者应用 ATD 的最小剂量,可以怀孕,具体的妊娠时间应遵循内分泌科医师的建议;妊娠时可以给予 ATD 治疗,因为 ATD 可以通过胎盘影响胎儿的甲状腺功能,尽可能使用较小剂量的 ATD 实现控制甲亢的目的。首选 PTU,因该药不易通过胎盘。甲亢病人妊娠后需要密切监测孕妇的甲状腺激素水平,血清 TT_4、FT_4 应当维持在妊娠期正常范围的上限水平。

3. 如果病人已经确诊为甲减,需要调整 $L-T_4$ 剂量,使血清 TSH 达到正常值范围内,再考虑怀孕,具体的妊娠时间应遵循内分泌科医师的建议。如果病人出现严重的并发症,则不宜妊娠。孕期应接受产科和内分泌科医师的严密观察、定期随访和咨询指导,以保障母儿安全。

六、慢性肾小球肾炎

慢性肾小球肾炎简称慢性肾炎,系指蛋白尿、血尿、高血压、水肿为基本临床表现,起病方式各有不同,病情迁延,病变进展缓慢,可有不同程度的肾功能减退,最终将发展为慢性肾衰竭的一组肾小球病。凡是尿化验异常(蛋白尿、血尿、管型尿)、水肿及高血压病史达一年以上,无论有无肾功能损害均应考虑慢性肾炎,在除外继发性肾小球肾炎及遗传性肾小球肾炎后,临床上可诊断为慢性肾炎。

(一)风险评估

1. **对母亲的影响**　慢性肾炎病人妊娠后易并发子痫前期、子痫,使高血压、蛋白尿加重,肾功能受损加重。

2. **对胎儿的影响**　慢性肾炎病人妊娠常引起早产、胎儿窘迫、胎儿生长受限,甚至胎死宫内。

(二)咨询指导

1. 孕前需在肾病专科医师的指导下进行全面检查,了解既往及目前疾病的状况;既往妊娠时母儿的情况,特别是既往及目前的高血压、蛋白尿、肾功能的情况,由肾病专科医师评估后决定能否妊娠。

2. 孕期尽量避免使用肾毒性药物,如氨基糖苷类抗生素、含马兜铃酸中药等,以免加重肾脏损害。

3. 孕期应接受产科和肾病专科医师的严密观察、定期随访和咨询指导,以保障母儿安全。

七、肾病综合征

肾病综合征是由肾脏微小病变或局灶性及阶段性肾小球肾炎或膜性肾小球肾炎引起的肾脏疾病。其临床特点为：蛋白尿、低蛋白血症、高脂血症、贫血、水肿，尿镜检异常，肾功能异常。诊断标准：①尿蛋白 >3.5g/d；②血浆白蛋白 <30g/l；③水肿；④血脂升高。其中①②两项为诊断所必需。必须首先除外继发性病因和遗传性疾病，才能诊断为原发性肾病综合征，最好能进行肾活检，作出病理诊断。

（一）风险评估

1. 对母亲的影响　肾病综合征病人妊娠后，50% 以上孕妇蛋白尿增加，约 2/3 病人蛋白尿 >3g/d，常伴有肾功能进行性恶化；孕妇的预后取决于病因及肾功能不全的程度，如孕前已有肾功能不全，甚至伴有中、重度高血压者，孕妇预后较差，其子痫发生率为 60%，20% 发展为终末肾病。

2. 对胎儿的影响　胎儿预后取决于母亲的病因及肾功能不全的程度，孕前无高血压、无肾功能不全者，多数妊娠结局良好，但孕前已有肾功能不全，甚至伴有中、重度高血压者，胎儿预后较差，早产发生率为 45%。

（二）咨询指导

1. 暂缓怀孕，孕前需在肾病专科医师的指导下进行全面检查，了解既往及目前疾病的状况，既往妊娠的母儿情况，特别是既往及目前的高血压、蛋白尿、肾功能的情况，由肾病专科医师评估后决定能否妊娠。

2. 孕期应接受产科和肾病专科医师的严密观察、定期随访和咨询指导，以保障母儿安全。

八、乙型病毒性肝炎

乙型病毒性肝炎是由乙型肝炎病毒（HBV）引起的、主要通过血液途径传播的肝脏疾病，简称乙型肝炎。由于受病毒因素、宿主因素及环境因素的影响，HBV 感染后可出现不同的结局或临床类型，如急性乙型肝炎、慢性乙型肝炎、慢性乙型肝炎病毒携带者等。慢性 HBV 感染通常分 3 个阶段（免疫耐受期、免疫激活期、低水平复制或无复制期）。诊断标准包括：有乏力、恶心、呕吐、食欲减退、肝大等症状，黄疸型者巩膜及皮肤可出现黄染、伴有皮肤瘙痒；肝脏损伤时血清 ALT 和 AST 活性升高，但并无病因特异性；血清 HBV 标志物检测（乙型肝炎病毒五项检查）可确诊（表 5-9）。

(一)风险评估

1. 乙型肝炎妇女妊娠后，肝功能异常者，妊娠后可加重肝功能损害，凝血因子合成功能减退，易发生产后出血。急性病毒感染发生于妊娠早期，可加重早孕反应，发生于妊娠晚期，妊娠期高血压疾病发生率增高。

2. 乙型肝炎妇女妊娠后胎儿畸形率增加近 2 倍，早产、流产、死胎和死产的发生率明显增高；存在母婴垂直传播风险。

3. 精子携带的乙型肝炎病毒可通过感染宫腔或带入受精卵的途径而感染胎儿，增加胎儿畸形、流产、早产、胎死宫内的风险。

表 5-9 乙肝病毒血清标志物的临床意义

序号	HBsAg	HBsAb	HBeAg	HBeAb	HBcAg	临床意义
1	–	–	–	–	–	过去和现在未感染过 HBV
2	–	–	–	–	+	①既往感染未能测出抗–HBs；②恢复期 HBsAg 已消失，抗–HBs 尚未出现；③无症状 HBsAg 携带者
3	–	–	–	+	+	①既往感染过 HBV；②急性 HBV 感染恢复期；③少数标本仍有传染性

序号	HBsAg	HBsAb	HBeAg	HBeAb	HBcAg	临床意义
4	-	+	-	-	-	①注射过乙肝疫苗有免疫；②既往感染；③假阳性
5	-	+	-	+	+	急性 HBV 感染后康复
6	+	-	-	-	+	①急性 HBV 感染；②慢性 HBsAg 携带者；③传染性弱
7	-	+	-	-	+	①既往感染，仍有免疫力；② HBV 感染，恢复期
8	+	-	-	+	+	①急性 HBV 感染趋向恢复；②慢性 HBsAg 携带者；③传染性弱。即俗称的"小三阳"
9	+	-	+	-	+	急性或慢性乙型肝炎感染。提示 HBV 复制，传染强。即俗称的"大三阳"
10	+	-	-	-	-	①急性 HBV 感染早期,急性 HBV 感染潜伏期；②慢性 HBV 携带者,传染性弱
11	+	-	-	+	-	①慢性 HBsAg 携带者易转阴；②急性 HBV 感染趋向恢复
12	+	-	+	-	-	急性 HBV 感染早期或慢性携带者,传染性强
13	+	-	+	+	+	①急性 HBV 感染趋向恢复；②慢性携带者

续表

序号	HBsAg	HBsAb	HBeAg	HBeAb	HBcAg	临床意义
14	+	+	−	−	−	①亚临床型 HBV 感染早期;②不同亚型 HBV 二次感染
15	+	+	−	−	+	①亚临床型 HBV 感染早期;②不同亚型 HBV 二次感染
16	+	+	−	+	−	亚临床型或非典型性感染
17	+	+	−	+	+	亚临床型或非典型性感染
18	+	+	+	−	+	亚临床型或非典型性感染早期。HBsAg 免疫复合物,新的不同亚型感染
19	−	−	+	−	−	①非典型性急性感染;②见于抗−HBc 出现之前的感染早期,HBsAg 滴度低而呈阴性,或呈假阳性
20	−	−	+	−	+	非典型性急性感染
21	−	−	+	+	+	急性 HBV 感染中期
22	−	+	−	+	−	HBV 感染后已恢复
23	−	+	+	−	−	非典型性或亚临床型 HBV 感染
24	−	+	+	−	+	非典型性或亚临床型 HBV 感染
25	−	−	−	+	−	急性 HBV 感染趋向恢复

(二)咨询指导

1. 乙型肝炎病毒五项检查均为阴性,建议注射乙肝疫苗预防。

2. 如果 HBsAg(-)/HBsAb(-),需接种乙肝疫苗。

3. 如果 HBsAg(-)/HBsAb(+),则无须处理。

4. 如果 HBsAg(+)/HBeAb(+)/HBcAb(+),检测 HBV-DNA 病毒拷贝数,如 HBV-DNA<10^3 拷贝/ml,可以准备妊娠。如 HBV-DNA>10^3 拷贝/ml,需转诊肝病专科咨询能否妊娠。

5. 如果 HBsAg(+)/HBeAb(+)/HBcAb(+),HBV-DNA ≥ 10^5 拷贝/ml,肝功能异常者,暂不宜妊娠,需转诊肝病专科诊治。

6. 急性肝炎期和重症肝炎不宜妊娠。慢性肝炎治疗期间和停药 6 个月之内,建议采取有效避孕措施待评估后再妊娠;肝功能始终正常的感染者可以正常妊娠;肝功能异常者,经治疗恢复正常且停药 6 个月以上复查正常可以妊娠。使用干扰素期间必须安全避孕,阿德福韦酯和恩替卡韦妊娠前 6 个月和妊娠期间禁用,替诺福韦和替比夫定孕中晚期使用对胎儿无明显影响。常用乙肝治疗药物对胎儿的风险水平分级(表 5-10)。

表 5-10　常用乙肝治疗药物对胎儿的风险水平分级

药物名称	风险等级	药物名称	风险等级
替诺福韦	B	阿德福韦	C
替比夫定	B	恩替卡韦	C
拉米夫定	C	聚乙二醇干扰素 α-2α	C

7. 在进行抗病毒治疗期间怀孕,应终止妊娠;如口服核苷(酸)类似药物治疗,若是妊娠 B 级药物,可继续治疗,若非妊娠 B 级药物,应更换为妊娠 B 级药物,不建议终止妊娠。

8. 妊娠病人血清 HBV-DNA 高载量是母婴传播的高危因素之一,新生儿标准乙肝免疫预防接种及母亲有效的抗病毒治疗可显著降低 HBV 母婴传播的发生率。妊娠中后期如果检测 HBV-DNA 载量 >$2×10^6$U/ml,在与病人充分沟通并权衡利弊后,可于妊娠第 24~28 周开始给予替诺福韦、替比夫定和拉米夫定。建议于产后 1~3 个月停药,停药后可以母乳喂养。

9. 男性乙肝病毒携带者在孕前同样需要进行乙肝两对半、肝功、肝脏超声、乙肝病毒 DNA 等检查,选择肝功正常、病毒复制低的时机怀孕。男性应用 IFN-α 治疗,应在停药 6 个月后方可考虑生育;应用 NAs 抗病毒治疗,目前没有证据证明 NAs 对精子有不良影响,可在充分沟通的前提下考虑生育。

九、结核病

结核病(tuberculosis)是由结核分枝杆菌引起的一种慢性感染性疾病,以肺结核最常见,临床多呈慢性过程,表现为长期低热、咳痰、咯血等,主要病变为结核结节、浸润、干酪样变和空洞形成。对人致病的主要是人型(H37Rv)结核分枝杆菌,排菌的开放性肺结核病人是主要传染源,经空气传播;在一些特定条件下结核菌的形态、致病力、药物敏感性等特性可发生改变,耐药性为结核分枝杆菌重要的生物学特性。结核病的治疗主要包括抗结核化学药物治疗、对症治疗和手术治疗,其中化疗是治疗和控制疾病、防止传播的主要手段。治疗原则:早期、规范、全程、联合、适量,治疗方案分为强化和巩固两个阶段。目前 WHO 制定的一线药物为异烟肼(INH)、利福平(RFP)、吡嗪酰胺(PZA)、链霉素(SM)、乙胺丁醇(EMB)。

(一)风险评估

1. **健康风险** 妊娠、恶性肿瘤以及过度劳累等易诱发结核病,结核分枝杆菌除肺外还可侵袭多种脏器和组织如泌尿生殖系统、肠道、浆膜腔等,从而导致不孕。

2. 患活动性肺结核的妇女,妊娠后会增加脏器负荷、加重机体负担和反应,进而损害胎儿的健康发育,极易诱发流产、胎死宫内、早产、低体重儿的可能性大。

3. 孕妇在产前、产时及产后均可将结核菌传染给下一代;WHO 制定的一线抗结核药物异烟肼、利福平、乙胺丁醇对胎儿虽没有确定的致畸证据,但是对机体多脏器、组织和功能都有明显损害(表 5–11)。

表 5–11 一线抗结核药物主要不良反应及对胎儿的风险水平分级

药物名称	主要不良反应	风险分级
异烟肼	周围神经炎、肝功能损害	C
利福平	肝功能损害、过敏反应,妊娠 3 个月内忌用、超 3 个月慎用	C
吡嗪酰胺	肝功能损害、胃肠不适、高尿酸血症、关节痛	C
链霉素	耳毒性、前庭功能损害和肾功能损害	D
乙胺丁醇	视神经炎	B

(二)咨询指导

1. 暂缓怀孕,可疑肺结核病人应到专科医院诊治,待结核病彻底治愈停药至少 3 个月后再考虑怀孕。目前通过合理的、标准的化学治疗方案对结核的治疗效果都不错,但主要是由于药物治疗时间较长和药物对机体和胎儿的毒副作用才是注意的要点。

2. 在发病期间及治疗过程中应暂缓怀孕。经正规治疗痊愈者,应进行生殖系统生殖能力检查,在医师指导下作怀孕生育准备。

3. 结核病活动期或有严重器官功能障碍者,不宜妊娠。

第四节 生殖道感染性疾病

一、外阴阴道假丝酵母菌病

外阴阴道假丝酵母菌病(VVC)是由假丝酵母菌引起的常见外阴阴道炎症。国外资料显示,约 75% 妇女一生中至少患过 1 次该病,45% 以上的妇女经过 2 次及以上的发病。假丝酵母为机会致病菌,常见的诱因有:使用广谱抗生素、妊娠、糖尿病、大量应用免疫抑制剂及接受大剂量雌激素治疗、穿紧身化纤内裤、肥胖、性行为等。

（一）风险评估

易造成胎膜早破、早产，对胎儿的影响较小。

（二）咨询指导

1. 使用合格卫生产品，穿棉质透气内裤等进行预防。

2. 积极规范治疗，去除诱发因素，治愈后怀孕。

3. VVC 不是妊娠禁忌证，避开急性发作期均可怀孕。

4. 妊娠期应预防本病复发。

二、滴虫性阴道炎

滴虫性阴道炎是由阴道毛滴虫引起的炎性疾病，是一种常见的性传播疾病。经性交直接传播是主要的传播方式，也可经公共浴室、浴盆、浴巾、游泳池、坐便器、污染的器械及敷料等间接传播。

（一）风险评估

妊娠期滴虫性阴道炎可导致胎膜早破、早产及低出生体重儿，引起新生儿呼吸道和生殖道感染。

（二）咨询指导

毛巾、浴盆等个人卫生用品专用，避免交叉感染。

夫妻双方共同治疗，经过规范治疗，大多数可在短期内治愈，建议治愈后怀孕。治疗期间应避免性生活，若有性接触请使用避孕套。

三、细菌性阴道病

细菌性阴道病是由于阴道正常菌群的生态平衡发生紊乱，优势菌群乳酸杆菌减少或消失，厌氧菌及人型支原体等病原微生物过度生长而引起的疾病。诊断标准，下列 4 项中有 3 项阳性，即可临床诊断：

1. 均质、稀薄、白色阴道分泌物，常黏附于阴道壁。

2. 线索细胞（+）。

3. 阴道分泌物 pH>4.5。

4. 胺臭味试验（+）。

(一)风险评估

细菌性阴道病除导致阴道炎症外，还可引起子宫内膜炎、盆腔炎等其他不良结局，妊娠期可导致绒毛膜羊膜炎、胎膜早破、早产、产后子宫内膜炎等。

(二)咨询指导

目前尚无有效的预防措施，但注意经期卫生和个人卫生，避免阴道冲洗，能减少发生。经过规范治疗，大多数可在短期内治愈，建议治愈后怀孕。

四、宫颈炎

宫颈炎是妇科常见疾病之一，包括子宫颈阴道部炎症及子宫颈管黏膜炎症。有急性和慢性两种，急性宫颈炎常与急性子宫内膜炎或急性阴道炎同时存在，但以慢性宫颈炎多见。

(一)风险评估

患有宫颈炎、宫颈糜烂常会伴有宫颈分泌物较以前明显增多，质地黏稠，形成宫颈黏液栓，堵塞宫颈管；还有宫颈分泌物中含有大量的白细胞，这些都严重影响精子通过宫颈向上"游动"，不利的炎症环境不但使精子寿命变短、降低精子活力，而且炎症细胞还会包裹、吞噬大量的精子，剩下的部分精子还要被病原体及其代谢毒素所破坏；若伴有感染大肠埃希菌，还会使精子产生较强的凝集作用，也会使精子丧失活力；另外宫颈细胞所分泌的黏稠分泌物同样使精子难以顺利通过，影响生育。

(二)咨询指导

宫颈炎的发生与性生活有关系，自然或人工流产、诊断性刮宫以及分娩都可造成子宫颈损伤而导致炎症，成年女性应注意避孕，避免或减少人工流产手术，注意产后卫生，避免产后感染。

急性子宫颈炎主要使用抗生素治疗；慢性子宫颈炎则针对病因给予治疗。对病原体不清者，尚无有效治疗方法，可试用物理治疗；子宫颈息肉行息肉摘除术，术后将切除息肉送病理组织学检查;子宫颈肥大一般无需治疗。

五、盆腔炎

盆腔炎是指女性上生殖道的一组感染性疾病,主要包括子宫内膜炎、输卵管炎、输卵管卵巢脓肿、盆腔腹膜炎、炎症可局限于一个部位,也可同时累及几个部分,以输卵管炎、输卵管卵巢炎最常见。

(一)风险评估

盆腔炎若未得到及时、彻底治疗,可导致不孕和异位妊娠,慢性盆腔疼痛,炎症反复发作,从而严重影响女性的生殖健康。治愈后妊娠对孕妇和胎儿影响较小。

(二)咨询指导

治愈后怀孕。经恰当的抗生素治疗,绝大多数盆腔炎性疾病能彻底治愈。

第五节　性传播疾病

一、梅毒

梅毒是由苍白(梅毒)螺旋体引起的慢性、系统性性传播疾病。主要通过性途径传播,根据发展病程分为潜伏梅毒、一期梅毒、二期梅毒、三期梅毒。是《中华人民共和国传染病防治法》中,列为乙类防治管理的病种。孕妇可以通过胎盘将梅毒螺旋体传给胎儿引起先天性梅毒。梅毒孕妇即使病期超过 4 年,螺旋体仍可通过胎盘感染胎儿。胎儿也可在分娩时通过软产道被传染。

(一)风险评估

1. 对健康的影响　早期主要表现是皮损硬下疳、硬化性淋巴结炎、全身皮肤黏膜损害,晚期表现为永久性皮肤黏膜损害,可侵犯心血管、神经系统等多种组织器官而危及生命。男性感染梅毒可传染给女方,引起宫内感染。

2. 孕妇感染梅毒可造成不孕,引起流产、死胎、早产等。

3. 梅毒螺旋体可经胎盘传给胎儿或由父亲的精子直接带入受精卵影响胎儿,引起先天性梅毒,严重的会导致新生儿死亡。先天性梅毒儿占死胎 30% 左右,即使幸存,病情也较重。晚期先天性梅毒多出现在 2 岁以后,其致死率及致残率均明显增高。

(二)咨询指导

1. 暂缓怀孕,首选青霉素治疗,建议治愈后再怀孕,并在孕期密切监测。治疗期间应避免无保护屏障的性生活。

2. 所有孕妇均应在首次产前检查时进行梅毒血清学筛查。在梅毒高发地区或对高危孕妇,妊娠晚期和分娩时应再次筛查。

3. 妊娠早期治疗有可能避免胎儿感染,妊娠中晚期治疗可使受感染胎儿在出生前治愈。

4. 梅毒病人妊娠时,已接受正规治疗和随诊的,则无需再治疗。

二、淋病

淋病是由淋病奈瑟菌(简称淋菌)引起的以泌尿生殖系统化脓性感染为主要表现的一种最常见性传播疾病。约 10% 男性和 50% 女性在感染后不表现任何临床症状。治疗原则为尽早确诊、及时规范治疗,同时检查和治疗性伴侣。

(一)风险评估

1. 妇女感染淋病可导致急性宫颈炎、尿道炎、直肠肛门炎、弥散的泌尿生殖系统感染。合并淋菌性盆腔炎或前庭大腺炎,严重的可引起淋菌性脑膜炎、心内膜炎、心肌炎、脓疱病等。

2. 妊娠各期感染淋菌对妊娠结局均有不良影响。妊娠早期淋菌性子宫颈管炎可导致感染性流产和人工流产后感染。妊娠晚期淋菌性子宫颈管炎可使胎膜脆性增加,易发生绒毛膜羊膜炎、胎膜早破等。分娩后产妇抵抗力低,容易发生淋病散播,引起子宫内膜炎、输卵管炎等产褥感染,严重者可致播散性淋病。

3. 孕期胎儿可发生宫内感染和早产,早产发生率17%。宫内感染使胎儿生长受限、胎儿窘迫和死胎等。分娩时约1/3胎儿通过未治疗的产妇软产道而发生感染,引起新生儿淋菌性结膜炎、咽喉炎、肺炎,甚至出现淋菌败血症,使围产儿死亡率增加。若未及时治疗,结膜炎可发展累及角膜形成角膜溃疡、云翳,甚至发生角膜穿孔或虹膜睫状体炎、全眼球炎,导致失明。

4. 男性因炎症及药物治疗可影响性功能及精子活力与活率,并发前列腺炎、精囊炎、附睾炎可导致不育或引起女方流产。

(二)咨询指导

1. 淋病主要通过性交直接传播,要避免不安全的性接触。采取必要的隔离措施,个人用品专用,防止交叉感染。

2. 早期诊断、规范治疗(及时、足量、全程的抗生素治疗)是关键。建议夫妻双方共同治疗,治疗期间应避免无保护屏障的性生活。大多数可在短期内治愈,建议治愈后怀孕。

3. 妊娠期间应监测是否复发。

4. 男性治愈后最好随访3~6个月无复发生育为宜。

三、生殖器疱疹

生殖器疱疹是由单纯疱疹病毒(herpes simplex virus,HSV)侵犯生殖器部位皮肤和黏膜引起的炎症性、复发性的性传播疾病,表现为生殖器及肛门皮肤溃疡,易复发。

(一)风险评估

1. 对病人的健康及心理影响较大。

2. 多数原发性生殖器疱疹在妊娠早期并不会引起自然流产或死胎死产的发生率升高,但是在妊娠晚期可导致早产。严重宫内感染罕见。

3. 单纯疱疹病毒可以通过胎盘和产道感染新生儿,导致新生儿先天性感染。35%局限在眼部或口腔,30%发生脑炎等中枢神经系统疾病,25%出现伴有多个重要脏器损害的播散性疾病,幸存者中20%~50%出现严重发育障碍和中枢神经系统后遗症。

（二）咨询指导

1. 目前的抗病毒治疗方法不能彻底清除病毒和消除复发，主要是缓解症状、减轻疼痛、缩短病程及防治继发感染。

2. 使用的抗病毒药物——阿昔洛韦。美国 CDC 研究表明孕妇使用阿昔洛韦是安全的，妊娠早期使用阿昔洛韦，除短暂的中性粒细胞减少症外，尚未发现对胎儿或新生儿的其他副作用。

四、生殖道沙眼衣原体感染

生殖道沙眼衣原体感染指由沙眼衣原体引起的以泌尿生殖道炎症为主要表现的性传播疾病，沙眼衣原体引起的疾病范围广泛，可累及眼、生殖道和其他脏器，在成人，生殖道衣原体感染的传播途径通常是经过性传播。通过手－眼接触，可将生殖道分泌物接种至眼部，导致包涵体结膜炎。女性较男性多见，且常常无症状，并与淋菌混合感染。孕妇感染还可以发生围产期传播，感染新生儿。生殖道沙眼衣原体感染的临床表现特征是慢性经过。很多感染者无明显临床表现。

（一）风险评估

1. 沙眼衣原体上行感染，女性可引起急性子宫内膜炎、盆腔炎（PID）、宫外孕、不孕症等，男性可导致不育。

2. 孕妇多无症状或症状轻微。妊娠期沙眼衣原体的感染率为 10%~20%，可增加流产、早产和胎膜早破的危险，发生胎儿感染。

3. 胎儿宫内感染可引起低出生体重，经污染产道感染可引起新生儿眼炎和肺炎等。

（二）咨询指导

1. 建议夫妻双方共同治疗，经过规范治疗，大多数可在短期内治愈，治愈后怀孕。

2. 妊娠期治疗应选择对胎儿相对安全的药物。如果使用的药物对胎儿有致畸作用，应在停药 3~6 个月后妊娠，期间应采取有效的避孕措施。

3. 对感染的新生儿应及时治疗。

五、尖锐湿疣

尖锐湿疣是由人类乳头瘤病毒(human papilloma virus, HPV)低危亚型感染引起的鳞状上皮疣状增生病变,好发于外阴及肛门的性传播疾病;主要由 HPV6 和 HPV11 等型引起。由于引起尖锐湿疣的某些 HPV 亚型与宫颈癌的发生有关,因此需要格外重视。

(一)风险评估

1. 目前尚未发现人乳头瘤病毒与流产、早产、死胎等不良妊娠结局有关。

2. 孕妇感染 HPV 可传染给新生儿,其主要途径一般认为是胎儿经过软产道吞咽含 HPV 羊水、血或分泌物而感染,宫内感染极罕见,少数情况下可引起婴幼儿呼吸道乳头状瘤。

3. 巨大的尖锐湿疣可阻塞产道。此外,妊娠期尖锐湿疣组织脆弱,阴道分娩时容易导致大出血。尖锐湿疣在妊娠期容易复发和增大。

(二)咨询指导

1. HPV 主要经过性传播,不排除间接传播可能,要避免不安全的性接触。采取必要的隔离措施,个人用品专用,防止交叉感染。

2. 患尖锐湿疣应及时治疗,性伴或配偶应同时去医院检查。HPV 感染者应治愈后怀孕,整个孕期应密切监测病情。

3. 妊娠 36 周以前,位于外阴的小病灶可选用局部药物治理,病灶较大且有蒂者,可物理或手术治疗。不推荐全身使用干扰素。

4. 巨大病灶阻塞软产道应行剖宫产终止妊娠。目前尚不清楚剖宫产能否预防婴幼儿呼吸道乳头瘤的发生,因此,妊娠合并尖锐湿疣不是剖宫产的指征。产后部分疣体可迅速缩小,甚至自然消退。

六、艾滋病

艾滋病又称获得性免疫缺陷综合征,感染人类免疫缺陷病毒（human immunodeficiency virus，HIV）后导致免疫缺陷，并发一系列机会性感染及肿瘤，严重者可导致死亡的综合征。HIV主要存在于感染者和病人的血液、精液、阴道分泌物、乳汁中，主要通过性传播，其次是血液传播和母婴传播。

（一）风险评估

1. HIV 感染后目前没有好的治愈方法，对机体损害大，预后差，且需要长期治疗，费用高。

2. HIV 感染可使流产、早产、胎死宫内、胎儿畸形和新生儿死亡率增加。

3. HIV 可通过母婴传播，在怀孕、生产和母乳喂养过程中，均可将 HIV 病毒垂直传染给胎儿及婴儿。感染 HIV 的新生儿一般在生后 1~2 年出现症状，数年内死亡。

（二）咨询指导

1. 提倡婚前、孕前体检，避免不安全的性行为，禁止性乱交，避免传染给其他人。筛查发现阳性者，应到上级疾病控制中心进一步确诊。

2. 对孕前确诊 HIV 感染的妇女，生育意愿不强烈的，不建议妊娠。同时对其丈夫进行检测和治疗。对生育意愿强烈的，可先给予抗病毒治疗，待病情稳定后在妊娠、孕期做好母婴传播阻断的准备。

3. 对孕妇在整个孕期应密切检测病情变化，制订治疗方案，包括产科干预（终止妊娠，剖宫产）+ 抗病毒药物 + 人工喂养。

第六节 常见妇科疾病

一、妇科肿瘤

女性生殖器肿瘤可发生于女性生殖器的各个部位，以子宫和卵巢的肿瘤最为常见。常见的良性肿瘤是子宫肌瘤和卵巢良性肿瘤;恶性肿瘤常为宫颈癌、子宫内膜癌和卵巢癌。

女性生殖器肿瘤的病因是复杂的、多因素的,而且诸病因之间可能是有相互作用的;其发病过程也是多步骤、多途径的;即使是同一种肿瘤,也可以有不同的病因和发病机制。考虑可能的病因有:个体因素、感染因素、生活因素、卫生学与医学因素、人文社会因素、环境因素、遗传因素等。妇科肿瘤类型较为复杂,应根据肿瘤的大小、部位、病理类型等决定是否妊娠。根据病人年龄、肿瘤部位、病理类型及分期等选择相应治疗方法。妇科恶性肿瘤的治疗是早期以手术为主,手术后根据病情需要而加用放疗、化疗、生物学治疗等综合治疗。妇科良性肿瘤主要以手术治疗为主,术后定期随访。根据肿瘤的预后判断是否可以妊娠。如果妊娠,需作定期产前检查。加强孕前及孕期保健。

二、子宫肌瘤

子宫肌瘤是女性最常见的良性肿瘤,由平滑肌及结缔组织组成。常见于 30~50 岁的育龄期妇女。按照肌瘤与子宫肌壁的关系分为肌壁间肌瘤、浆膜下肌瘤、黏膜下肌瘤。子宫肌瘤常为多个,各种类型的肌瘤可发生于同一子宫,称为多发性子宫肌瘤。多无明显症状,仅在体检时偶然发现;症状与肌瘤部位、有无变性相关,而与肌瘤大小、数目关系不大。常见症状有经量增多和经期延长,下腹包块,白带增多,压迫症状等。

(一)风险评估

肌瘤对妊娠及分娩的影响与肌瘤类型及大小有关。黏膜下肌瘤可影响受精卵着床,导致早期流产;肌壁间肌瘤过大可使宫腔变形或内膜供血不足引起流产。生长位置较低的肌瘤可妨碍胎先露下降,使妊娠后期及分娩时胎位异常、胎盘低置或前置,产道梗阻等。胎儿娩出后易因胎盘粘连,附着面大或排除困难及子宫收缩不良导致产后出血。妊娠期及产褥期肌瘤易发生红色样变,但是采取保守治疗通常能缓解。妊娠合并子宫肌瘤多能自然分娩,但应预防产后出血。

(二)咨询指导

1. 无症状肌瘤一般不需要治疗,每 3~6 个月随访一次。

2. 药物治疗适用于症状轻者以缩小肌瘤,未变性的肌瘤可以妊娠,但孕期应密切观察。

3. 有手术适应证的肌瘤需手术后再妊娠。妊娠后做好产前检查。

三、子宫颈癌

子宫颈癌是最常见的妇科恶性肿瘤,早期子宫颈癌常无明显症状和体征,随着病变发展,可出现阴道流血,阴道排液,晚期可有贫血、恶病质等全身衰竭症状。

(一)风险评估

子宫颈癌病人如果接受化疗,所有化疗药物都属于妊娠期用药的 D 类或 X 类药物,妊娠期间化疗可能会引起自然流产、胎儿畸形、胎儿生长受限等。

(二)咨询指导

研究显示:超过 40% 的早期宫颈癌发生于渴望保留生育功能的育龄期妇女。因此,多数病人需要更为保守的治疗方案来治疗这些病变,以增加未来再次妊娠的可能性。

FIGO Ⅰ A1 期:根据大多数国际性指导方针,存在微浸润的早期宫颈癌病人第一步的诊断和治疗步骤为宫颈锥切术。在切缘阴性且不存在手术临床禁忌证的时候,锥形切除 + 活检可以作为确切的治疗方法。对于存在 LVSI 淋巴结转移风险增加的病人,推荐进行盆腔淋巴结清扫术(PLND),并进行前哨淋巴结活检。此外,对于此部分病人,也有一些学者建议行宫颈切除术,切除子宫颈和其周围的组织。

FIGO Ⅰ A2 期:对于希望保留生育功能的病人,标准的治疗方案为锥形切除 + 活检或根治性宫颈切除术 + 盆腔淋巴结清扫术。可以考虑行前哨淋巴结活检,但仍需进一步的验证。

FIGO Ⅰ B1 期(<2cm):研究证据显示,对于希望保留生育

功能的病人,宫颈切除 + 盆腔淋巴结清扫术是最合适的治疗方法。肿瘤直径 >2cm 可以明显增加复发的风险($\leqslant$ 2cm 时为3%,$\geqslant$ 2cm 时为 17%);因此,指南中强调,该治疗方法主要适用于肿瘤直径 <2cm 的病人。目前根据大多数国际性指南的推荐,肿瘤直径 <2cm 且希望保留生育功能的早期宫颈癌病人,根治性宫颈切除术是一种标准的治疗方法。肿瘤直径 <2cm、无淋巴结转移或 LVSI 的病人,发生宫旁浸润的可能性较小,对于有生育要求的病人可以选择较为保守的治疗方案(低发病率,高妊娠率)。有研究报告称,大约 60%~65% 的病人进行根治性宫颈切除术后的标本未发现残余病变的存在,因此,对低危风险的病人是否需要行根治性手术提出了质疑。最后,也有学者建议此类病人可以选择行宫颈锥切术和(或)NACT。

FIGO I B1 期(>2cm):肿瘤直径 >2cm,NACT 联合宫颈锥切术或根治性宫颈切除术均是经过验证的有效的治疗方式,但是对于 I B1 和 I B2 期病人,实施保留生育功能手术前通过 NACT 降分期的治疗方案仍处在研究阶段。

四、卵巢良性肿瘤

小的卵巢良性肿瘤多无症状,常在妇科检查或 B 超检查时偶尔发现,肿瘤增大时,可扪及肿块。

(一)风险评估

单发囊肿较小者,一般不影响怀孕。较大者可能会影响排卵导致不孕,怀孕后易引起早期流产,妊娠中期易发生蒂扭转,妊娠晚期可导致胎位异常,分娩时可导致难产。

(二)咨询指导

卵巢良性肿瘤一经发现,应根据瘤体的性质、大小、有无临床症状及对怀孕的影响决定治疗方式。

1. 生理性的(滤泡囊肿、黄体囊肿)直径 <5cm,可以怀孕,需定期随访观察,无须特殊处理;直径 $\geqslant$ 5cm,持续存在 2 个月经周期以上,应手术治疗。

2.病理性的应手术后再怀孕。孕期需继续随访。

五、子宫腺肌症

子宫腺肌症为子宫内膜腺体及间质侵入子宫肌层时引起的病变。多发生于 30~50 岁的经产妇。主要症状是经量过多、经期延长和逐渐加重的进行性痛经,疼痛位于下腹正中,常于经前 1 周开始,直至月经结束。

(一)风险评估

不孕发生率增加,怀孕后流产率增加。

(二)咨询指导

目前无根治性的药物,症状轻、病灶小的对象可以准备怀孕,如超过 1 年未怀孕,建议妇科就诊;症状体征明显、病变范围大的对象,建议妇科治疗;如果怀孕,孕期密切随访。

六、子宫内膜息肉

子宫内膜息肉是妇科的常见病,是由子宫内膜局部过度增生所致,表现为突出于子宫腔内的单个或多个光滑肿物,蒂长短不一。可引起不规则阴道流血、不孕。

(一)风险评估

不孕发生率增加,怀孕后流产率增加。

(二)咨询指导

尽早处理后怀孕。较小的息肉可随访观察或行诊断性刮宫;多发性或较大的息肉应在宫腔镜下除去病灶。如果怀孕,孕期密切随访。

七、生殖器结核

由结核分枝杆菌引起的妇女生殖器炎症,称为生殖道结核,又称为结核性盆腔炎。多见于 20~40 岁的妇女,常继发于身体其他部位结核如肺结核、肠结核等,约 10% 的肺结核病人伴有生殖器结核。

（一）风险评估

多数生殖器结核因不孕而就诊。

（二）咨询指导

采用抗结核药物治疗为主,虽然生殖器结核经治疗取得良好的疗效,但是治疗后的妊娠成功率极低,可行辅助生育技术助孕。

八、子宫内膜异位症

子宫内膜组织(腺体和间质)出现在子宫腔被覆黏膜以外的部位时,称为子宫内膜异位症。临床表现为持续加重的盆腔粘连、疼痛、不孕等。卵巢子宫内膜异位囊肿较大时,妇科检查可扪及与子宫粘连的肿块。

（一）风险评估

引起不孕、痛经和异位妊娠,缓解后妊娠对孕妇和胎儿影响较小。

（二）咨询指导

治疗异位症的根本目的是"缩减和去除病灶,减轻和控制疼痛,治疗和促进生育,预防和减少复发"。原则上症状轻的病人采用期待疗法,有生育要求的专科治疗,必要时采取辅助生育技术助孕。

九、多囊卵巢综合征

多囊卵巢综合征(polycystic ovarian syndrome,PCOS)是生育年龄妇女常见的一种复杂的内分泌及代谢异常所致的疾病,以慢性无排卵(排卵功能紊乱或丧失)和高雄激素血症(妇女体内男性激素产生过剩)为特征,主要临床表现为月经周期不规律、不孕、多毛和(或)痤疮,是最常见的女性内分泌疾病。

（一）风险评估

引起不孕、高胰岛素血症和高雄激素血症;妊娠期易发生妊娠期糖尿病、高血压等并发症。

（二）咨询指导

治疗后妊娠，必要时采取辅助生育技术助孕。

第七节　不良生活习惯和环境接触史

一、吸烟或被动吸烟

吸烟可以成瘾，称为烟草依赖。烟草依赖是造成吸烟者持久吸烟的重要原因，是一种慢性疾病，其国际疾病分类（ICD-10）编码为F17.2。烟草烟雾中含有7000余种化学成分，其中数百种为有害物质，至少69种为致癌物。

吸烟与被动吸烟均严重危害健康。被动吸烟包括二手烟及三手烟暴露，二手烟暴露是指不抽烟的人吸取其他吸烟者喷吐的烟雾的行为，一般说来被动吸烟15分钟以上时，就可以认为二手烟现象成立。三手烟是指烟民"吞云吐雾"后残留在衣服、墙壁、地毯、家具甚至头发和皮肤等表面的烟草烟雾残留物。研究表明，残留在衣服和家具上的香烟气味能被人体皮肤吸收。通风和污染程度的不同可能导致这些残留物存在几天、几周甚至数月。我国是世界上最大的烟草生产国和消费国，每年因吸烟导致死亡的人数已超过100万，至2050年将突破300万，同时二手烟及三手烟暴露极为普遍，但公众对其危害的认识严重不足。

（一）风险评估

1. 世界卫生组织的报告表明，吸烟对人类的危害是多方面的，主要导致哮喘、肺炎、肺癌、高血压、心脏病等。烟草烟雾中含有69种已知的致癌物，这些致癌物会引发机体内关键基因突变，正常生长控制机制失调，最终导致细胞癌变和恶性肿瘤的发生。有充分证据证明吸烟可以导致肺癌、口腔和鼻咽部恶性肿瘤、喉癌、食管癌、胃癌、肝癌、胰腺癌、肾癌、膀胱癌和宫颈癌,而戒烟可以明显降低这些癌症的发病风险。此外,有证据提示吸烟还可以导致结肠直肠癌、乳腺癌和急性白血病。

2. 烟草烟雾中含有多种可以影响人体生殖及发育功能的有害物质。妇女吸烟会损伤遗传物质,对内分泌系统、输卵管功能、胎盘功能、免疫功能、孕妇及胎儿心血管系统及胎儿组织器官发育造成不良影响。降低受孕率,导致前置胎盘、胎盘早剥、胎儿生长受限、新生儿低出生体重。此外,孕妇吸烟还可以导致异位妊娠和自然流产,增加婴儿猝死综合征的发病风险。孕妇暴露于二手烟可以导致婴儿猝死综合征和胎儿出生体重降低。此外,还可以导致早产、新生儿神经管畸形和唇腭裂。

3. 对于男性来说,吸烟可造成精子质量下降而影响自身的生育力。吸烟与精子质量下降存在量效、时效关系,大量吸烟(>20 支 / 天)及长期吸烟(烟龄超过 10 年)可能是引起不育的重要原因,还可引起流产、胎儿畸形等。此外,有证据提示吸烟还可以导致勃起功能障碍。

4. 吸烟对生殖和发育的其他影响,待进一步证据明确母亲在妊娠期吸烟可以导致新生儿发生先天畸形以及儿童发生身体、智力发育迟缓。三手烟的有害物质会引起人体细胞基因的突变,从而造成癌症和其他疾病的可能性。

(二)咨询指导

1. 戒烟　不存在无害的烟草制品,只要吸烟即有害健康,而戒烟是已被证实的减轻吸烟危害的唯一方法。吸烟的女性在妊娠前或妊娠早期戒烟,可以降低早产、胎儿生长受限、新生儿低出生体重等多种妊娠问题的发生风险。男性戒烟可以降低勃起功能障碍的发病风险,并改善病情。

2. 避免生活和工作在二手烟及三手烟烟雾环境中。没有所谓"安全暴露"水平,唯一能够有效避免非吸烟者遭受被动吸烟危害的方法就是室内环境完全禁烟。

3. 三手烟之所以不利于健康,是因为它包含重金属、致癌物甚至辐射物质，一旦婴儿在爬行或玩乐时，抓到东西就往嘴里塞，可能因此遭遇三手烟之害。

4. 孕妇被动吸烟对胎儿的危害程度与母亲主动吸烟是一样的，因此建议再生育夫妇在孕前 6 个月双方戒烟，并远离吸烟环境，避免烟草对胚胎的伤害。

二、饮酒

酒精对人体的危害也是多方面的。

(一)风险评估

1. 损害健康 无论男女在短时间大量饮酒，除损害食管和胃黏膜，引起食管炎、胃炎或溃疡病外，还可导致酒精中毒。长期大量饮酒可引起慢性酒精性肝病、肝硬化，诱发脑卒中等。

2. 影响生育力 女性喝酒过量会引起卵巢萎缩、月经不规则及不孕症。男性酗酒对自身生殖系统可产生多种损害，睾酮水平降低，睾丸损伤，并发睾丸萎缩、不育和性欲降低，勃起功能障碍，诱发生殖系统炎症等；还可导致精子数量减少、精子活力降低、精液质量下降。

3. 对胎儿的影响 妊娠头 3 个月饮酒会显著增加自然流产的风险。乙醇会影响胎儿生长发育。酒精极易透过胎盘进入胚胎体内，干扰胚胎的正常发育。同时，酒精能减少进入胎盘的血流量，导致胚胎的供血不足和供氧中断而使胎儿死亡。嗜酒孕妇产出的婴儿身材矮小，体重较轻，反应迟钝，常伴有颜面异常，如鼻子扁平、眼皮外翻、睑型扁平而狭小、鼻沟模糊等，医学上称之为胎儿酒精综合征。据法国调查报告：有轻度饮酒的孕妇和饮酒成瘾的孕妇，其胎儿死亡率分别是 9.9% 和 25.5%。

(二)咨询指导

孕前戒酒 3 个月以上再准备怀孕。

三、吸毒

吸毒是指采取各种方式，使用一些具有依赖性潜力的物质,这种使用与医疗目的无关,其结果是滥用者对该物质产生依赖状态,迫使他们无止境地追求使用,由此造成健康损害并带来严重的社会、经济甚至政治问题。吸毒的方式有口吸、鼻吸、口服、肌内注射和静脉注射等多种方式。

(一)风险评估

吸毒会影响性功能,影响卵子发育,诱发遗传物质突变,造成胚胎发育异常,胎儿畸形或死胎。毒品通过胎盘进入胎儿体内,引起流产、早产、低体重儿、胎儿畸形和智力低下。吸毒孕妇中断吸入毒品,可引起新生儿戒断综合征,表现为尖声哭闹、打哈欠、发热、喷嚏、流泪、出汗、心动过速、厌食、喂养困难等。

(二)咨询指导

1. 对于已成瘾的再生育夫妇,尤其是妻子,应明确建议转诊去专科医院,由专科医师视具体情况和干预效果再决定何时怀孕。原则上戒毒一年以后再怀孕。

2. 对吸毒的再生育妇女还应做性传播疾病的筛查(如 HIV、梅毒、乙肝等),预防病原微生物的母婴传播。

四、经常或长期接触环境毒害物

常见的生活/工作环境毒物见表 5-12。

表 5-12　常见的生活/工作环境毒物

毒害物	类型	相关的不良结局	暴露源
重金属 (C 类)	铅	精子异常,流产,月经不调,胎死宫内,智力低下等	焊锡、铅管、电池、涂料、陶瓷、冶炼厂的排放物
	汞	影响胎儿的运动、智力发育	温度计、反射镜涂层、燃料、墨水、杀虫剂、牙填充物、污染水源中的鱼类
	镉	对肾、肺、肝、睾丸、脑、骨骼及血液系统均可产生毒性,其生殖发育毒性主要影响生育力,导致胎儿神经管畸形	锌、铅矿石

续表

毒害物	类型	相关的不良结局	暴露源
有机溶剂	三氧乙烯、氧化苯、甲苯	出生缺陷	干洗剂、去污剂、去涂料剂、制药业及电子工业
塑料	氧化乙烯	降低生育力、染色体畸变、流产、胎死宫内、出生缺陷	塑料制造业
污染物	联苯二尿氯、联苯二溴	低出生体重、胎死宫内	杀虫剂、无碳复印纸、橡胶、化学剂、电子工业、灭火剂、摄入被污染的食物
杀虫剂	2,4,5-T及2,4,5-D磷酸盐	出生缺陷、流产、低出生体重	农场、居家、花园杀虫剂、木材处理
气体	一氧化碳、乙醚	减低生育力、流产、出生缺陷	牙科诊室、手术室、化学工业
放射线	放射线	不育、出生缺陷	医疗/口腔诊室、电子工业

(一)风险评估

对女性来说,可能影响卵子发育,月经紊乱、生育力下降。对男性生殖系统造成损害,引起性功能障碍、精液质量下降、生育力降低等。胎儿生长受限,低出生体重,出生后生长发育缓慢,精神发育缓慢,胎儿畸形等。

(二)咨询指导

1. 建议脱离接触环境毒害物的环境再妊娠。

2. 关于诊断性影像学检查的指导建议。2016年2月,美国妇产科医师学会(ACOG)发布了妊娠和哺乳期诊断性影像学检查指南,提出了推荐意见:

(1)超声和MRI虽没有风险,但仍需谨慎使用,建议只用于解答临床相关问题或对病人有益时使用。

(2)除少数例外,诊断性 X 线片、CT 及核医学影像带来的放射剂量远低于对胎儿的危害剂量。如果有必要将它们和超声及 MRI 结合起来辅助诊断,建议不应该拒绝使用。

(3)建议限制 MRI 中钆的使用,只有在极大程度帮助诊断或改善孕妇及胎儿预后时建议使用。

(4)使用钆对比剂后,不需要中断哺乳。

五、接触环境物理有害物

(一)高温

高温诱发出生缺陷与胚胎的发育阶段、高热程度和持续时间、个体敏感性有关。生活中人体接触高温的情况较多见,如感染引起体温升高,暴露于高温环境如热水浴、蒸汽浴等,还有中暑、接触电热器等。

1. **风险评估**　高温可能导致流产、死产发生增加。目前一些流行病学调查指出妊娠时高热与新生儿脑发育缺陷和心血管畸形有明显关系,对胎儿脑组织发育有不良影响,导致出生后智力低下。当母亲发热和酸中毒时,新生儿脑病的风险增加。

男性发热或处于高温环境将导致精液质量的下降。

2. **咨询指导**

(1)妊娠期妇女不要暴露于高温环境,如过热水浴(在 38.9℃的水中不能超过 15 分钟,或在 40.0~41.1℃的水中不能超过 10 分钟)、蒸汽浴;烈日下中暑;较强的身体锻炼;身体与电热器接触,如孕期使用电热毯;避免感染引起体温升高。

(2)建议男性穿着宽松的短裤使阴囊远离身体。

(二)噪声

凡是干扰人们休息、学习和工作,令人不愉悦的声音都称为噪声。噪声污染主要来源于交通运输、车辆鸣笛、工业噪声、建筑施工、社会噪声如音乐厅、高音喇叭、早市和人的大声说话等。

1. 风险评估

(1)噪声主要伤害耳蜗的感觉细胞,造成听力的渐进性丧失。噪声作业的女性多有月经紊乱,卵巢激素分泌失常,排卵障碍可导致不孕。男性长时间在噪声环境工作可导致精液和精子异常,引起男性不育。

(2)早孕期间在4100dB左右噪声环境中的妇女,妊娠合并症和妊娠期高血压疾病发生率增加,同时流产、早产、死产和难产发生率上升。

(3)孕妇长期处于高强度噪声中,不利于胎儿发育,强声刺激可引起宫内27~28周胎儿心率变化,胎儿听觉直接受损,造成先天性耳聋,新生儿惊跳反射及低体重。噪声对胎儿有较强的致畸作用。

2. 咨询指导
降低环境噪声强度,加强个体防护(戴护耳罩、耳塞等),减少噪声危害。如工作或居住地噪声大于50~60dB,建议调整职业和居住场所。

(三)振动

振动是指一个状态改变的过程,即物体的往复运动。按其作用于人体的方式,有局部振动和全身振动。

1. 风险评估
在全身振动的情况下,月经不调及自然流产、早产率增加,妊娠期高血压疾病、分娩时宫缩乏力增加。胎儿窘迫的发病率增高。

2. 咨询指导
穿戴好个人防护服、手套,减少人体接触振动的机会。孕妇要限制作业时间,必要时暂时脱离振动岗位。

六、密切接触猫狗等家畜宠物

密切接触猫狗等家畜宠物的危险有:①患急性传染病的危害。狗可传播炭疽病、莱姆病、黑热病、钩端螺旋病,猫可传播猫癣、猫爪热。②寄生虫病的危害。猫、狗可传播大部分人体寄生虫病,如弓形虫、蓝氏贾第鞭毛虫、肝吸虫、肺吸虫、旋毛虫、包虫等,其中弓形虫病所带来的问题已经引起了妇幼卫生等有关部门的关注。弓形虫病是一种人兽共患的寄生虫病,由于该虫的滋养体呈弓形,所以得名为"弓形虫"。

(一)风险评估

1. 狂犬病　狂犬病是世界上病死率最高的疾病,一旦发病,死亡率几乎为 100%。95% 的病人为犬咬伤致病,另 5% 为家猫咬伤致病。

2. 弓形虫　详见 TORCH 综合征。

(二)咨询指导

勤洗手,接触有动物排泄的污染物要戴上手套;备孕时应注意避免接触猫狗等家畜宠物,最好暂时不要饲养,实在不能放弃的,一定要认真处理好宠物的排泄物。

被犬类咬伤后及时按时全程接种狂犬病疫苗和(或)人狂犬病免疫球蛋白。无论是 WHO 防治标准,还是卫生部出台的《关于狂犬病的防治方案》都明确规定了狂犬病疫苗没有禁忌证。迄今国内外尚未见到有关孕妇因接种狂犬疫苗而导致胎儿损害的报道。

第八节　常见遗传病

一、21- 三体综合征

21- 三体综合征又称唐氏综合征(Down syndrome,DS)、先天愚型等,是最早被发现的染色体病,也是最常见的由单个病因引起的智力障碍。该病由 21 号染色体畸变所致,根据细胞核型的不同可分为三种类型:标准型 47,XX 或 XY,+21,占 95%。易位型 46,XX 或 XY,i(21) 或 46,XX 或 XY,t(21q;21q),占 3%~4%。嵌合型 [3]46,XX 或 XY/47,XX 或 XY,+21,占 1%~2%。临床表现主要有三大特征:特殊面容、智力低下、肌张力降低和体格发育迟缓。21- 三体综合征病人常合并其他畸形,约 50%

的病人伴有先天性心脏病；男性病人常伴有隐睾。

(一)风险评估

新生儿中21-三体综合征发病率约为1/700。男性病人一般无生育能力，少数女性病人可以怀孕，但生育出生缺陷儿的风险明显增加。生育过21-三体综合征患儿的夫妇再发风险增加，再次妊娠发生21-三体综合征的概率上升1%~2%。

21-三体综合征发病风险随孕妇年龄增大而升高。当孕妇分娩年龄为35岁者，风险率是1/350；40岁者，风险率增高到1/100；45岁者，就高达1/25。

不同类型发病风险不同。标准型21-三体综合征孕育史阳性者，可存活的21-三体综合征的再发风险比正常同龄孕妇的21-三体综合征发生率高；视孕妇年龄不同，升高范围在2~8倍之间。罗伯逊易位型21-三体综合征病例约75%为新发病例，25%属家族性；双亲之一是携带者，如夫妇一方是21/21易位携带者，再发风险为100%。

(二)咨询指导

1. 21-三体综合征与孕妇年龄有关，应避免高龄生育；另外家庭遗传因素、药物、化学、感染和辐射等因素都可能诱发染色体畸变，孕前应避免电离辐射、过量用药和接触化学物质及病毒感染，以降低新发病例的风险；通过遗传咨询、染色体检查、产前诊断、选择性流产等措施可降低再发风险。

2. 建议所有再生育孕妇进行产前母血清21-三体综合征筛查。35岁以上的孕妇、生育过21-三体综合征患儿者、夫妻有一方是21号染色体罗伯逊易位或其他核型分析、筛查阳性者等高风险人群孕期必须进行产前细胞遗传学诊断。产前诊断确诊胎儿染色体核型为21-三体综合征时，要向孕妇及家属解释其症状和预后，建议尽早终止妊娠。

3. 对于生育两个以上标准型的21-三体综合征患儿的正常夫妇，要注意性腺镶嵌体的可能。

二、地中海贫血

地中海贫血（mediterranean diserse）是 1936 年由 Whipple 等提出命名为海洋性贫血（thalassemia）的疾病，由于该病病人多见于地中海地区，因此称为地中海贫血，是我国长江以南发病率最高，影响最大的遗传病之一，常见有 α- 地中海贫血和 β- 地中海贫血。该病是一组遗传性溶血性贫血，其共同特点是由于珠蛋白基因的缺陷使血红蛋白肽链有一种或几种合成减少或不能合成，导致血红蛋白的组成成分改变。临床症状轻重不一，大多表现为慢性进行性溶血性贫血。本病发病率高，其基因研究深入，突变明确，是产前分子遗传学诊断、预防和减少出生缺陷的重点。

本病是由于珠蛋白的基因缺失或点突变使珠蛋白合成受阻所致，组成珠蛋白的肽链为 α、β、γ 和 δ 链，通常将珠蛋白生成障碍性贫血分为 α、β、δβ 和 δ 等 4 种类型。其中以 β 和 α 珠蛋白生成障碍性贫血较多见。本病的遗传方式为常染色体隐性遗传。

α- 地中海贫血是由于珠蛋白基因缺失或缺陷，使 α 珠蛋白链合成受到部份或完全抑制而引起，α 珠蛋白基因位于第 16 号染色体短臂末端的 α 珠蛋白基因簇中。目前已鉴定的 α- 地中海贫血缺失类型至少有 36 种，东南亚缺失型、右侧缺失型和左侧缺失型是中国人最常见的 3 种缺失类型。在非缺失类型中迄今中国人仅鉴定出血红蛋白 Constant Spring（Hb CS）和血红蛋白 Quong Sze（Hb QS）。

β- 地中海贫血是由于 β 珠蛋白基因突变导致 β 珠蛋白链合成障碍的慢性溶血性贫血，β 珠蛋白基因位于 11 号染色体短臂（11p15），绝大多数 β- 地中海贫血是由于基因的点突变所致，少数为基因缺失所致。全世界已报道有 170 种左右的 β 珠蛋白基因突变型，导致中国人 β- 地中海贫血发生的突变基因有 23 种。最主要的有 6 种：$CD_{41~42}$（-4bp）、IVS Ⅱ -654C → T，

$CD_{17} \rightarrow O$，$CD_{71\sim72}(+A)$，$-28A \rightarrow G$ 以及 $HbE(\beta26Glu \rightarrow Lys)$，占中国人 β- 地中海贫血突变基因总数的 80% 以上，而且这些不同的 β- 地中海贫血基因在不同地区的发生率也有所不同。

(一)风险评估

广西、广东及四川的发病率为 2.19%~5.1%。病人的同胞及子女的再发风险为 25%。

(二)咨询指导

本病尚无特异性治疗方法，注意休息、营养、积极预防感染，适当补充叶酸和维生素 E、输血和补铁，严重者需进行脾切除，重症患儿多于儿童期死亡，轻、中型病人可存活到成年。

1. α 和 β- 地中海贫血是一种常染色体隐性遗传病，开展婚前医学检查，查出携带者，对携带者婚配进行严格管理，夫妻双方为携带者怀孕时应进行产前诊断。α 和 β- 地中海贫血患儿的父母外表正常，但都是致病基因携带者，所生育后代有 25% 为患儿，50% 为携带者，再发风险率很高，无可靠产前诊断方法者，不宜再生育。

2. 如产前诊断 α- 地中海贫血为静止或轻型患病胚胎，则为非致死性遗传病，如需继续妊娠，孕妇或亲属应在知情告之同意书上签名，但今后婚配必须做婚前医学检查，控制携带者。

3. 加强 β- 地中海贫血有关预防宣传，避免近亲婚配，加强携带者的检出和产前筛查工作，对高风险孕妇进行产前诊断，阻止患儿出生。当夫妻双方分别为 α- 地中海贫血和 β- 地中海贫血时，若其中之一为 α- 和 β- 地中海贫血双重杂合子，则有 1/4 几率生育重症地贫患儿，不宜继续妊娠和再生育后代。应重视 α- 和 β- 地中海贫血双重杂合子，对诊断 β- 地中海贫血携带者要注意有无复合 α- 地中海贫血基因，以避免重症地贫患儿的出生。

三、先天性心脏病

先天性心脏病(congenital heart disease，CHD)指胎儿在胚

胎期心血管的发育过程中,由于各种致病因素导致心血管系统发育异常,胎儿出生时即存在心血管系统结构畸形和(或)功能异常的疾病。CHD 在活产儿中的发病率约为 4‰~8‰,最常见的先天性心脏病是室间隔缺损(ventricular septal defect, VSD)和房间隔缺损(atrial septal defect, ASD),动脉导管未闭(patent ductus arteriosus, PDA)居第二位;其后为单纯性肺动脉狭窄(pulmonary stenosis, PS),法洛四联症(tetralogy of fallot, TF),主动脉瓣狭窄(aortic stenosis, AS)及主动脉狭窄(coarctation of aorta, CA),上述七种畸形约占先天性心脏病的 75%。目前,多数学者认为先天性心脏病是遗传因素与环境因素相互作用的结果。

(一)风险评估

大多数先天性心脏病属于多基因疾病,但有些家庭有多个子女患不同种类的先天性心脏病,或多个堂兄弟姐妹患病。一般来讲亲属中有一个患先天性心脏病,则其他人患病的几率上升 3 倍(3%),两个成员患病则几率上升 9%,如果有三个成员患病,则其他成员患先天性心脏病的可能性上升至 50%。

1.室间隔缺损 单纯室间隔缺损属多基因遗传病,遗传倾向为中等程度,遗传度为 43%~55%。

2.房间隔缺损 单纯性房间隔缺损大部分呈多基因遗传,遗传度 57%~60%,先证者同胞和子女的再发风险率为 2.5%~4.6%。有人认为在某些家族中本病可呈单基因遗传,Nora 则认为属于多基因遗传的严重遗传易患性家族。

3.动脉导管未闭 单纯动脉导管未闭呈多基因遗传,遗传度为 66%~70%,子女再发生风险率为 3.4%~4.3%,同胞为 2.6%~3.5%,一致性病损占 50%,但如病人除本病外合并其他心脏畸形,则患病亲属的病损一致性远低于 50%。

4.法洛四联症 国内调查 424 个法洛四联症家系,认为符合多基因遗传,遗传度为 47.7%,国外报道遗传度为 54%~60%。病人子女再发风险为 3.0%~4.2%,同胞为 2.5%~3.0%。

5.肺动脉狭窄 肺动脉狭窄呈多基因遗传,遗传度为

50%,病人子女再发风险为 2.9%~3.6%,同胞为 2.7%~2.9%。

6. 主动脉瓣口狭窄 特发性肥厚性主动脉下狭窄和主动脉上狭窄常呈常染色体显性遗传,而单纯主动脉瓣膜狭窄则呈多基因遗传。后者病人子女再发风险为 3.9%,同胞为 0.8%~4.0%。同胞患病的病损一致性为 50%。

7. 主动脉狭窄 呈多基因遗传,遗传度为 7%,病人子女再发风险为 2%~2.6%,同胞为 1.8%~2%;受累亲属一致性病损占 50%,不一致病损为主动脉狭窄、动脉导管未闭、房间隔缺损和大动脉转位最常见。

(二)咨询指导

1. 在对单纯室间隔缺损心脏病的遗传咨询时应注意,约 30%~75% 的室间隔缺损可自然闭合,其中肌部缺损的自然闭合率(83%)高于膜部(30%),女性的自然闭合率(50%~74%)高于男性(30%~39%)。咨询时如遗漏这些已自然闭合的病人,可能将病人子女的再发风险估计过低。

2. 预防先天性心脏病的发生,特别应注意母亲在妊娠早期的保健。在孕早期应避免感冒、感染风疹病毒及其他病毒;妊娠期须在医师指导下正确用药,远离各种污染;避免接触放射线及一些有害物质;积极治疗原发病,如糖尿病;注意合理膳食,避免营养缺乏。

3. 夫妻双方中患有先天性心脏病或生育过先天性心脏病患儿的应暂缓妊娠,到遗传咨询门诊做家系调查及高危因素分析,必要时行染色体检查、先天性心脏病致病基因检测等,根据检查结果和专科医师的咨询指导建议选择是否妊娠。如果妊娠,孕期需作产前诊断。

四、假肥大性肌肉营养不良症

假肥大性肌肉营养不良症(pseudohypertrophic muscular atrophy)包括 Duchenne 型肌营养不良症(DMD)和 Becker 型肌营养不良症(BMD)两种类型。DMD 是最常见的 X 连锁隐性遗传的疾病,发病率为 1/3500 活产男婴。患儿呈明显家族性,另有 1/3 由新发突变而致病。BMD 发病率约为 DMD 病人的 1/10。

DMD 和 BMD 基因位于染色体 Xp21,是迄今为止发现的人类最大基因,含有 79 个外显子,编码 3685 个氨基酸,组成 427D 的细胞骨架蛋白——抗肌萎缩蛋白。病人因基因缺失或突变导致肌细胞内缺乏抗肌萎缩蛋白,造成肌细胞的不稳定,并最终导致肌细胞坏死和功能缺失而发病。DMD 通常在 3~5 岁发病,突出症状为骨盆带肌肉无力,呈典型鸭步,Gower 征,肩胛带肌往往同时受累,90% 患儿有肌肉假性肥大,触之坚硬,以腓肠肌最为明显,大多数患儿伴有心肌损害。多数病人在 20~30 岁因呼吸感染、心力衰竭而死亡。BMD 发病多在 5~15 岁,临床表现与 DMD 类似,但因发病年龄较晚,病情较轻,心脏很少受累,存活期长,接近正常生命年限。

临床上诊断该病有价值的检查项目包括:血清 CK、LDH 检测,肌电图、肌肉 MRI 以及免疫荧光或免疫组化检测肌细胞有无抗肌萎缩蛋白。但基因型分析仍然是 DMD/BMD 临床确诊和分类的重要手段,也是进行产前诊断的必备技术。

(一)风险评估

1. 该病为 X 连锁隐性遗传病,女性为致病基因的携带者,所生男孩 50% 为患儿,女儿为该病致病基因的携带者。在携带致病基因的女性个体中,约有 8% 的携带者可表现有轻重不同的症状,同时,女性携带者有较高的患扩张性心脏病的风险。

2. 先证者母亲有约 2/3 的可能为携带者,若母亲外周血细胞 DNA 检测不到致病基因,先证者可能为新发突变,突变可能发生在胚胎早期,病人仅部分细胞存在突变。

3. DMD 男性病人通常在 20 岁前死亡,一般未到生育时机。BMD 男性病人可生育,其女儿均为携带者。

(二)咨询指导

针对曾经生育过 DMD 患儿的妇女,除了告知风险外,目前多主张进行产前诊断,首先利用 PCR 技术扩增 *SRY* 基因进行胎儿性别的鉴定,对男胎在妊娠 9~12 周进行绒毛膜或 17~23 周抽取羊水进行产前基因诊断,携带先证者相同致病基因的男胎应采取治疗性流产。

五、脊肌萎缩症

脊肌萎缩症(spinal muscular atrophy,SMA)是一组儿童期仅次于 DMD,居第二位的常见神经肌肉病,人群携带频率为 1∶40~1∶60,也是婴儿期最常见的致死性疾病,居所有致死性常染色体隐性遗传病的第二位。

SMA 属常染色体隐性遗传病,已证实该位点的运动神经元存活基因(*SMN*)和神经元凋亡抑制蛋白质基因(*NAIP*)为致病基因。临床上主要表现为躯干以及四肢肌肉无力,肌张力低。SMA Ⅰ型(婴儿型)多于出生后 2~3 个月内发病,表现为严重的全身肌无力和肌张力不全,多于 2 岁内死于肺部感染和呼吸肌麻痹。SMA Ⅱ型(中间型)通常在出生后 6~18 个月发病,但不能独立坐立和行走,大多能存活 2 年以上。SMA Ⅲ型(少年型)常于 2~17 岁发病,多数仅为肌力弱,可保持独立行走能力,病情紧张缓慢,一般在成年后死亡。SMA Ⅳ型一般在 30 岁以后发病,虽为进行性发展,但多数为良性经过。

血清肌酸磷酸激酶是该病常用的辅助诊断指标,针对 *SMN* 突变的基因检测可用于病人确诊。

(一)风险评估

SMA 为常染色体隐性遗传病,每对曾经生育过 SMA 患儿的夫妇,每次生育 SMA 患儿的可能性为 25%。

(二)咨询指导

1. 对于再生育的高风险人群,可告知避免生育 SMA 患儿风险的可能的选择,包括:放弃生育;收养;采用他人正常 *SMN1* 基因的供精(卵)完成妊娠;通过 PGD 筛选正常 *SMN1* 基因的胚胎完成妊娠。

2. 已报道由 *SMN1* 的新发突变导致的散发性 SMA 病例,在咨询对象无家族史时,需考虑这一情况。

六、葡萄糖 -6- 磷酸脱氢酶缺乏症

葡萄糖 -6- 磷酸脱氢酶缺乏症(glucose-6-phosphate dehydrogenase deficiency,G-6-PD)为病人的红细胞内 G-6-PD 遗传性缺陷,是人类最常见的遗传病之一。G-6-PD 在人群中分布广泛,由于 G-6-PD 基因突变,酶活性降低引起的红细胞 G-6-PD 缺乏症,累及全球约 4 亿人,多见于黑人及地中海地区。我国的广东、广西、四川、福建等地区发病率较高,广东地区约为 8%,广西约为 15.6%。临床上主要表现为慢性非球形细胞溶血性贫血、药物性溶血、蚕豆病、新生儿黄疸、某些病毒或细菌感染性贫血。

病因为病人红细胞的 *G-6-PD* 基因突变,是 G-6-PD 缺乏症发病的分子遗传学基础。G-6-PD 为正常红细胞内葡萄糖代谢中磷酸己糖旁路的重要成分,在其代谢过程中,G-6-PD 使 6- 磷酸葡萄糖转变为 6- 磷酸葡萄糖酸,脱出氢离子(H^+),使三磷酸吡啶核苷还原为还原型三磷酸吡啶核苷,可使红细胞内的氧化型谷胱甘肽还原成谷胱甘肽,维护血红蛋白和红细胞膜上的蛋白以及其他酶类免受氧化损害。在还原型三磷酸吡啶核苷与高铁血红蛋白共同作用下,可使高铁血红蛋白变为氧合血红蛋白,进行正常转运氧的功能,并使红细胞内血红蛋白于经常与氧接触中避免氧化变成高铁血红蛋白,因而可维持红细胞磷酸己糖旁路的正常代谢和红细胞的稳定性。当病人的红细胞出现 G-6-PD 缺乏时,出现溶血,有认为是血管内或血管外两种溶血方式,而溶血的自限性是单核 – 巨噬细胞系统被饱和所致。

本病遗传方式为 X- 连锁显性遗传,男性杂合子和女性纯合子均可发病;女性杂合子亦发病,取决于其缺乏 G-6-PD 的红细胞数量在细胞群中所占比例。*G-6-PDS* 基因定位于 Xq28 上,按 WHO 组织标准化和命名法的方法研究,全世界鉴定的生化变异至少已发现超过 400 种 G-6-PD 变异型,DNA 突变型

98 种,我国人群中已发现变异型约 40 余种,DNA 突变型 12 种。其基因突变特征为点突变引起错义突变;CPG 中 C → T 的甲基化转换突变;有种族和地区异质性,还未发现整个基因或大片段基因的缺失。我国常见有 G1376T 及 G1388A 突变型,亦有 G–6–PD 的变异型复合突变发生。

(一)风险评估

我国长江以南发病率为 1.2%~15.6%,常以 9 岁以下儿童多见,男性发病多于女性,蚕豆成熟季节易发。女性病人的每胎子女各有 50% 机会患病,男性病人的每胎子代女性均患病,再发风险为 100%,男性则正常。

(二)咨询指导

1. 因本病属 X 连锁显性遗传病(不完全显性),母亲患病时,每胎子女各有 50% 的机会患病,再发风险率高,不宜再生育。

2. 父亲患病时,每胎女性患病为 100%,男性则正常,孕期经产前诊断,如是男性胎儿,可考虑生育男性第二胎;如是女性胎儿,建议终止妊娠。无产前诊断条件的不宜再生育。

3. 如患儿的一、二级亲属均无此病,又是散发病例,可能是基因分裂中的新突变所致,或母亲生殖腺嵌合,及母亲体细胞突变甚至是上代人的基因突变潜伏传递下来,考虑再生育时,需在孕期进行产前诊断的基因检测,以决定妊娠的终止与否,但需孕妇或亲属在知情告之同意书上签名。

第九节 其他常见问题

一、女方为 O 型血,男方为其他血型(ABO 溶血)

女方血型为 O 型,男方为 A、B 或 AB 型,如果胎儿为 A 型或 B 型则可能发生 ABO 血型不合,引起新生儿溶血病。由于 A、B 血型物质广泛存在于自然界某些植物、寄生虫及细菌中,

O 型母亲通常在孕前接触过 A、B 血型物质抗原(某些植物、寄生虫、伤寒疫苗、破伤风或白喉类毒素等)的刺激,并产生了相应的抗 A、抗 B 抗体,故 ABO 血型不合 40%~50% 在第 1 胎即可发病,妊娠或分娩次数越多,发病率越高,而且一次比一次严重。还可见于母亲为 A 型,胎儿(或婴儿)为 B 型或 AB 型,母亲为 B 型,胎儿(或婴儿)为 A 型或 AB 型,但少见。胎儿(或婴儿)为 O 型血者,可排除本病。

(一)风险评估

一般对妊娠无明显影响。对胎儿的影响往往不明显,严重者可导致羊水过多、胎儿水肿等。新生儿症状的轻重与溶血程度基本一致。一般胎儿时期无严重不良表现,多数 ABO 溶血病患儿主要表现为出生后 24 小时内黄疸、贫血,其他改变不明显。

(二)咨询指导

1. 新婚指导　加强婚前检查,鉴定男女双方血型。如果女方是 O 型血而丈夫为非 O 型血的,做好计划生育宣教。妊娠次数越多,母体产生的抗体就越多,对胎儿的影响亦随之加重。此类妇女尽量避免第一胎做人工流产。

2. 孕前指导　有不良孕产史者计划妊娠前应进行有关夫妻双方血型及血型抗体的检查。

3. 加强孕期保健,密切监测抗 A 或抗 B 抗体的滴度。孕妇血清中 IgG 抗 A 或抗 B>1∶64,提示有可能发生新生儿 ABO 溶血病。如果免疫抗 A(或 B)抗体滴度达到 1∶128,可疑胎儿溶血,如果抗体滴度达到 1∶512 高度怀疑胎儿溶血。但孕妇抗 A(或 B)抗体滴度的高低并非都与胎儿溶血程度成正比,溶血病的发生还取决于胎盘对抗体通透的屏障作用及胎儿对溶血的耐受能力,需要结合其他检测方法综合判断。

二、女方为 Rh 阴性,男方为 Rh 阳性(Rh 溶血)

Rh 血型是血型中的一种。大多数人为 Rh 阳性,具有一种 D 抗原,该抗原是红细胞膜上的一种蛋白质,对普通人的健康没有影响。母亲为 Rh 阴性时,胎儿的 Rh 血型取决于父亲,如果父亲为 Rh 阳性,则孩子的血型可能为 Rh 阳性,具有 D 抗原,妊娠和分娩时胎儿 Rh 阳性红细胞进入母体循环,使之产生 DIgG 抗体,进入胎儿体内即产生免疫性溶血,一般第一胎影响小,不发病,而从第二胎起发病,胎次越多,病情越重。但如果 Rh 阴性的母亲在第一胎前曾接受过 Rh 阳性的输血,则第一胎也可发病。

(一)风险评估

1. 对母亲健康没有影响　如果 Rh 阴性妇女经历过流产、引产、异位妊娠,或者有过输血史,都可能导致母体内有 Rh 抗体,一般来说,分娩次数越多,母体的 Rh 抗体就愈多,胎儿和新生儿患病的机会就越大。

2. 对胎儿的影响　由于母婴 Rh 血型不合,可引起孕期流产、早产、胎儿生长受限、死胎、死产、新生儿贫血、黄疸、水肿、肝脾大,重症溶血患儿并有出血倾向,甚至发生 DIC。严重者可引起新生儿核黄疸或死亡,幸存者也常遗留智力障碍、听力障碍或运动功能不全等后遗症。

(二)咨询指导

1. Rh 阴性血型的女性怀孕后不要轻易终止妊娠,孕前和孕期进行特异性抗体检测。

2. 既往发生过不良孕产史如死胎、死产或新生儿溶血症的女性,再次妊娠时必须进行血中抗体滴度的检测:Rh 血型不合抗体效检 ≥ 1:4,则建议暂不宜妊娠,需先治疗。

3. Rh 阴性孕妇在妊娠 16 周时应检测血中 Rh 血型抗体作为基础值,孕 28~32 周,每 2 周测一次,孕 32 周以上每周测一次。当 Rh 抗体滴度达 1:(32~64)提示可能发生 Rh 溶血病;应进一步用 B 超检查胎儿水肿情况,以及胎儿大脑中动脉收缩期峰值血流值。必要时进行有创性脐血检测。在 Rh 抗体不高的情况下,可以通过注射 Rh 免疫球蛋白预防,如果胎儿已经发生了溶血,就没有帮助了。

4. 严重的胎儿溶血,建议提前分娩或者在子宫内进行输血治疗,可以使 75% 的胎儿存活。分娩时做好新生儿抢救工作,测定新生儿血型,注意新生儿血清胆红素水平,从根本上减少由母儿血型不合而导致的不良妊娠结局的发生。

5. 产后指导,Rh 阴性妇女在娩出 Rh 阳性婴儿 72 小时内,应尽早肌注抗 RhD IgG 300μg,以避免被致敏。

三、孕前和孕期用药

现在大多数人都知道孕妇用药对胎儿有影响,但却忽略了孕前用药的问题。在临床上常见这样的现象,一些女性在使用药物后发现怀孕了,担心药物对胎儿可能有影响,轻率地采取人工流产,造成不必要的麻烦和痛苦。所以计划怀孕的夫妇,或虽然没有怀孕计划,但还有生育意愿的夫妇在没有避孕的情况下都应该谨慎用药。必须用药时应在医师指导下用药,平时也还要谨慎服用保健食品和补品,切记乱用偏方、秘方。

美国食品和药物管理局根据药物对胎儿的致畸情况,将药物对胎儿的危害等级分为 A、B、C、D、X 5 个级别。A 类:在人类有对照组的研究中,证明对胎儿无危害。包括多种维生素、孕期维生素制剂,但不包括大剂量维生素制剂。B 类:动物实验中证明对胎儿无危害,但尚无在人类的研究;或动物实验证明有不良作用,但在人类有良好对照组的研究中未发现此作用。C 类:尚无很好的动物试验或人类的研究,或者动物实验对胎儿有不良作用,但在人类尚缺乏可利用的资料。很多在妊娠期常用的药物属于此类。D 类:已有证据证明对胎儿有危害,但在孕期应权衡利弊,在利大于弊时,仍可使用。如苯妥英钠、卡马西平等。X 类:已证明对胎儿的危险明显大于任何益处。例如:治疗痤疮的异维 A 酸,可致胎儿中枢神经系统、面部及心血管的多种畸形。

(一)风险评估

1. 再生育夫妇由于慢性疾病或其他原因需要长期服药但在孕前可以停止使用至少 3 个月以上的,为一般人群,可以按计划妊娠。

2. 再生育夫妇长期服药但在孕前不能停止使用,在孕期也不能停止使用药物的为高风险人群。需接受评估和咨询。

(二)咨询指导

1. 因某些特殊疾病(如甲状腺疾病、癫痫、系统性红斑狼疮等)需要长期服药,应在专科医师、药师和妇产科医师配合下,尽量选择对疾病有效,同时没有遗传毒性和胚胎毒性的药物。孕前不能停止使用药物,且所必须使用的药物遗传毒性和胚胎毒性都很大时,不宜妊娠;孕前不能停止使用药物,且所必须使用的药物遗传毒性和胚胎毒性都很小时,可以妊娠,但必须告知夫妇双方可能发生的风险,并签署知情同意书。

2. 多数药物短期使用不会造成生殖细胞的遗传学损伤,但应当充分考虑从停止使用药物到可以怀孕的期限,要根据药物的性质及在体内的药代动力学情况决定,如药物的半衰期、药物在体内是否有蓄积等。男方用药只考虑遗传毒性,女方用药要考虑遗传毒性和胚胎毒性两方面。

3. 临床常用药物 FAD 分类及指导建议

(1)抗生素类药物:

1)青霉素类:B 类药,毒性小,对孕妇是最安全的抗感染药物,包括广谱青霉素如氨苄西林、哌拉西林、美洛西林等其他 β-内酰胺制剂。

2)头孢菌素类:B 类药。此类药可通过胎盘,但目前无此类药致畸的报道,在孕期血浆半衰期较非孕期短。孕期可用。

3)氨基糖苷类:属 D 类或 C 类药。此类药物易通过胎盘,脐血药物浓度明显升高,对孕妇及胎儿有一定危害,孕期禁用或慎用。

4)大环内酯类:多为 B 类,因分子量较大,不易通过胎盘。可用于青霉素过敏者和衣原体、支原体感染者。

5)四环素类:多为 D 类,包括四环素(D)、土霉素(D)、多西环素(D)、美满霉素(D)等。此类药容易通过胎盘和进入乳汁,为致畸药。四环素荧光物质可沉积于牙釉质及胎儿骨骼,影响胎儿牙釉质及体格发育,导致胎儿生长受限。当孕妇肾功能不全时,可致孕妇急性脂肪肝,孕期禁用。此类药物在乳汁中浓度较高,哺乳期需权衡利弊使用或暂停哺乳。

6)氯霉素:可通过胎盘并进入乳汁,对骨髓有抑制作用,用于早产儿可引起"灰婴综合征"。孕期和哺乳期禁用。

7)喹诺酮类:多为 C 类药,包括吡哌酸、诺氟沙星、环丙沙星、氧氟沙星、司帕沙星等。此类药物作用机制为抑制细菌 DNA 螺旋酶,此类药物对骨和软骨有很强的亲和力,可引起动物不可逆的关节病,或影响胎儿软骨发育,孕期禁用。

8)磺胺类:多为 C 类,本类药物易通过胎盘,动物实验有致畸作用,但人类无报道。孕晚期应用可使新生儿血小板减少、溶血性贫血。同时还可竞争性抑制胆红素与白蛋白的结合,引起新生儿高胆红素血症。孕期慎用,分娩前禁用。

9)林可霉素类:包括林可霉素、克林霉素等,为 B 类药。可通过胎盘并进入乳汁,无对胚胎不良影响的记录,相对安全。

10)甲硝唑:现在为 B 类,过去分类为 C 类。有报道 1700 例早孕妇女应用后并未增加畸胎率,近来 FDA 已将其列为 B 类药。美国疾病预防控制中心已推荐其用于孕期阴道滴虫病的治疗。但替硝唑为 C 类药,孕期慎用。

11)奥硝唑:动物实验无致畸性,但在妊娠妇女中无对照研究,慎用。

(2)抗病毒类药物:

1)病毒唑:即利巴韦林,为 X 类药。

动物实验发现几乎所有种类的受试动物应用本品后,都出现致畸和杀胚胎作用,孕期禁用。本品在体内消除很慢,停药 4 周尚不能自体内完全清除。

2)无环鸟苷:①阿昔洛韦,为 B 类药。本品可抑制 DNA 的合成,用于疱疹病毒感染。有报道:581 例孕期使用此药者,畸形发生率未增加。②万乃洛伟:B 级。③更昔洛伟:C 类。

3)干扰素:孕期最好不用。

4)拉米夫定、齐多夫定:为 C 级,可用于孕期 AIDS 的治疗。

(3)抗结核药:

1)异烟肼:为 C 类药。此药脂溶性高,分子量低,几乎不与血浆蛋白结合,故容易通过胎盘,脐血中浓度高于母血。但对4900 名使用异烟肼的孕妇回顾性资料分析显示其胎儿畸形率并未增加,目前认为妊娠合并结核者可用。

2)利福平:C 类药。动物实验发现,对怀孕的大鼠及小鼠应用利福平,胎仔可出现脊柱裂和腭裂。但有报道在 204 例孕期使用利福平的病人,其新生儿畸形率并未增加。属孕期慎用。但乳汁中药物浓度低,哺乳期可用。

3)乙胺丁醇:B 类药。目前认为本品对人类无致畸作用,孕期患结核时首选。

(4)抗真菌药:

1)制霉菌素和克霉唑:均为 B 类药,孕期可用。

2)咪康唑、氟康唑:为 C 类药。大剂量氟康唑可致动物胎儿畸形,但无人类孕期致畸的报道。

3)两性霉素 B 用于治疗全身性真菌感染,未见增加先天畸形的报道。

4)依曲康唑(C 类药):缺乏在人类早期妊娠的研究,孕期慎用。

4. 孕期临床常用感冒药使用建议 孕妇、哺乳妇女应特别慎用感冒药物。

(1)不论何种感冒,用药必须有明确的指征和适应证,一定要在药师的指导下选用已证明对胎儿无害的药物。孕妇尽量不使用阿司匹林、双氯芬酸钠、苯海拉明、布洛芬、右美沙芬等,以免影响胎儿发育或导致孕期延长。

(2)用药时需清楚地了解妊娠周期数,在妊娠的前 3 个月是胚胎器官形成期,应尽量避免使用药物,禁用愈创木酚甘油醚(是常用的复方感冒药成分)。

（3）普通感冒是一种自限性疾病，多由病毒感染引起，抗菌药物不能杀灭病毒，故不建议用抗菌药物治疗普通感冒，只有合并细菌感染时，才考虑应用抗菌药物治疗。

（4）采用疗效肯定、不良反应小且已清楚的老药，避免使用尚难确定不良影响的新药。小剂量有效的避免使用大剂量，单药有效的避免联合用药。如应用可能对胎儿有影响的药物时，要权衡利弊以后决定是否用药，若病情急需，应用肯定对胎儿有危险的药物，应先终止妊娠再用药。

（5）如果体温超过 38.5℃ 建议选择对乙酰氨基酚。注意多喝热水，避免出入人流密集的公共场合，避免受凉和过度劳累。

四、疫苗接种

孕妇是传染病的易感人群，孕前接种疫苗一方面是为了提高计划妊娠夫妇的免疫力，另外一方面则是给腹中胎儿提供"保护膜"，抵抗病菌的侵害。但疫苗不是打得越多越好，接种疫苗前，最好先问问医师，看看自己是不是真的需要接种疫苗。这样更能保证胎儿与自身安全。

（一）风险评估

计划妊娠的妇女应接种安全的疫苗，必须注意避免接种可能对胎儿有害的疫苗。

（二）咨询指导

1. 计划妊娠前建议接种乙肝疫苗和风疹疫苗。孕前检查的再生育夫妇发现没有乙肝保护抗体，特别是丈夫为乙肝携带者或病人，女方为正常且没有免疫力时应该接种乙肝疫苗；如果风疹检查结果为阴性，建议在孕前 3 个月接种风疹疫苗。

2. 根据疫苗的种类进行指导。疫苗的种类有减毒活疫苗、灭活疫苗、基因重组疫苗等。原则上注射减毒活疫苗至少 3 个月后怀孕，其他种类疫苗在注射完成并具有免疫力后就可以怀孕（表 5-13）。

表5-13 妊娠期是否可以应用的疫苗

疫苗	妊娠期是否可以应用
甲肝	可以
乙肝	可以
流感	可以
脊髓灰质炎	可以
破伤风	可以
狂犬病	可以
伤寒	可以
水痘	不可以
麻疹	不可以
风疹	不可以
腮腺炎	不可以

五、TORCH 综合征

TORCH 综合征是指可导致先天性宫内感染及围产期感染而引起围产儿畸形的病原体,它是一组病原微生物的英文名称缩写:弓形虫(toxoplasma),其他(others),主要指梅毒螺旋体等,风疹病毒(rubella virus),巨细胞病毒(cytomegalo virus)和单纯疱疹病毒 1 型或 2 型(herpes simplex virus type 1 or type 2),把它们英文第一个字母组合起来,简称为 TORCH。孕妇感染后多无症状或症状轻微,部分可表现为不典型的感冒症状。部分风疹病毒感染后可出现皮疹,持续 3 天后消失。2018 年中华医学会妇产科学会产科学组在《孕前和孕期保健指南》(第 2 版)仍将其列为孕前 3 个月备查项目,国家免费孕前优生健康检查将其列为必查项目。

(一)风险评估

任何一种病原体均可导致胎儿感染,具体途径有:①宫内感染:病原体血行经胎盘感染胚胎或胎儿;经生殖道上行进入羊膜腔感染胎儿或上行沿胎膜外再经胎盘感染胎儿。②产道感染:胎儿在分娩过程中通过病原体感染的软产道而感染。③出生后感染:通过母乳、母亲唾液和母血等感染新生儿。

1. 弓形虫病 妊娠 20 周前感染,11% 发生宫内感染;妊娠 20 周后感染,宫内感染率为 45%。妊娠早期感染对胎儿影响更严重,可引起流产、死胎死产或出生缺陷,幸存者智力低下;中期感染可引起死胎死产、早产、脑内钙化、脑积水和小眼球等严重损害;晚期感染可导致胎儿肝脾大、黄疸、心肌炎或生后数年甚至几十年出现智力发育不全、听力障碍、白内障及视网膜脉络膜炎。

2. 风疹病毒感染 妊娠 12 周前感染风疹病毒(RV),80% 发生宫内感染,90% 的胎儿发生出生缺陷;妊娠 13~14 周感染,宫内感染率为 54%,可引起流产、胎死宫内,发生先天性风疹综合征,出生即发现先天性心脏病、白内障、耳聋、小头畸形等,其预后差。远期后遗症有糖尿病、性早熟和进行性全脑炎等。而妊娠中晚期(20 周以后)感染者的宫内感染率为 25%,一般不会导致先天畸形,但可导致胎儿生长受限。

3. 巨细胞病毒感染 巨细胞病毒(CMV)原发感染的孕妇中有 30%~40% 发生宫内感染,继发感染者的宫内感染发生率为 0.5%~1%。宫内感染的婴儿中仅 10%~15% 有症状,如胎儿生长受限、小头畸形、颅内钙化、肝脾大、皮肤瘀点、黄疸、脉络膜视网膜炎、血小板减少性紫癜以及溶血性贫血等,其中 20%~30% 将死亡。85%~90% 出生时无症状,但其中的 5%~15% 将发生远期的神经性耳聋、视力障碍、精神运动发育迟缓和学习障碍等后遗症。

4. 单纯疱疹病毒 1/2 型感染 孕早、中期发生初次感染造成胎儿感染的概率极低,主要经血 – 胎盘导致胎儿小头畸形、肝脾大、胎死宫内、胎儿生长受限等;单纯疱疹病毒(HSV)主要通过产道感染新生儿,新生儿感染率孕妇初次感染高于复发感染;孕晚期对新生儿感染的风险达 30%~50%。

(二)咨询指导

1. 对弓形虫易感人群　应早期检查、早期诊断、早期治疗。吃熟食,削皮或洗净蔬菜水果,避免与宠物密切接触。孕前感染,治愈后怀孕。发生在早孕期的弓形虫(TOX)宫内感染对胎儿的危害最严重。对于有寄生虫感染症状或者母亲在孕期有TOX感染史的新生儿,在出生后 2 周内检测到血清 TOX-IgM 抗体可确诊为 TOX 先天性感染,要积极进行治疗。

2. 对风疹病毒抗体阴性者　应接种风疹疫苗,建议准备生育的妇女在孕前 3 个月常规进行 RV-IgM、IgG 抗体定量测定,RV-IgG 抗体阴性的妇女应到当地疾病预防控制中心注射麻风腮三联疫苗后避孕 1~3 个月后计划妊娠。有证据显示,孕前或早孕期注射疫苗后意外妊娠者,孕妇及胎儿是安全的。妊娠早期确诊为原发感染或发现有宫内感染时,应向孕妇及家属交代感染对于胎儿和新生儿的可能影响,以决定是否终止妊娠。若在妊娠中晚期发生感染或再感染者,可在严密监测下继续妊娠。

3. 对巨细胞病毒感染者　孕前感染,治愈后怀孕。孕期需要重视对 CMV 复发感染和再次感染孕妇的监测,在早、中、晚孕期定量测定尿液 CMV-DNA,评估产前诊断措施的必要性和可能性。

4. 单纯疱疹病毒 1/2 型感染　孕前感染,治愈后怀孕。由于有生殖道 HSV 感染的产妇经阴道分娩时垂直传播给新生儿的风险是 30%~50%,在孕晚期可进行 HSV 定量 PCR 检测,根据检测结果和临床症状给予治疗和确定分娩方式。

5. 何种情况下建议进行介入性产前诊断　对妊娠中发生的原发性感染或者再次感染,且感染持续时间较长,特别是超声已经发现胎儿宫内发育异常,且仍处于孕 28 周内时,可进行介入性产前诊断。而对于孕期复发感染的孕妇,若无孕妇较长时间病毒血症或胎儿宫内发育异常的证据时,或者已经超过孕 28 周者,一般不建议进行介入性产前诊断。

6. 对宫内感染胎儿的预后评估　需要根据孕妇感染的病

原体种类、感染状态(原发性感染与复发感染)、感染发生的孕期和持续时间、介入性产前诊断结果,以及是否合并有胎儿超声异常表现等多方面信息进行综合评估。不应依据1次或多次血清学检测结果而向孕妇做出终止妊娠的建议。

(杨柳　刘俊)

第六章

孕期主要风险因素评估与咨询指导

第一节 概述

全面两孩政策实施后,出生人口持续保持高位,再生育使高龄、高危孕产妇增加,孕产期合并症、并发症风险增高,按照原国家卫生计生委《孕产妇妊娠风险评估与管理工作规范》(国卫办妇幼发〔2017〕35号)的要求,对怀孕至产后42天的妇女应进行妊娠相关风险的筛查、评估分级和管理,及时发现、干预影响妊娠的风险因素,防范不良妊娠结局,保障母婴安全。

一、妊娠风险筛查

首诊医疗保健机构应对照《孕产妇妊娠风险筛查表》(附录1),由接诊医师对首次建档的孕产妇进行妊娠风险筛查。筛查项目分为"必选"和"建议"两类,必选项目是对所有孕妇应当询问、检查的基本项目,建议项目是由筛查机构根据自身服务水平提供的检查项目,并将筛查结果记录在《母子健康手册》中。筛查机构为基层医疗卫生保健机构的,应告知筛查风险为阳性的孕妇在2周内到上级医疗保健机构接受妊娠风险评估。

二、妊娠风险评估分级

妊娠风险评估分级原则上在开展助产技术服务的二级以上医疗保健机构进行。妊娠风险评估分级分为首次评估和动态评估。对初诊时妊娠风险筛查阳性的孕妇,对照《孕产妇妊娠风险评估表》(附录2)进行首次妊娠风险评估。按照风险严重程度分别以"绿(低风险)、黄(一般风险)、橙(较高风险)、红(高风险)、紫(传染病)"5种颜色进行分级标识。当发现孕产妇健康状况有变化时,应立即进行妊娠风险动态评估,根据病情变化及时调整妊娠风险等级和相应管理措施。相应的评估结果均应在《母子健康手册》上标注,对于分级为"橙色""红色"的孕产妇,应按要求及时报告。

三、妊娠风险管理

(一)分类管理

医疗保健机构应根据孕妇妊娠风险评估分级进行分类管理。"绿色"建议在取得助产执业许可的医疗保健机构接受孕产期保健和住院分娩。"黄色"建议在二级以上医疗保健机构接受孕产期保健和住院分娩。如有异常,应尽快转诊到三级医疗机构。"橙色"建议在县级及以上危重孕产妇救治中心接受孕产期保健服务,有条件的原则上在三级医疗保健机构住院分娩。"红色"建议尽快到三级医疗保健机构接受评估以明确是否适宜继续妊娠。如适宜继续妊娠,应当建议在县级及以上危重孕产妇救治中心接受孕产期保健服务,原则上应当在三级医疗保健机构住院分娩。"紫色"则按照传染病防治相关要求进行管理,并落实预防艾滋病、梅毒和乙肝母婴传播综合干预措施。

(二)专案管理

严格落实高危病例专案管理。医疗保健机构要把妊娠风险分级为"橙色""红色"和"紫色"的孕产妇作为重点人群纳入高危孕产妇专案管理。保证专人专案、全程管理、动态监管、集中救治,确保做到"发现一例、登记一例、报告一例、管理一例、救治一例"。对妊娠风险分级为"橙色"和"红色"的孕产妇,要及时向辖区妇幼保健机构报送相关信息,与上级危重孕产妇救治中心共同研究制订个性化管理方案、诊疗方案和应急预案。

对患有可能危及生命的疾病不宜继续妊娠的孕妇,应当由副主任以上任职资格的医师进行评估和确诊,告知本人及家属继续妊娠的风险,提出科学严谨的医学建议。

四、孕期风险评估流程、注意事项及管理规划

(一)孕期风险评估流程(图6-1)

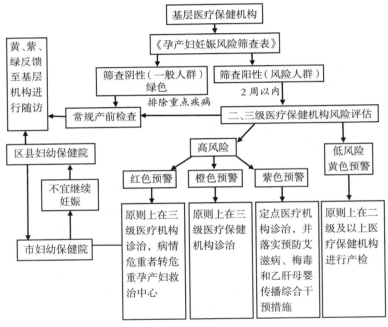

图6-1 孕期风险评估流程图

(二)注意事项

终止妊娠时机、方式的选择根据以下几点综合考虑:

1.年龄、孕产史、既往分娩方式。

2.本次妊娠有无妊娠合并症与并发症。

3.影响分娩的四大因素是否正常。

4.胎儿是否发育成熟。

5. 注意降低分娩期危险性。

(三) 孕期管理规划

1. 对于前次妊娠有相关合并症及并发症者,需尽早评估本次妊娠再次发生的风险,及时处理和治疗。

2. 系统性的产前检查。在胎儿染色体筛查方面,对于高龄孕妇,直接选取无创外周血胎儿 DNA 检测或羊水穿刺染色体核型分析。

第二节　妊娠合并糖尿病

妊娠合并糖尿病包括孕前糖尿病(pre-gestational diabetes mellitus, PGDM) 和妊娠期糖尿病(gestational diabetes mellitus, GDM)。近年来对糖尿病致畸机制的研究认为是在胎儿器官形成的敏感时期,孕妇的高血糖症引起胎儿发育异常,增加了新生儿畸形、巨大儿(增加母、婴在分娩时发生合并症与创伤的危险)和新生儿低血糖发生的危险性。一般来讲,糖尿病病人合并妊娠时血糖水平波动较大,血糖较难控制,绝大多数病人需要使用胰岛素控制血糖。相反,妊娠期糖尿病病人的血糖波动相对较小,血糖易于控制,多数病人可通过严格的饮食计划和运动使血糖得到满意控制,仅部分病人需要使用胰岛素控制血糖。

一、孕前糖尿病

孕前糖尿病(PGDM)是指在孕前已经确诊的糖尿病病人或在孕前未进行过血糖检查,但存在糖尿病高危因素的妇女,在妊娠期首次产检时血糖升高达到诊断标准的,应被诊断为孕前糖尿病。

(一)风险评估

随着人们生活行为方式的改变,人群中肥胖和糖尿病(DM)的不断增多,育龄妇女中 II 型 DM 病人增加,我国 20~39 岁育龄妇女的 DM 患病率约为 3.2%,进入中年前后妇女更容易发生肥胖,高龄和肥胖本身是 DM 的独立危险因素,因此再生育妇女发生 DM 的概率是增加的。有研究显示,35 岁以上孕妇血糖筛查异常率是 25 岁以下的 24 倍。不仅 DM 导致的微血管病变、视网膜病变、肾功能损害、心血管病变、神经病变影响妊娠结局,妊娠也可加重 DM 病情。

1. 对孕妇的危害　可引起自然流产、巨大胎儿或胎儿生长受限、妊娠期高血压疾病(HDCP)、羊水过多、早产、感染、糖尿病酮症酸中毒等。

2. 对胎儿的影响　孕妇糖尿病导致的出生缺陷主要包括中枢神经系统、心血管、肾脏和肢体畸形等。其不良妊娠结局大多是致死性的(如孕 40 周以前发生死胎的风险增加),或者累及一个或多个器官的畸形导致新生儿严重失能,新生儿低血糖、新生儿呼吸窘迫综合征、新生儿红细胞增多症等早期新生儿并发症,儿童和成年后肥胖症等远期并发症。有研究报道,患有糖尿病的孕妇其后代出生缺陷的发病率约为 6%~9%,而一般人群发病率仅为 2%~3%。

(二)咨询指导

1. 有糖尿病(DM)高危因素的妇女在准备妊娠前应进行 DM 的检查,以便及时诊断和控制血糖,减少对母儿的不良影响。

2. 患有糖尿病的妇女应计划妊娠,在病情未得到满意控制前应采取有效避孕措施。根据中华医学会糖尿病学分会制定的《中国 2 型糖尿病防治指南》,DM 病人在孕前应进行咨询,回顾如下病史:

(1)糖尿病的病程。

(2)急性并发症,包括感染史、酮症酸中毒和低血糖。

(3)慢性并发症,包括大、小血管病变和神经病变。

(4)详细的糖尿病治疗情况。

(5)其他伴随疾病和治疗情况。

(6)月经史、生育史、节育史。

(7)家庭和工作单位的支持情况。

3.如果计划妊娠,在受孕前应做如下准备和进行相应的检查:

(1)对血压、眼底、肾功能以及糖化血红蛋白(HbA1c)进行检查。

(2)停用口服降糖药,改用胰岛素。

(3)严格控制血糖,加强血糖监测。血糖控制目标为:将餐前血糖控制在3.3~5.6mmol/L(70~117mg/dl),餐后峰值血糖<5.6~7.1mmol/L,HbA1c<7.0%(用胰岛素治疗者),在避免低血糖的情况下尽量控制在<6.5%。

(4)严格将血压控制在<130/80mmHg,将控制高血压的ACEI和ARB改为甲基多巴或钙拮抗剂。

(5)停用他汀类及贝特类调脂药物。

(6)加强DM健康教育;戒烟。

4.对糖尿病并发症(如糖尿病肾病、视网膜病变、神经病变及心血管疾病)进行评估和治疗,病情严重者不宜妊娠。

二、妊娠期糖尿病

妊娠期糖尿病(gestational diabetes mellitus,GDM)为妊娠前糖代谢正常,妊娠期才出现的糖尿病,是妊娠诱发的高血糖,属于特殊类型的糖尿病。病因包括:①妊娠期间胰岛功能和胰岛素的敏感性降低,拮抗胰岛素样物质增加;②妊娠期间胎盘催乳素等升糖激素分泌增加造成胰岛素抵抗状态。妊娠期糖尿病主要高危因素有:①孕龄:随着孕妇年龄的增大,GDM发病率逐渐增高。②妊娠次数:连续两次妊娠的孕妇,二次妊娠比初次妊娠患GDM的风险明显增加,Egeland GM研究发现,随着妊娠次数的增加,GDM的危险性逐级递增。GDM者再次妊娠,GDM的复发率高达33%~69%。③肥胖:现在家庭都重视高龄孕妇,使其营养过剩,加之害怕流产,绝对卧床休息,导致孕期体重明显增加,BMI升高本身就是糖尿病的危险因素,也是GDM的危险因素。④糖尿病家族遗传史等。研究显示,一级亲属有2型糖尿病人，GDM 孕妇产后 5~16 年，有 17%~63% 将发展成为 2 型糖尿病，但通过产后锻炼、合理饮食可减少将来糖尿病的发生。

(一)风险评估

1. 妊娠期糖尿病妇女在孕 36~39 周发生死胎的风险较高。

2. 妊娠期糖尿病有较高的子痫前期、肩难产、剖宫产和大于胎龄儿的发生风险。

3. 妊娠期糖尿病增加孕妇未来发生 2 型糖尿病的风险。

(二)咨询指导

1. 所有孕妇(排除具有发生糖尿病高危因素的其他孕妇)应在妊娠 24~28 周接受糖尿病筛查，血糖值 <5.1mmol/L，则不必再进行检查；若血糖值 ≥ 7.8~11.1mmol/L，则应进行 75g 口服葡萄糖耐量试验(oral glucose tolerance test，OGTT)，检测空腹、1 小时、2 小时血糖值，如果符合以下一项或多项则诊断为妊娠期糖尿病：

(1)空腹血糖 ≥ 5.1mmol/L。

(2)1 小时血糖值 ≥ 10.0mmol/L、2 小时血糖值 ≥ 8.5mmol/L。

(3)血糖值 ≥ 11.1mmol/L，则诊断为妊娠期糖尿病。

2. 具有糖尿病高危因素的孕妇应在妊娠 24~28 周首先检测空腹血糖值(FPG)，FPG ≥ 5.1mmol/L，可以直接诊断 GDM，不必行 OGTT；FPG ≤ 4.4mmol/L，发生 GDM 的可能性极小，可暂时不做 OGTT；4.4mmol/L ≤ FPG ≤ 5.1mmol/L，应尽早做 OGTT。

3. 妊娠期血糖管理

(1)尽早对妊娠进行诊断，确诊后尽早按糖尿病合并妊娠的诊疗常规进行治疗并管理；每 1~2 周就诊一次。

(2)对妊娠妇女进行针对性的糖尿病健康教育。

(3)饮食计划应有利于保证孕妇和胎儿营养但又能控制孕妇的体重为宜。

(4)孕妇应加强自我血糖检测；每天监测空腹和餐后血糖 4~6 次。血糖控制的目标是：空腹血糖、餐前或睡前血糖 3.3~5.3mmol/L，餐后 2 小时血糖 ≤ 6.7mmol/L；HbA1c<6.0%；经

过治疗和优化血糖控制可以减少子痫前期、肩难产、剖宫产和大于胎龄儿的发生风险。

(5)避免使用口服降糖药,改用胰岛素。

(6)控制血压 <130/80mmHg。

(7)每隔 3 个月进行一次肾功能、眼底和血脂监测。

(8)加强胎儿发育情况的监护:从 36 周开始每周常规超声检查评估胎儿发育及健康情况。

(9)如无特殊情况,按预产期分娩;分娩时尽量采用阴道分娩。

(10)分娩时和产后 6 周和 6 个月之间进行 75g 口服葡萄胎耐量试验,加强血糖监测,继续保持良好的血糖控制。

4. 分娩后糖尿病的管理

(1)糖尿病合并妊娠者在分娩后对胰岛素的需要量会明显减少,应注意血糖监测,适时减少胰岛素的用量,避免低血糖。分娩后糖尿病的管理同一般糖尿病病人。

(2)妊娠期糖尿病使用胰岛素者,可在分娩后停用胰岛素(需除外 1 型糖尿病),多数病人不需要口服降糖药。分娩后血糖正常者应在产后重新评估糖代谢情况并进行终生随访。

5. 糖尿病合并妊娠时的特殊问题。

(1)视网膜病变:糖尿病视网膜病变可因妊娠而加重。在怀孕前逐渐使血糖得到控制和预防性眼底光凝治疗(有适应证者)可减少糖尿病视网膜病变加重的危险性。

(2)高血压:除在妊娠前已有的高血压之外,妊娠诱发的高血压可加重妊娠妇女已有的糖尿病并发症。应在妊娠期间严格控制血压。避免使用血管紧张素转换酶抑制剂、β 受体阻滞剂和利尿剂。

(3)糖尿病肾病:妊娠可加重已有的肾脏损害。在较轻的肾病病人,妊娠可造成暂时的肾功能减退,但在已出现肾功能不全的病人[血清肌酐 >3mg/dl(2.65mmol/L),或肌酐清除率 <50ml/(min·1.73m^2)],妊娠可对部分病人的肾功能造成永久性的损害。肾功能不全对胎儿的发育也有不良的影响,应禁忌妊娠。

（4）神经病变：与糖尿病神经病变相关的胃轻瘫、尿潴留、对低血糖的防卫反应差和直立性低血压等可进一步增加妊娠期间糖尿病管理的难度。

（5）心血管病变：如潜在的心血管疾病未被发现和处理，妊娠可增加死亡的危险性。应在妊娠前仔细检查心血管疾病证据并予以处理。计划怀孕妇女的心功能应该能够耐受运动试验。

6. 对于 GDM 孕妇的治疗，不同血糖程度的人群需要进行分层管理。ACOG 指南推荐的 2 个 A 级证据包括：①诊断 GDM 的孕妇应当接受营养和运动指导，如果仍不能使血糖水平达标，为了母婴健康，应当使用药物治疗。②开始 GDM 的药物治疗时，一线用药为胰岛素。对于绝大多数轻度血糖升高的孕妇，单纯饮食及运动的调整即可将血糖控制在正常范围，属于轻度 GDM 人群。

总之，妊娠合并糖尿病的总体治疗目标是控制血糖水平正常，预防酮体发生，维持体重合理增长，保证胎儿生长发育正常及母亲的妊娠安全。

第三节　妊娠期高血压疾病

妊娠期高血压疾病（hypertensive disorder complicating pregnancy，HDCP）是指妊娠妇女出现的血压异常增高，是妊娠期的常见疾病。按临床特点分为 4 类：妊娠合并慢性高血压（chronic hypertension，CH）、妊娠期高血压（gestational hypertension，GH）、子痫前期（pre-eclampsia，PE）- 子痫（Eclampsia）和慢性高血压并发子痫前期（chronic hypertension with superimposed pre-eclampsia）。HDCP 是全球范围内严重威胁母婴健康的疾病，国外孕妇的发病率约 6%~10%，我国孕妇的发病率约 5.6%~9.4%，也是再生育孕妇最常见的并发症。

HDCP 的病因包括：①炎症免疫过度激活；②血管内皮细胞

受损;③子宫螺旋小动脉重铸不足;④遗传学说;⑤营养缺乏;⑥胰岛素抵抗。确诊高血压,应该满足以下标准:即至少间隔4~6小时,至少2次以上测量血压均高于正常值。

妊娠合并慢性高血压:是指既往存在高血压或在妊娠20周之前发现收缩压 ≥ 140mmHg 和(或)舒张压 ≥ 90mmHg,妊娠期无明显加重;或妊娠20周后首次诊断的高血压并持续到产后12周以后。我国高血压患病一般在35岁以后,即随着年龄的增长,血管内皮性损伤进行性加重,当血管内皮细胞受损时,血管内皮源性舒张因子分泌减少,收缩因子分泌增加,外周血管痉挛,妊娠后随着负荷的加重,导致子宫胎盘缺血,诱发GH,慢性高血压合并PE的发生率明显升高。

妊娠期高血压:是指在妊娠20周后首次出现血压高于正常值,收缩压 ≥ 140mmHg 和(或)舒张压 ≥ 90mmHg,于产后12周内恢复正常。尿蛋白检测阴性。收缩压 ≥ 160mmHg 和(或)舒张压 ≥ 110mmHg 为重度妊娠期高血压。

子痫前期 – 子痫:子痫前期为妊娠20周后出现收缩压 ≥ 140mmHg 和(或)舒张压 ≥ 90mmHg,且伴有下列任一项:尿蛋白 ≥ 0.3g/24h,或尿蛋白/肌酐比值 ≥ 0.3,或随机尿蛋白 ≥ (+)(无法进行尿蛋白定量时的检查方法);无尿蛋白但伴有以下任何一种器官或系统受累:心、肺、肝、肾等重要器官,或血液系统、消化系统、神经系统的异常改变,胎盘 – 胎儿受累等。血压和(或)蛋白尿水平持续升高,发生母体器官功能受损或胎盘 – 胎儿并发症是子痫前期病情加重的表现,其症状可包括水肿、头痛、视觉障碍、HELLP综合征等。

重度子痫前期(severe pre-eclampsia):子痫前期孕妇出现下述任一表现可诊断重度子痫前期。

1. 血压持续升高 收缩压 ≥ 160mmHg 和(或)舒张压 ≥ 110mmHg。

2. 持续性头痛、视觉障碍或其他中枢神经系统表现异常。

3. 持续性上腹部疼痛及肝包膜下血肿或肝破裂表现。

4. 肝酶异常　血丙氨酸转氨酶（ALT）或天冬氨酸转氨酶（AST）水平升高。

5. 肾功能受损　蛋白尿 >2.0g/24h；少尿（24h 尿量 <400ml 或每小时尿量 <17ml）或血肌酐 >160μmol/L。

6. 低蛋白血症伴腹水、胸水或心包积液。

7. 血液系统异常　血小板计数呈持续下降并低于 $100 \times 10^9/L$；微血管内溶血（表现有贫血、黄疸或血乳酸脱氢酶 LDH 水平升高）。

8. 心功能衰竭。

9. 肺水肿。

10. 胎儿生长受限或羊水过少、胎死宫内、胎盘早剥等。

子痫（eclampsia）是在子痫前期基础上发生不能用其他原因解释的抽搐。

慢性高血压并发子痫前期：慢性高血压孕妇孕前无蛋白尿，孕 20 周后出现蛋白尿，尿蛋白 ≥ 0.3g/24h，或随机尿蛋白 ≥（+）；或孕 20 周前有蛋白尿，孕 20 周后蛋白尿明显增加；或出现血压进一步升高等重度子痫前期的任何一项表现。

一、风险评估

无论是妊娠合并慢性高血压，还是妊娠期高血压，对于孕妇来说都是一种危险的孕期疾病，若不及时治疗，会严重威胁到孕妇和胎儿的健康。HDCP 可显著增加如 PE、胎盘早剥、胎儿生长受限、围产期死亡等母体及胎儿的不良结局的发生率，也可大大增加弥散性血管内凝血、脑水肿、急性心力衰竭及急性肾衰竭的风险，是孕产妇和胎儿、新生儿死亡的主要原因之一。

（一）对妊娠的影响

许多慢性高血压的妇女妊娠时高血压症状很轻微，大部分病人仅有轻微的并发症，但往往会导致一些不良妊娠结局，如早产、胎儿生长受限、胎儿死亡、胎盘早剥以及剖宫产分娩。这些不良妊娠结局的发生率与慢性高血压持续的时间、严重程度，及是否合并子痫前期密切相关。且有慢性高血压的妇女再次妊娠时更易诱发 HDCP。

(二)对产妇的影响

慢性高血压持续时间的长短可影响病人终末器官的损害(包括心脏、肾脏受损),孕产妇死亡率比血压正常孕妇死亡率高5倍;脑血管意外的风险,肺水肿及肾衰竭的发生率均高于血压正常的孕妇;胎盘早剥的发生率比血压正常孕妇高2~3倍;产后出血的风险高2倍。Brown MA 等对 1515 名曾经有过 GH 或PE 的孕妇进行随访后发现,其中 70% 在下一次的怀孕中再次发生 GH 或 PE,特别是曾经有过 GH 的孕妇再次发生 GH 的风险是最高的。Melamed N 等发现年龄 >35 岁,GH、PE 病史是再次妊娠发生 PE 的危险因素。高龄经产妇 PE 发生率是适龄经产妇的 2 倍。

(三)对胎儿的危害

重度子痫前期由于胎盘供血不足、胎儿窘迫、FGR、早产、低出生体重、死胎、新生儿死亡的发生率增加,围产儿死亡率可高达 150‰ ~300‰。

(四)妊娠对高血压的影响

妊娠的生理变化也会影响慢性高血压疾病。妊娠后血流量的增加和胶体渗透压的降低可促进心脏代偿。另外,血管系统阻力的生理性减少,会降低血压,因此,在妊娠 16~18 周血压会降到最低,在妊娠晚期可恢复到孕前水平。

二、咨询指导

由于妊娠期高血压疾病存在进展性的变化,病人存在不同的发病背景,影响着病情的轻重缓急,受累及的器官和系统的损害也存在不平衡性;除了解痉和降压之外,还需要针对性地抓住对重要靶器官的保护时机和提高对严重并发症的处理能力;在孕前、孕早期,或在任何首诊产前检查时都需要主动排查和及早发现个体特质的风险因素。

无论何种类型的妊娠期高血压疾病,在妊娠期都有发展变化的可能性,单纯的妊娠期高血压可以发展到子痫前期,慢性高血压可以伴发子痫前期。

1. 患有慢性高血压妇女在孕前应进行评估,以确定是否涉及有终末器官损害,并予以降压治疗。对于妊娠前和妊娠早期均未进行检查,在妊娠晚期发现高血压的病人,妊娠合并慢性高血压与妊娠期高血压及子痫前期很难鉴别。因此,为了明确高血压的诊断,建议在孕前或妊娠 12 周前进行血压测量,以获得基础血压值。

2. 妊娠前或妊娠早期的具体检查项目 包括评估肾功能、心电图、超声心动图、眼科评价。选择适当的检查项目是根据慢性高血压的严重程度。肾功能不全是终末器官受损最早的表现形式之一,所有患有慢性高血压的妇女推荐基础肾功能评估。实验室评估肾功能包括:血清肌酐,血尿素氮,24 小时尿蛋白排泄量或尿蛋白 / 肌酐比值和肌酐清除率。

3. 按时产检 每 1~2 周做一次产检,注意观察水肿,有无头痛等不适症状。一旦有异常应提早就诊。嘱咐孕妇应自行监测血压,可每天早晚各量一次,并做好记录。

4. 长期患有高血压的妇女更可能患有缺血性心脏疾病、肾脏疾病及视网膜病变。因此,在孕前或孕早期应增加额外的检查项目来评估心脏、肾脏和眼睛。另外,患有显著左心室肥厚和继发性高血压功能异常的病人,因为随着妊娠进展,心血容量的需求增加,更容易发生心脏失代偿和心脏衰竭。肾功能不全增加了不良妊娠结局的风险。因此,妊娠合并慢性高血压的病人若出现急性蛋白尿或者基线蛋白尿和基础血压突然增高时,应及时评估有无合并子痫前期。

5. 有高血压疾病的妇女再次妊娠的建议 有高血压病史的妇女在妊娠前应进行血压水平、靶器官损害情况及正在服用的降压药物和疗效的评估。应有一个良好的生活方式,饮食限盐,体质指数(body mass index,BMI)不正常者,应通过饮食控制和增加运动将 BMI 控制在正常范围。血压仍不能控制者,可在妊娠前使用拉贝洛尔和(或)硝苯地平控制血压。经药物治疗后血压仍≥150/100mmHg或有蛋白尿者建议暂缓怀孕。无高血压病史者可考虑妊娠,对怀孕20周后出现高血压拟诊GH的孕妇应进行:血常规、尿常规、肝肾功能、凝血功能、血糖、血尿酸及尿蛋白定量检测,注意有无PE的发生。

三、妊娠期高血压疾病的血压管理

(一)血压监测

对有妊娠期高血压疾病的孕妇应严密监测血压,血压波动时建议进行24小时动态血压监测,每次产检需测定尿蛋白。GH病人血压≥140/90mmHg可结合其自身情况进行药物或非药物干预。血压<150/100mmHg时可暂不使用药物,当收缩压≥150mmHg和(或)舒张压≥100mmHg或出现靶器官受损时,可考虑药物治疗。禁忌使用血管紧张素转换酶抑制剂(angiotensin converting enzyme inhibitor,ACEI)和血管紧张素受体拮抗剂(angiotensin receptor blocker,ARB),妊娠前使用利尿剂的病人可继续服用,在血容量不足的情况下应慎用,并发PE时应停用。应严密监测PE的发生,及时到产科就诊,由产科医师根据指南评估后决定是否需要终止妊娠。

(二)妊娠期高血压疾病的处理

1. **基本原则** 休息、镇静、预防抽搐、有指征地降压和利尿、密切监测母胎情况,适时终止妊娠。其中解痉与降压是对症治疗;密切监测母胎情况,适时终止妊娠,是基于疾病的动态变化和多系统受累及程度,需要给予全面灵活的监测手段和不失时机的适时终止妊娠。各类型妊娠期高血压疾病的衍变性不容忽视:单纯妊娠期高血压可发展为子痫前期,子痫前期可发生子痫或其他器官严重并发症,慢性高血压可以并发子痫前期,重度高血压可以发生高血压危象和心脑并发症等。伴随器官受累和严重并发症的发生,处理措施也应基于对症性予以相应的深度扩展,做好器官保护。

2. **有高盐饮食习惯的群体适度限盐** 对于盐的摄入要考虑发病群体的不同。

　　3. **治疗目的**　预防心脑血管意外和胎盘早剥等严重母胎并发症。

　　4. **掌握分娩时机和方式**　把握终止妊娠时机主要从孕龄与母体 – 胎盘 – 胎儿的病情两方面重点综合考虑。终止妊娠的方式是从母体病情、胎龄以及宫颈条件 3 方面考虑。如无产科剖宫产手术指征,原则上考虑阴道试产,但如果不能短时间内阴道分娩,病情有可能加重,宜放宽剖宫产手术指征。

　　5. **预防子痫和严重并发症**　子痫前期一经诊断,就要注意预防子痫和严重并发症。硫酸镁是治疗子痫及预防复发的首选药物。脑血管意外是子痫病人死亡的最常见原因,也是急性重度高血压常见并发症。当收缩压持续 ≥ 160mmHg、舒张压 ≥ 110mmHg 时要积极降压以预防心脑血管并发症;同时注意宫缩频度,注意脐血流和胎盘厚度及回声等影像学改变,关注胎盘早剥等并发症早期征兆。

　　6. **产后需要继续监管**　产后硫酸镁和降压药使用更需灵活掌握并严密监测病情变化,重度子痫前期孕妇产后应继续使用硫酸镁至少 24~48 小时,防止产后迟发或复发子痫前期 – 子痫,必要时还需再次启用硫酸镁。产后血压升高 ≥ 150/100mmHg 就应继续给予降压治疗。产后血压持续升高要注意再次评估和排查孕妇其他系统疾病的存在;产后 6 周持续高血压也要注意排查其他系统疾病和高血压原因,及时内科就诊;产后 12 周要进行复查。

第四节　妊娠合并心血管疾病

　　妊娠合并心血管疾病是我国孕产妇非产科因素死亡的重要原因之一,是严重的产科合并症。妊娠合并心脏病分为两大类,第一类是妊娠之前就存在的心脏病,以先天性及风湿性心脏病居多;第二类是妊娠诱发的心脏病,如妊娠期高血压性心脏病、围产期心脏病和各种心律失常等。

一、妊娠期心血管系统病理生理变化

妊娠期母体血流动力学、内分泌及代谢等环节都会发生变化。血流动力学生理性改变始于孕后 3 个月；雌激素、孕激素等介导血管张力降低，肾脏灌注降低，激活肾素 – 血管紧张素 – 醛固酮系统，导致水钠潴留；心脏则处于高动力状态，血管新生增加、心肌重塑。

孕期凝血因子Ⅶ、Ⅹ、Ⅷ、纤维蛋白原及血浆血管性血友病因子(vWF)等均增加，血管栓塞风险增加 4~10 倍，并在临产阶段达到最高。分娩过程中宫缩介导的儿茶酚胺增加以及自输血约 300~500ml 均增加心脏前负荷，易诱发心衰。

代谢方面，为供给胎儿葡萄糖，母体产生适度胰岛素抵抗，继发脂肪酸增多，引起脂质代谢紊乱。

妊娠期的生理改变对母体心血管系统构成应激压力，对某些孕妇可产生病理作用。妊娠期高血压、子痫前期、HELLP 综合征及围产期心肌病等短期并发症，可触发母体产后心血管疾病；特定遗传背景可在应激压力下诱发心肌病；潜伏的心脏病毒感染也可被激活，导致心肌炎。

二、风险评估

心脏病病人一旦妊娠导致心功能恶化者，流产、早产、死胎、胎儿生长受限的发病率明显增高，围产儿死亡率是正常妊娠的 2~3 倍。因此，妊娠合并心脏病是常见的一种高危妊娠，若出现心功能衰竭，将危及母婴生命。

患有心血管疾病或者具有心血管疾病潜在风险的妇女，在决定妊娠之前，应进行风险评估，目前广泛并推荐使用的是世界卫生组织(WHO)妊娠风险分级的方法，该分级方法将妊娠合并心脏病的危险程度从低到高分为 4 级，Ⅰ级为低危，未发现孕妇死亡率的增加；Ⅳ级为极高危，孕妇死亡率极度升高，应禁止妊娠，若怀孕，需讨论是否需终止妊娠,若继续妊娠需强化护理。具体见表6-1。

表6-1　妊娠合并心脏病WHO风险评估系统分级及咨询指导建议

妊娠风险分级	母婴风险	疾病种类	指导建议
Ⅰ级 (低危)	不增加妊娠妇女发病率及死亡率,母儿并发症为正常或轻度增加	轻度肺动脉狭窄、动脉导管未闭;已矫正的二尖瓣脱垂、房间隔缺损、室间隔缺损、动脉导管未闭,肺静脉畸形引流;轻度房性或室性期前收缩	可以妊娠。妊娠期仅需要1~2次心脏专科随访
Ⅱ级 (低~中危)	轻度增加妊娠妇女发病率及死亡率,母儿并发症轻度增加或重度增加	未修补的房间隔缺损或室间隔缺损;已修复的法洛四联症;各种心律失常	无并发症,无心衰史孕妇可以妊娠。每3个月行心脏专科随访
Ⅱ~Ⅲ级 (中~高危)	妊娠风险取决于孕妇个体情况差异	轻度左室收缩功能下降、肥厚性心肌病、先天性或组织性瓣膜疾病、马方综合征(主动脉直径<40mm、二叶式主动脉瓣疾病(主动脉直径<45mm)、修复后的主动脉缩窄	每2个月行心脏专科及产科随访
Ⅲ级 (高危)	孕产妇发病率及死亡率明显增加,母儿并发症重度增加	机械瓣置换术后;全腔静脉-肺动脉连接术(Fontan)循环;发绀性先心病;伴主动脉扩张(40~45mm)的马方综合征;伴主动脉扩张(45~50mm)的主动脉瓣相关主动脉疾病等	每1~2个月行心脏专科及产科随访
Ⅳ级 (极高危)	极高的孕产妇死亡率和严重的母儿并发症	肺动脉高压(PAH);心功能不全[左室射血分数(LVEF)<30%],严重二尖瓣狭窄;重度主动脉瓣狭窄;主动脉>45mm的马方综合征;主动脉>50mm的主动脉瓣相关主动脉疾病	不建议妊娠。若拒绝终止妊娠,建议每月或每2个月进行心脏专科及产科随访

三、咨询指导

根据 2016 年《妊娠合并心脏病诊治专家共识》,对已知或怀疑先天性心脏病或获得性心血管病和主动脉病的女性在怀孕前都应做风险评估和劝告;对任何年龄患心血管疾病的女性怀孕分娩应进行危险分级评估;高危病例必须在多学科中心做综合性治疗;先天性心脏病、先天性心律失常、心肌病、主动脉疾病和心血管疾病伴遗传性畸形的女性必须进行遗传咨询;每一个有不可解释或新发心血管症状和体征的女性都应做超声心动图检查。

妊娠合并心血管疾病的孕产妇,其预后与其心脏的功能储备有关。心功能Ⅰ~Ⅱ级,无并发症,无心衰史的可以妊娠,但在妊娠期要特别关注心功能衰竭的早期症状,如果出现不能平卧、夜间憋醒、夜间咳嗽、血性泡沫样痰、静息时心率>110 次/分、呼吸困难、进行性水肿休息后不能好转,要及时就诊,同时孕期要及时纠正贫血,预防上呼吸道感染,禁止吸烟,吸食毒品。心功能Ⅲ~Ⅳ级,有心衰史、肺动脉高压、发绀、严重心律失常、风湿热活动期、急性心肌炎、亚急性感染性心内膜炎、马方综合征出现主动脉夹层的女性不宜妊娠,如果怀孕应尽早终止妊娠,而且要在有能力处理严重心脏疾病的医疗机构终止。可以妊娠的女性,除非有产科剖宫产指征,尽可能经阴道分娩或助产。孕产期没有或有轻微心脏问题的女性,在产后有可能发生心脏功能失代偿,因此,应将细致入微的护理延续到产褥期,警惕产后血栓形成。此外还应给产妇详细的避孕指导和建议,或建议采取绝育手术。

(一)妊娠合并先天性心脏病

先天性心脏疾病占妊娠合并心脏病孕妇的绝大多数。包括房间隔缺损(占病例总数的 1/3)、室间隔缺损、动脉导管未闭及发绀型心脏病。大部分患病女性可以耐受妊娠,其妊娠的心血管事件风险取决于心脏瓣膜、心功能分级和血液分流情况。妊娠期间 WHO 心功能分级在 Ⅲ ~ Ⅳ 级,或者重度心室功能下降的病人具有较高的生育风险。动脉导管未闭、房间隔缺损等左至右分流的先天性心脏病伴肺动脉高压者妊娠时常发生右心衰竭和导致右向左分流而出现发绀;法洛四联症和艾森曼格综合征等发绀型先天性心脏病者(右向左分流型)妊娠后,由于右心室压力负荷过重,多发生右心衰竭,病死率高达 50%。建议病人孕前评估心功能,决定是否妊娠,并在孕前 3 个月就诊,定制随访计划。

1. 左向右分流型　主要包括房间隔缺损、室间隔缺损和动脉导管未闭,对于未行修补术且心功能大于 Ⅱ 级的孕产妇和已经出现产科并发症的孕产妇,绝大部分会选择提前分娩。艾森曼格综合征(Eisenmenger syndrome)是左向右分流型先天性心脏病伴肺动脉高压,为发绀型心脏病,是妊娠禁忌证。

2. 右向左分流型　最常见有法洛四联症,包括主动脉骑跨、右心室增厚、室间隔缺损、肺动脉狭窄。未行手术矫治的孕妇耐受力差,自然流产率高达 80%,因此不宜妊娠。

3. 先天性心脏病伴肺动脉高压　合并妊娠死亡率高达 17%~33%,妊娠期后 3 个月及产后第 1 个月是死亡高危期,常见于肺栓塞或顽固性右心衰。中、重度肺动脉高压(静息状态平均肺动脉压超过 25mmHg,或者劳累后 30mmHg)和主动脉瘤(如马方综合征)均是妊娠禁忌证。

(二)妊娠合并主动脉病变

主动脉结构异常的病人在妊娠期间均为高风险,是产妇死亡的主要原因之一。妊娠时血流动力学改变,激素水平改变,导致主动脉组织结构改变,增加了主动脉夹层的发生,一般在妊娠的最后 3 个月(占 50%)和产后早期(占 33%)发生率高,妊娠期主动脉夹层漏诊率较高,故孕期胸痛症状者均应考虑该诊断的可能。马方综合征病人妊娠期主动脉根部内径 >40mm,或主动脉根部内径持续增加,是发生夹层的高危因素。

建议:马方综合征病人,升主动脉内径 >45mm,在怀孕前应进行手术治疗;马方综合征或其他主动脉疾病病人应考虑主动脉夹层风险并在孕前行主动脉影像学评估[计算机体层摄影(CT)或磁共振成像(MRI)];升主动脉增宽的病人在妊娠期应每隔 4~8 周进行超声心动图检查;主动脉扩张或既往有主动脉夹层病史的女性,应在可以开展心脏外科手术的医疗保健机构分娩;升主动脉内径 >45mm 的病人,应考虑剖宫产;对主动脉扩张的妊娠期女性,如既往有 B 型主动脉夹层病史或有遗传倾向者,建议严格控制血压;有主动脉夹层病史的病人,尽量避免妊娠。

(三)妊娠合并心脏瓣膜病

无论先天性还是获得性瓣膜性心脏病均是导致母胎死亡的重要原因,在妊娠期间,瓣膜狭窄比关闭不全更严重,而左心瓣膜病变引起并发症的发生率要高于右心瓣膜病变,并发房颤或换瓣后易导致血栓形成。

1.肺动脉瓣狭窄 重度肺动脉瓣狭窄(跨瓣压差 >64mmHg)病人应在孕前进行干预,解除狭窄,通常使用球囊扩张术(ⅠB);妊娠期每 1~2 月随访一次。

发绀型或伴心衰的埃博斯坦(Ebstein)病人应在孕前接受治疗,并建议终止妊娠。

2.肺动脉瓣关闭不全 肺动脉瓣反流导致右室扩张且有伴随症状者应在孕前行肺动脉瓣置换术,建议使用生物瓣;无伴随症状者也应考虑在孕前行肺动脉瓣置换术。若继续妊娠,应在有条件治疗肺动脉高压的中心进行随访管理,若妊娠前已给予药物治疗则继续,但告知药物可能的致畸作用,并适当考虑给予抗凝治疗预防栓塞。

Fontan 循环病人、肺动脉栓塞相关肺动脉高压(PAH)病人应予抗凝治疗,并告知药物的致畸风险。PAH 病人,尤其是静息状态氧饱和度 <85% 的病人,建议避免妊娠。

3.二尖瓣狭窄或关闭不全 中度狭窄即使无症状也应孕前手术纠正。重度二尖瓣狭窄病人应手术矫正后妊娠;有症状或伴 PAH 者,应给予选择性 β_1 受体阻滞剂;心衰者使用利尿剂;药物治疗后仍有症状或收缩期肺动脉压 >50mmHg 者应考虑经皮二尖瓣球囊扩张术;对房颤、左房栓塞或既往栓塞者,应予抗凝治疗。

4. 主动脉狭窄或关闭不全 对于关闭不全者,妊娠外周阻力降低可以使主动脉反流减轻,一般可以耐受妊娠,若无其他产科手术指征,在严密监测下可以经阴道分娩。有症状的主动脉瓣狭窄病人、LVEF<50% 或运动试验阳性者应在妊娠前行介入治疗。重度主动脉瓣或三尖瓣反流及心功能不全或心室扩张者应在妊娠前行外科手术矫正。

中重度二尖瓣狭窄和有症状的主动脉瓣狭窄一般不能耐受妊娠,应在妊娠前治疗。孕期若药物治疗效果不佳,应考虑行经皮二尖瓣球囊扩张术,最佳手术时机在孕前 4~7 个月。瓣膜反流较瓣膜狭窄者能更好耐受妊娠,但需要密切随访;严重瓣膜反流导致难治性心衰或重度心室扩大,需要在孕前接受外科治疗。

建议:机械瓣病人在孕 4~9 个月内服用口服抗凝药;妊娠期间调整抗凝治疗应该在医院内进行。9 个月后应停止口服抗凝药,改用低分子量肝素或普通肝素;产前 36 小时应将低分子量肝素更换为普通肝素,并在产前 4~6 小时停止应用普通肝素,如无出血并发症,于产后 4~6 小时重新应用普通肝素。晕厥或栓塞病人应行心脏超声检查。孕前 3 个月,若必须抗凝,应告知病人风险,在病人知情同意后给予华法林(<5mg/d);6~12 周时若华法林用量 >5mg/d,应在监测抗 X a 因子水平下更换普通肝素或低分子量肝素。

(四)妊娠合并冠心病

妊娠期急性冠脉综合征(ACS)罕见,发生率仅为 3~6/10 万,但可继发于自发性冠状动脉夹层,故妊娠妇女出现胸痛时均应行心电图、肌钙蛋白检查。经皮冠状动脉介入术(PCI)是 ST 段抬高型心肌梗死(STEMI)的最佳血运重建方式,LVEF>40% 的冠心病病人可以妊娠。对无明显症状的非 ST 段抬高型心肌梗死(NSTE-MI)病人,建议保守治疗,β 受体阻滞剂及低剂量阿司匹林相对安全,氯吡格雷应尽量缩短应用时间,GP Ⅱ b/ Ⅲ a 抑制剂、比伐芦定、普拉格雷、替格瑞洛作用未知,不推荐应用。

冠状动脉疾病可能导致心肌梗死,是妊娠期罕见的并发症。有冠状动脉疾病女性通常有典型的风险因素如吸烟、高脂血症、肥胖、高血压、糖尿病。妊娠期诊断和非妊娠期无异。既往有过心梗的女性不建议妊娠。治疗方法同非妊娠女性。

(五)妊娠合并心律失常

无论有无器质性心脏病,孕期心律失常的发生率都会增加,健康孕妇亦可发生频发房性、室性期前收缩,大多数心律失常对母亲或胎儿没有影响,不需要特殊处理。孕前合并心律失常和器质性心脏病病史的病人,孕期会发生新的心律失常或原有的心律失常加重。只要能监测孕产妇及胎儿宫内发育情况,一般都能安全度过妊娠期,但严重心律失常(如二度Ⅱ型房室传导阻滞及以上、频发短阵室速)是妊娠禁忌证。

在妊娠期间,所有的抗心律失常药物均应默认对胎儿具有潜在毒性,在孕早期(前 3 个月)使用抗心律失常药物,对胎儿致畸的风险最高;妊娠晚期(最后 3 个月),药物则会影响胎儿的生长发育,还可能对胎儿产生致心律失常的作用。因此,孕期使用抗心律失常药物一定要谨慎,权衡利弊,个体化用药。

阵发性室上性心动过速的急诊转复,首选迷走神经刺激,食管调搏终止,其次为静脉使用腺苷。局灶性房扑的病人往往合并器质性心脏病,对药物不敏感,指南建议首选 β– 受体阻滞剂和洋地黄类药物进行心室率控制,一般不采用电复律。如果症状无法用药物控制,病人又无法耐受心动过速,可考虑射频消融治疗。对于房颤和房扑的病人,无论使用药物复律还是电复律,如果发作持续 48 小时以上,都要先用华法林进行抗凝治疗(复律前 3 周和复律后 4 周),如果此时处在怀孕的前 3 个月和最后 3 个月,则用低分子肝素替代。对于持续性稳定或者不稳定的室速,首先考虑使用电复律。如果室速治疗无效,为保障孕妇的生命安全也有必要使用胺碘酮和(或)安置植入性心脏复律除颤器（ICD）。出现症状性心动过缓或者完全性房室传导阻滞，则可以在超声的导引下，或者采用床旁漂浮导管的方法植入临时心脏起搏电极。

(六)妊娠合并心肌病

在围产期，既往无心脏病的女性在妊娠末期或产后（妊娠28周至产后6个月），首次出现心肌收缩功能障碍和充血性心力衰竭症状，类似扩张型心肌病者称为围产期心肌病。围产期心肌病在孕期发生率大约为1∶4000~1∶300，是妊娠严重并发症之一，预后较差。高龄、高血压、多产、双胎、营养不良的产妇发病风险增加。指南建议，围产期心肌病的病人妊娠期避免使用血管紧张素转化酶抑制剂（ACEI）、血管紧张素受体拮抗剂（ARB），可使用肼屈嗪、硝酸酯；慎用多巴胺、β受体阻滞剂、洋地黄、利尿剂等。LVEF<40%是高危预测指标；LVEF<20%妊娠妇女死亡率非常高，应考虑终止妊娠。产后应停止母乳喂养；如果围产期心肌病的病人左室射血分数不能恢复正常，应避免再次受孕，为妊娠禁忌证。

肥厚性心肌病病人禁止妊娠。

(七)妊娠合并静脉血栓栓塞

所有妊娠妇女或拟妊娠者应进行栓塞风险评估；予静脉血栓栓塞（VTE）症状宣教，发生可疑征象即时就诊；所有高危病人应在产前及产后穿弹力袜，给予低分子肝素或普通肝素治疗6周；中危病人产前给予低分子肝素治疗至少7天；低危病人建议运动及水化。

(八)妊娠期高血压性心脏病

如能诊断及时，治疗得当，多不遗留心脏器质性病变。

四、妊娠期心血管疾病的用药安全

在用药安全方面，从胎儿角度，服药时间在孕3周（停经3周）以内，称为安全期，若无流产征象可以继续妊娠。孕3~8周内为高敏期，此期致畸药物可产生致畸作用，但不一定引起自然流产,不宜盲目保胎,应综合考虑。孕 8 周 ~ 孕 5 个月称为中敏期,此期药物对胎儿的致畸程度难以预测,继续妊娠者应于妊娠中晚期行羊水、B 超等检查,判定异常者应及时终止妊娠或接受宫内治疗。孕 5 个月以上称低敏期,此时胎儿药物敏感性较低,用药后致畸程度不明显,但仍可伴发育异常或局限性损害。由于妊娠期与胎儿发育密切相关,因此在考虑心血管疾病治疗及用药的母体获益同时,也必须考虑对胎儿的影响,权衡利弊后慎重给药。

　　总之,随着再生育高龄妊娠妇女的增加,妊娠合并心血管疾病也会明显增加,在妊娠前应行相关评估咨询以规避可能的风险。由于妊娠合并心血管疾病涉及广泛疾病谱,不仅是产科疾病中的难点和重点,亦是每一位心血管医师在临床工作中会面临的巨大挑战,需要产科医师和心血管医师的密切合作,联合管理。接诊此类病人时应对妊娠合并心血管疾病的妊娠风险评估和管理原则做到心中有数,以便接诊病人时能做出正确、有效的决策,预防并减少母婴并发症的发生,尽力避免母婴出现生命危险。

第五节　妊娠合并甲状腺疾病

　　妊娠合并甲状腺疾病的发病率约为 1%~2%,包括甲状腺功能减退症(甲减)、甲状腺功能亢进症(甲亢)、产后甲状腺炎、妊娠合并甲状腺结节和甲状腺癌等。甲状腺疾病发生的可能原因有:自身免疫失调导致甲状腺组织受到破坏或刺激、某些病毒感染或环境因素引起甲状腺腺体破坏、遗传易感性、药物或手术影响。

　　母体和胎儿的甲状腺功能有着内在的联系。胎儿依赖于母体的甲状腺素,影响母体甲状腺的药物也会影响胎儿的甲状腺。在孕早期,胎儿的甲状腺素激素要靠母体转运,甲状腺激素对于脑部和精神的正常生长发育至关重要,这个阶段,因为和妊娠相关的绒毛膜促性腺激素(hCG)刺激甲状腺,使游离甲状腺素水平增高,抑制了促甲状腺素(TSH)水平,引起促甲状腺素活性下降。而孕期是处于一定程度的免疫抑制状态,因此自身免疫性甲状腺疾病会在孕期减轻。

妊娠期甲状腺疾病的高危因素有:高龄、家族史、既往妊娠期甲状腺病史、不良孕产史、饮食习惯等。妊娠期甲状腺功能异常不仅增加 HDCP、自然流产、早产、围产期死亡、低体重儿、子痫前期、甲状腺危象等并发症,更对胎儿的生长及神经智力发育有严重影响。

一、妊娠期甲状腺功能减退症

妊娠合并甲状腺功能减退症(甲减)包括妊娠伴甲减(妊娠前确诊甲减和妊娠期初诊甲减)和妊娠期甲减(临床甲减、亚临床甲减和低 T_4 血症),发病率约为 5.27%,妊娠合并甲减与碘缺乏、自身免疫性甲状腺炎、放射性或手术性甲状腺去势等因素相关。妊娠期甲减主要因孕妇自身免疫性甲状腺炎、甲亢 [131]I 治疗后和甲状腺切除术后引起。年龄可影响甲状腺激素状态和脱碘酶的表达和活性,甲状腺疾病的发病率随着年龄的增加而增加。

妊娠合并临床甲减一般为促甲状腺激素(TSH)水平高于正常值上限,伴有游离甲状腺素(FT$_4$)水平的降低;妊娠合并亚临床甲减为 TSH 水平高于正常值上限,但 FT$_4$ 水平正常。临床上,妊娠合并临床甲减较少,一般占妊娠的 0.3%~0.5%;而妊娠合并亚临床甲减较常见,一般占妊娠的 2%~3%。

(一)风险评估

1. 对妊娠结局的影响 可能增加早产、流产、贫血、妊娠期高血压疾病、胎盘早剥、产后出血等的发生概率,可能与不孕不育、流产率高有关。

2. 对胎儿发育的影响 妊娠期未经治疗的临床甲减和亚临床甲减损害后代神经智力发育,增加早产、低出生体重儿、循环系统畸形、新生儿呼吸窘迫综合征和死胎的风险,目前认为,甲状腺激素对于胚胎的脑部发育至关重要,有研究表明,未治疗的妊娠合并甲减孕妇分娩的子代,其智力商数(IQ)比同龄儿有所降低。必须给予治疗。

(二)咨询指导

1. 大多数成人的临床甲减源于腺体的自身抗体破坏,特别是抗甲状腺过氧化物酶抗体,与 Graves 甲亢也有关。表现为身体乏力、全身非凹陷型水肿、胸闷腹胀、头晕耳鸣、懒言少语、心烦易怒、基础体温低、怕冷、皮肤干燥少汗,毛发稀疏、干枯,指甲脆、有裂纹、记忆力差、反应迟钝。需要终生服用左甲状腺素钠治疗,建议待甲状腺功能恢复正常后怀孕,孕期仍需坚持服用左甲状腺素钠,根据甲状腺功能化验结果调整用药剂量。

2. 甲减的高危妇女应做孕前筛查,高危人群包括:①有甲状腺疾病个人史和家族史者;②有甲状腺肿和甲状腺手术切除和 [131]I 治疗史者;③既往发现血清促甲状腺激素(thyroid stimulating hormone,TSH)增高或甲状腺自身抗体阳性者;④有其他自身免疫性疾病个人史和家族史者。在亚临床甲减病人中每年会有 2%~5% 进展成为临床甲减。遗传是一个重要的风险因素。其他风险因素包括 1 型糖尿病和甲状腺过氧化物酶抗体阳性。

3. 对于孕前没有发现、孕期发现的严重甲减病人终止妊娠时机的问题 目前,这种情况尚不是必须终止妊娠的指征,但需要与病人充分地沟通,告知继续妊娠的可能风险,如胎儿智力发育受损等,再行决定。

4. 孕前甲状腺功能已经纠正,妊娠结局通常良好。由于妊娠期甲状腺素的需求量增加 1/3,非孕期的甲状腺素补充剂量在妊娠期是不够的,需要做药物补充剂量的调整。一般用量是每天 50~100μg,每 4~6 周检测血清甲状腺素水平,左甲状腺素钠每次增加 25~50μg,直到调整至甲功正常。一旦怀孕应该及时与医师取得联系,分娩后 L-T$_4$ 应该减至孕前剂量,并于产后约 6 周进行甲状腺功能检测。对于妊娠期甲减病人不推荐使用三碘甲状腺原氨酸和干甲状腺片。甲减得到充分治疗的孕妇,不推荐做孕妇或胎儿的相关检查。

妊娠期妇女亚临床甲减增加不良妊娠结局和后代神经智力发育损害的风险。但是,由于循证医学的证据不足,对于TPOAb 阴性的亚临床甲减妊娠妇女,指南既不予反对,也不予推荐 GT 治疗(推荐级别 I)。对于 TPOAb 阳性的亚临床甲减妊娠妇女,推荐给予 L–T$_4$ 治疗(推荐级别 B)。妊娠期亚临床甲减的治疗方法、治疗目标和监测频度与临床甲减相同。可以根据TSH 升高程度,给予不同剂量的 L–T$_4$ 治疗(推荐级别 B)。

单纯性低甲状腺素血症增加不良妊娠结局和后代神经智力发育损害的证据不足,所以不常规推荐 L–T$_4$ 治疗。

TSH> 妊娠特异诊断标准的亚临床甲减,无论抗体是否阳性,考虑 L–T$_4$ 治疗;TSH 介于 2.5mIU/L 和参考范围上限的妊娠妇女,既往有不良妊娠史或甲状腺自身抗体阳性,考虑 L–T$_4$ 治疗;否则不治疗,但需监测甲状腺功能。首选 L–T$_4$ 为替代治疗药物,不建议予三碘甲状腺原氨酸(T$_3$)或者干甲状腺片治疗。

5. 妊娠前已经确诊甲减的妇女计划妊娠,需要将血清 TSH控制在 <2.5mIU/L 水平后再怀孕;正在治疗中的甲减妇女,妊娠后 L–T$_4$ 剂量应较非妊娠时增加 30%~50%,即在原有服药基础上,每周额外增加 2 天的剂量,并尽快就医以进行快速测试和进一步评估,或根据血清 TSH 治疗目标及时调整剂量;甲状腺切除和 ^{131}I 消融术引起的临床甲减可能需要更大剂量。

6. 左甲状腺素是治疗甲减的主要药物,一般在妊娠期间诊断甲减后应立即开始服用,尽量快速达到血清 TSH 治疗目标(孕前及早孕期 TSH 水平为 0.1~2.5mU/L,中孕期为 0.2~3.0mU/L,晚孕期为 0.3~3.0mU/L),根据妊娠特异性 TSH 正常值范围,调整 L–T$_4$ 剂量。调整 L–T$_4$ 剂量监测:每 2~4 周测定 TSH、总甲状腺素 / 游离甲状腺素(TT$_4$/FT$_4$),最好在妊娠 8 周内达到正常范围,TSH 达标后,每 6~8 周监测一次。

二、妊娠期甲状腺功能亢进

妊娠期甲亢为 TSH 水平低于正常值下限,而 FT$_4$ 水平高于正常值上限。亚临床甲亢是异常低的 TSH 浓度,但是 FT$_4$ 水平正常。患病率为 1%,包括临床甲亢和亚临床甲亢,临床甲亢占 0.4%,亚临床甲亢占 0.6%。病因主要为 Graves 病占 85%,包括妊娠前和新发 Graves 病;妊娠甲亢综合征(即一过性甲亢)占 10%;其他还包括炎性甲亢、药物性甲亢、甲状腺高功能腺瘤、结节甲状腺肿、葡萄胎等。再生育妇女随着妊娠年龄的增加,妊娠期甲状腺功能亢进的发病率也增加。

甲亢的临床表现包括怕热、出汗、多食、心慌、焦虑等,与妊娠期非特异症状难以鉴别;特异性的甲状腺肿大、甲状腺眼病等,对于明确诊断有一定的临床意义。

(一)风险评估

妊娠期甲亢控制不良时会导致妊娠丢失、妊娠期高血压疾病、早产、低出生体重儿、胎儿生长受限、死产、甲状腺危象及充血性心力衰竭等。

1. 对孕妇的影响 早孕期 hCG 分泌往往会加重甲亢病情,而到孕晚期会逐渐减轻。但分娩、剖宫产术、感染等有可能诱发甲亢危象及孕妇充血性心力衰竭。妊娠期亚临床甲亢会导致孕妇心律失常,心室肥大,骨质缺失,因此病人需要定期监测。甲亢女性的妊娠结局取决于高代谢是否控制,如果不治疗,易发生自然流产、子痫前期。

2. 对胎儿的影响 妊娠期甲亢可能增加流产、早产、胎儿生长受限(FGR)、低出生体重儿等发生的风险。因为 TR-Ab 可以通过胎盘刺激胎儿甲状腺激素分泌,抗甲亢药物也可以通过胎盘抑制胎儿的甲状腺激素分泌,因此可能引起胎儿甲状腺功能异常。胎儿发生甲亢可导致 FGR、胎儿心功能衰竭、胎死宫内、骨成熟过快、新生儿颅缝早闭伴智力受损、新生儿甲亢等严重后果。治疗后大多数围产儿甲功正常。有时候甲亢或甲低也会发生,无论哪种情况都会伴或不伴甲状腺肿。产后需常规做新生儿足跟血筛查新生儿甲状腺功能,早期和积极的甲状腺素补充对这些婴儿的智力发育非常关键。

(二)咨询指导

1. 妊娠甲亢综合征　在孕早期由于 hCG 升高过度刺激甲状腺素产生,出现妊娠期一过性甲亢,与轻度的甲亢很难鉴别。其临床表现为孕 8~10 周发病,包括超出正常妊娠范围的心动过速,静息脉率增加,进食很多但体重不增,焦虑、多汗等高代谢症状,实验室检查血清 L-T$_4$ 水平增加伴促 TSH 水平明显降低或者不能测及,甲状腺自身抗体阴性。妊娠甲亢综合征需与 Graves 病甲亢鉴别,后者常伴有甲状腺增大,突眼及 TRAb、TPOAb 等甲状腺自身抗体阳性。

通常血清 TSH<0.1mIU/L,F-T$_4$> 妊娠特异参考值上限,排除妊娠甲亢综合征后,甲亢诊断可以成立。妊娠甲亢综合征的治疗以支持疗法为主,纠正脱水和电解质紊乱,不主张给予 ATD 治疗。

2. 药物治疗　妊娠早期优先选择丙基硫氧嘧啶(propylthiouracil, PTU)控制妊娠期甲亢,甲巯咪唑(methimazole,MMI)为二线选择,并使用最低有效剂量。妊娠中晚期则优先选择 MMI,除非出现胎儿甲亢,不推荐 ATD 与 L-T$_4$ 联合用药。治疗起始阶段每 2~4 周监测一次 TSH 和 FT$_4$,达到目标值后每 4~6 周监测一次。应避免 ATD 的过度治疗,因为有可能导致胎儿出现甲状腺肿及甲减。

丙基硫氧嘧啶的用量:是经验性的,每天 600mg,药物治疗的孕期女性其甲状腺恢复正常功能的平均时间是 7~8 周。如果 7~8 周尚未恢复正常需要增加剂量。对于妊娠期女性来说,无论甲巯咪唑(MMI)还是丙基硫氧嘧啶(PTU)都不是绝对安全的。最新研究显示两种药物均有致畸作用,因此孕妇在甲状腺功能恢复正常后应停用抗甲状腺药物。停药后应每 1~2 周做一次甲状腺功能检查和临床检查来评估孕妇和胎儿的甲状腺功能状态,根据评估结果决定是否继续停用 ATD。

3. 手术治疗　妊娠期间原则上不采取手术疗法治疗甲亢。但如果病人对 ATD 过敏;或需要大剂量 ATD 才能控制甲亢;或病人不依从 ATD,也可考虑手术切除甲状腺,最佳手术时间是孕中期的后半期。手术时需测定孕妇 TRAb 滴度,以评估胎儿发生甲亢的潜在危险性。并推荐应用 β 受体阻断剂和短期碘化钾溶液(50~100mg/d)行术前准备。

4. TRAb 监测 对患有活动性 Graves 病或者既往 Graves 甲亢病史;放射性碘治疗病史;曾有分娩甲亢婴儿的病史;曾在妊娠期间行甲状腺切除术治疗甲亢的孕妇,胎儿及新生儿甲亢的发病率分别为 1%~5%,如果未及时诊断和予以治疗会增加胎儿及新生儿甲亢的发病率及死亡率,应当在妊娠 20~24 周测定血清 TRAb。此时的 TRAb 滴度对评估妊娠结局有帮助(推荐级别 B)。TRAb 高于参考值上限 3 倍以上提示需要对胎儿进行密切随访。

如果病人整个妊娠中期需要服用 ATD 药物,推荐妊娠早期测定血清 TRAb,如果浓度升高,应在 18~22 周时重复测定,如果妊娠早期 TRAb 检测不到或很低就不需要重复测定。若升高或者妊娠晚期服用 ATD 药物的,在 30~34 周需要再次测定 TRAb 来评估是否需要进行新生儿和产后监测。

5. 孕期禁忌 ^{131}I 治疗 ^{131}I 治疗母体甲状腺疾病的治疗剂量也能导致胎儿甲状腺腺体受到损害。如果怀孕后不经意使用了建议终止妊娠。如果坚持保留妊娠,那么暴露的婴儿要仔细评估有无甲状腺功能减退。胎儿甲状腺功能减退的发生率取决于暴露孕周和 ^{131}I 的用量。胎儿发生甲减可导致胎儿骨骼延迟发育、神经系统发育障碍等严重后果。^{131}I 治疗停止至少需要 6 个月后才能怀孕。

6. 甲亢未控制者,不建议怀孕 妊娠期诊断的甲亢,根据病人意愿,若继续妊娠应选择 ATD 治疗。

三、妊娠期碘缺乏

妊娠期间甲状腺激素合成增加,肾脏碘排泄增加,以及胎儿碘需求增加,妊娠妇女的碘需要量比非妊娠妇女显著增加。孕前和孕期有充足碘摄入的妇女,可以保证甲状腺内充足的碘储备,能够满足怀孕期间甲状腺激素需求增加。但是,对于碘缺乏妇女、妊娠内环境改变,就会导致甲状腺激素的缺乏。2007 年 WHO 提出的妊娠期和哺乳期碘营养的标准是:①严重碘缺乏:尿碘 <20μg/L;②中度碘缺乏:尿碘 20~50μg/L;③轻度碘缺乏:尿碘 51~150μg/L;④碘充足:尿碘 150~249μg/L;⑤碘超足量:尿碘 250~499μg/L;⑥碘过量:尿碘 ≥ 500μg/L。充足的碘摄入对于怀孕后胎儿正常的神经系统发育是很有必要的,且神经系统发育异常取决于碘缺乏的程度。

(一)风险评估

1. **严重的碘缺乏对母亲和胎儿的影响**　母亲严重碘缺乏可导致母亲和胎儿甲状腺激素合成不足(低甲状腺素血症)。低甲状腺素水平会刺激垂体 TSH 生成和分泌增加,刺激甲状腺生长,导致母亲和胎儿甲状腺肿。

妊娠妇女的严重碘缺乏可以引起流产率增加,死产增加,以及出生后婴儿死亡率增加。由于正常水平的甲状腺激素对胎儿脑组织神经元迁移和髓鞘形成至关重要,如果在妊娠初期第3~5 个月,妊娠母亲严重碘缺乏会导致母体甲减,从而引起胎儿的甲低,新生儿会出现呆小症即克汀病,以长期智力低下、聋哑症以及动作僵硬为特征。因此,母体和胎儿甲状腺异常是相关的,两者的甲状腺功能都需要足够的碘摄入。

2. **轻中度碘缺乏对母亲和胎儿的影响**　轻中度碘缺乏妇女发生甲状腺肿的危险性增高。由于轻中度碘缺乏可能降低甲状腺素合成,对后代的认知功能产生不良影响。有研究证明,轻中度碘缺乏与儿童注意力不集中以及多动症相关。

(二)咨询指导

1. **碘补充的效果**　在严重碘缺乏地区,母亲在妊娠之前或妊娠初期补碘可以改善儿童的认知能力。呆小症和其他严重神经系统异常的发生率显著下降,还可减少胎儿死产率以及新生儿和婴儿死亡率。

轻中度碘缺乏的妊娠妇女补碘可减小母亲和新生儿的甲状腺体积,降低了血清甲状腺球蛋白水平,对母亲甲状腺功能的影响结果不一。在妊娠早期接受补碘可以改善儿童的神经发育情况。

2. 补碘推荐 世界卫生组织(WHO)最新推荐孕前、孕期和哺乳期妇女每天的碘摄入量是 250μg。鉴于个体饮食碘摄入量难以准确评估,2017 年美国甲状腺协会(ATA)常规推荐计划怀孕或处于妊娠期的女性,应该提前 3 个月开始补碘,所有妊娠期和哺乳期妇女除了正常的饮食之外,每天需要额外补碘 150μg。补充剂型最好是碘化钾形式(或者含相同剂量碘化钾的复合维生素)。食物形式的补碘(例如海产品)都不能达到这种剂量要求(推荐级别 B)。

3. 妊娠期和产后避免过量补碘 碘过量主要来自含碘药物,例如胺碘酮、含碘造影剂等情况。WHO 对妊娠妇女碘过量的定义是尿碘 ≥ 500μg/L。正常机体对急性碘过量摄入产生碘阻滞效应,即甲状腺激素合成、释放减少。如果碘过量持续存在,正常机体产生碘脱逸反应,甲状腺激素的合成和分泌恢复。但是,甲状腺疾病病人的碘脱逸功能受损,可以引起甲减的发生。胎儿甲状腺需要在妊娠 36 周以后方能发育健全,所以碘过量容易引起胎儿发生甲减。

妊娠期间要避免使用含碘药物和诊断试剂。每天摄碘 >500~1100μg 有导致胎儿甲减的危险。

四、妊娠合并甲状腺结节和甲状腺癌

妊娠期甲状腺结节的患病率在 3%~21%,并随着妊娠次数的增加而增加。一项来自中国妊娠妇女的研究(n=212)发现,甲状腺结节发生率为 15.3%(34/212),而甲状腺癌发生率为 0。美国加利福尼亚癌症中心对当地 1991~1999 年所有产妇回顾性分析(n=4 846 505)。甲状腺癌在孕妇中的发病率为 14.4/10 万,乳头状甲状腺癌为最常见的病理类型。不同时间诊断为甲状腺癌的比例为:分娩前为 3.3/10 万,分娩时为 0.3/10 万,产后 1 年为 10.8/10 万。

（一）风险评估

1. 妊娠对甲状腺癌预后的影响　怀孕期或产后 1 年诊断的甲状腺癌病人预后较差。

2. 妊娠期甲状腺癌的手术风险　由于在妊娠期头 3 个月手术麻醉影响胎儿器官形成和引起自发性流产，在妊娠期 7~9 个月手术易发生早产，因此，孕期甲状腺手术应在妊娠第 4~6 个月时实施，可以降低母亲及胎儿并发症的发生。

（二）咨询指导

理论上讲，妊娠的高水平 hCG 和高雌激素状态有刺激甲状腺结节增生的可能，但没有证据显示妊娠对甲状腺癌有不利影响，对于直径 1cm 以上、B 超提示高危可疑的体积为 0.5~1.0cm^3 的实性甲状腺结节，建议行穿刺细胞学检查；对于细胞学提示恶性或高度可疑恶性者，建议中孕期行手术治疗；对于晚孕期发现者，如果肿瘤恶性程度低、发展缓慢，可以适当推迟手术时间至终止妊娠后。

恶性肿瘤术后建议给予甲状腺素片治疗。孕期及哺乳期禁忌甲状腺核素扫描和治疗；停止哺乳至少 4 周后可以考虑放射性碘治疗。放射性碘治疗后至少观察 1 年，待肿瘤控制稳定、甲状腺功能稳定后，可考虑下次妊娠。目前认为，放射性碘治疗对下次妊娠没有显著影响。妊娠期间可以做甲状腺细针穿刺检查（FNA）。如果甲状腺结节良性的可能性大，穿刺可以推延至产后进行；因为妊娠期分化型甲状腺癌（TDC）的预后和未妊娠者相似，因此妊娠期 TDC 的手术可推迟至产后施行。对暂不手术的 DTG，每 3 个月复查甲状腺 B 超，监测肿瘤的增长速度。可以给予 L–T$_4$ 抑制治疗，治疗目标是控制血清 TSH 在 0.1~1.5mU/L。

如果 DTC 肿瘤在妊娠前半期持续增大，或者发生淋巴结转移，推荐手术治疗。

DTC 的手术时机应当选择在孕中期。此时手术对母亲和胎儿风险减少。

FNA 诊断为可疑甲状腺恶性肿瘤,如果没有肿瘤迅速增长或者淋巴结转移,不需要给予 $L-T_4$ 治疗。

DTC 病人怀孕后要维持既定的 TSH 抑制目标。定期监测血清 TSH,每 4 周一次,直至妊娠 20 周。

DTC 病人妊娠前行放射碘治疗对妊娠结局和后代都没有危险。妊娠时机应当选择在放射碘治疗 6 个月以后,此时 $L-T_4$ 的替代剂量已经稳定。

第六节　妊娠期肝脏疾病

妊娠期肝脏疾病是妊娠期的常见疾病,表现在肝功能衰竭的基础上,以凝血功能障碍引起的产后出血、消化道出血、感染等为诱因,最终导致肝性脑病和肝肾综合征,严重威胁母儿生命安全。妊娠期肝脏疾病包括:妊娠合并病毒性肝炎及重症肝炎、妊娠期特发性肝脏疾病(如妊娠肝内胆汁淤积症、妊娠急性脂肪肝、HELLP 综合征)。

一、妊娠合并病毒性肝炎

妊娠合并病毒性肝炎是产科常见的传染病,对母婴的影响均较大,日益受到重视。病毒性肝炎由各种肝炎病毒引起的、以肝细胞变性坏死为主要病变的传染性疾病,其中乙型肝炎病毒最为常见。乙型肝炎的发病率和病死率居我国传染病的前列。我国约有 30%~50% 的乙型肝炎是母婴传播,成人肝硬化,肝癌 90% 以上是婴儿时期感染乙型肝炎所致。在宫内母婴垂直传播占 10%,大多数是在围产期和出生后的密切生活接触传播感染。

(一)风险评估

1. 发病率　妊娠合并病毒性肝炎的发病率为 0.025%~0.08%,而妊娠晚期的发病率较高。

2. 妊娠合并甲型肝炎　甲肝孕妇在孕中期与孕晚期的围

产儿死亡率分别为 42.3‰ 和 125‰，即孕晚期围产儿死亡率明显升高。

3. 妊娠合并乙型肝炎 妇女孕期携带 HBV（尤其是大、小三阳者）相比于正常人群，早孕反应更重、中晚期妊娠期高血压疾病发生率增高。乙肝病毒也可引起胎盘、绒毛膜羊膜炎，诱发胎膜早破，导致流产、早产、死胎、死产，新生儿窒息率及新生儿死亡率也明显增加。由于妊娠本身会加重肝脏负担，所以妊娠期特别是妊娠后期易发生重症肝炎，进而可能影响到凝血系统、免疫系统功能，使产时产后出血、宫内感染及切口感染的发生风险增加。众所周知，乙肝病毒可以通过母婴传播，新生儿出生后就已经感染了乙肝病毒，可能发展成为慢性乙肝或肝硬化病人。

4. 妊娠合并重症肝炎 起病急剧，中毒症状明显，黄疸严重，孕产妇死亡率极高。表现为：①1 周内血清胆红素 $\geq 171\mu mol/L（10mg/dl）$，或每天升高 $\geq 17.1\mu mol/L（1mg/dl）$；②凝血功能障碍，全身出血倾向，凝血酶原时间明显延长，较正常值延长 0.5~1 倍甚或更长；③有不同程度的肝昏迷，严重者可出现肝臭；④可有腹水出现甚或肝浊音界缩小。

(二)咨询指导

1. 妊娠合并甲型肝炎 由于目前对甲肝尚无特效药，一般多采取综合措施：

(1)休息、保肝支持疗法。

(2)由于甲肝病毒不通过胎盘屏障，不传给胎儿，不必进行人工流产或中期引产终止妊娠。

(3)患病期间肝功能受损可影响母体代谢、产生缺氧等，较易发生早产，所以在孕晚期必须加强胎动计数等自我监护。有早产先兆者需及早住院治疗，临产过程中注意缩短第二产程、预防产后出血和产褥感染。

(4)分娩后已痊愈者可以哺乳。

2. 妊娠合并乙型肝炎

(1)孕前：慢性 HBV 感染妇女计划妊娠前，最好由专科医师评估肝脏功能,复查乙肝两对半、肝功、肝脏超声、乙肝病毒DNA等,选择肝功能正常、乙肝病毒复制低时怀孕,孕前6个月停用如干扰素等对胎儿有影响的药物。

(2)孕期:妊娠期间发生的急性乙肝病毒感染通常不严重,也不增加死亡率和致畸性,需定期监测肝功,必要时遵医嘱治疗。除应在肝炎急性期予以隔离和卧床休息外,并予以清淡及低脂肪饮食,每天应供给足够热能。①妊娠早期如HBsAg滴定度高且HBeAg阳性伴有临床表现者应在积极治疗情况下,可行人工流产术。②妊娠中晚期的病人应当以保肝治疗而不宜贸然行引产术,以免由于引产而引起不良后果。妊娠期间决定是否抗病毒治疗时,要考虑适应证、预期的治疗持续时间、对胎儿的潜在不良作用、疗效和方式、耐药性的风险。③分娩与产褥期必须注意防止出血;防止感染:在产后应使用对肝、肾无不良影响的抗生素预防感染;密切注意临床症状及肝功能检测结果,防止病情发展。④HBsAg阳性孕妇所生的婴儿,需在出生后24小时内、出生后1个月及6个月各皮内注射乙肝疫苗,一般可阻断大多数的母婴传播率。如有条件可于出生后再肌注一支人类HBs免疫球蛋白,则乙肝母婴传播的几率可以控制到2%~5%以下。

3. 哺乳期　虽然乙肝大、小三阳产妇的母乳中可测出HBsAg及HBV DNA,新生儿咽部及胃肠道黏膜发育不健全且胃酸浓度低、喂养时存在乳头破损等情况,理论上母乳喂养可能将病毒传染给新生儿,但研究表明,即使未进行免疫预防,肝功正常的妈妈母乳喂养和人工喂养新生儿感染率几乎没有差别。经正规免疫预防后,母乳喂养不会增加乙肝母婴传播的风险。所以产后妇女在医师指导下选择合适的喂养方式,但在哺乳期间应注意预防乳头破裂出血。

4. 妊娠合并重症肝炎　在短期内病情难以康复,保守治疗可能导致肝功能衰竭,凝血功能障碍,最终导致肝性脑病和肝肾综合征,威胁孕产妇生命安全。应积极与孕妇及家属沟通,在充分准备后,尽快终止妊娠。

5. 妊娠期 HBV 检测流程(图 6-2)

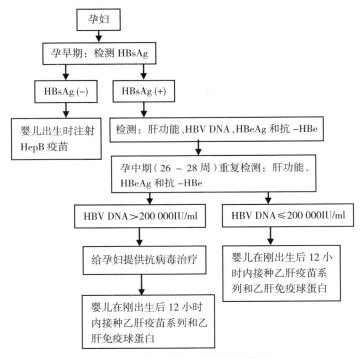

图 6-2　妊娠期 HBV 检测流程图

二、妊娠期肝内胆汁淤积症

妊 娠 期 肝 内 胆 汁 淤 积 症(Intrahepatic cholestasis during pregnancy,ICP)是妊娠中、晚期特有的肝脏疾病,临床上以皮肤瘙痒和血中肝酶及胆汁酸升高为特征,其病因目前尚不清楚,可能与女性激素、遗传及环境等因素有关。

(一)风险评估

1. 主要危害胎儿,增加早产、羊水粪染、胎儿宫内窘迫、死胎、新生儿窒息的风险,使围产儿发病率和死亡率增高,常常发生难以预测的胎儿突然死亡,其风险与病情程度相关。

2. 对母亲是一个良性过程,严重瘙痒时可引起孕妇失眠、疲劳、恶心、呕吐、食欲减退等。本次分娩后症状和体征迅速消失,但具有复发性,再次妊娠或口服雌激素避孕药时常会复发。发病率为 0.8%~12.0%。

(二)咨询指导

1. 妊娠中晚期出现皮肤瘙痒,不能用其他原因解释的肝功能异常及血清胆汁酸水平升高,可以诊断。诊断前需要筛查甲、乙、丙肝炎病毒及 EB 病毒、巨细胞病毒感染,行肝胆 B 超检查,排除其他疾病。可给予熊去氧胆酸治疗,每 1~2 周复查肝功能,加强胎儿监测。

2. 适时终止妊娠　是目前国内外普遍接受的积极管理方案。ICP 不是剖宫产指征,如无其他产科指征可在严密监测下阴道试产,必要时适时引产。但对有 ICP 胎儿高风险者,可放宽剖宫产指征。

3. 分娩以后 2~4 周内症状消失及血生化改变恢复正常。

第七节　妊娠合并系统性红斑狼疮

系统性红斑狼疮(systemic lupus erythematosus,SLE)为一慢性、复发性的自身免疫性疾病,常累及多脏器多系统并伴多种免疫学指标异常,SLE 发病率为 75.4/10 万,好发于育龄期 15~35 岁女性,男女比例 1∶9。近年来,随着胎儿监护技术的提高及风湿免疫学的发展,SLE 不再是妊娠的禁忌证,但仍存在较大风险。妊娠后由于生理状况会出现一些变化,可能会致 SLE 病人病情加重以及 SLE 对胎儿和母体也会带来不利影响。

一、风险评估

(一)妊娠对 SLE 的影响

根据妇女 SLE 的病情严重程度不同,产生的影响不同。如孕前肾脏损害轻微、肾功能正常、持续进行着免疫抑制治疗者病情不会恶化。但可有 10% 病人肾功能受损，产后恢复；另 10% 肾功能受损，产后不能完全恢复。未完全控制病情的活动期病人或病情虽已控制，但在妊娠后自动减量或停服皮质激素的孕妇，除加重肾脏负担及使肾损害加重外，还可激发红斑、发热、关节痛及发生其他对母体致命的损害。有报道部分病人产后病情恶化，而发生肺栓塞、肺出血、肺高压、心脏血管栓塞等。此外，由于长期使用皮质激素，免疫功能受到一定影响，产后极易引起感染。

SLE 在妊娠期间或产后可能复发，其复发率高达 50% 以上，且孕妇的病死率升高。复发后主要表现在骨骼肌系统、血液系统以及肾脏疾病。

(二)SLE 对妊娠的影响

SLE 的孕妇较健康人相比有更多的妊娠期并发症及不良妊娠结局。一个全国性研究报道，在 13 555 名合并 SLE 的妊娠病人中，母亲死亡率增加了 20 倍。其他并发症，如子痫前期、妊娠期高血压、产后出血以及严重感染也增加了 2~8 倍。SLE 病人约 1/4~1/2 的抗磷脂抗体为阳性，有些病人无症状，但有些病人可能出现血栓或产科并发症，称为抗磷脂综合征(APS)。APS 指抗磷脂抗体间隔 12 周两次检测均为中~高水平，并出现血栓或妊娠并发症。APS 病人可能出现的产科并发症包括反复流产、晚期胎死宫内或重度子痫前期引起的早产或胎盘功能不全。如果 SLE 累及中枢神经系统，严重时可发生抽搐，则与子痫抽搐类似；发生血小板减少可并存(或无)溶血。

(三)SLE 对胎儿及新生儿的影响

SLE 的自身抗体还可透过胎盘直接危害胎儿。这种免疫损伤引起小血管壁缺血、缺氧及纤维素样坏死和急性动脉粥样硬化，造成胎盘发育不良，绒毛面积减少，物质交换功能受影响，胎儿获得营养减少，导致 SLE 孕妇流产、胎死宫内、胎儿生长受限(FGR)的发生。在妊娠晚期胎儿极易发生宫内窘迫，死胎的发生率明显上升,大约是正常妊娠的 5 倍。

SLE 具有遗传易感性,据报道约有 27% 的 SLE 孕妇所育新生儿患新生儿狼疮(neonatal lupus erythematosus,NLE)。

二、咨询指导

目前对 SLE 是否影响病人的生育能力尚无统一定论,张红卫等学者认为 SLE 并不影响生育能力,也有少数学者认为 SLE 可影响病人的受孕能力,不孕率达 12.9%~22.8%。

(一)SLE 孕前评估

孕前评估是 SLE 病人妊娠计划的重要部分,孕前应检查全套主要的自身抗体,包括 aPL、抗 Ro 抗体和抗 La 抗体。SLE 分期以及器官功能的评定有助于判断是否适宜妊娠以及评估妊娠风险并制订产前检查计划。某些特殊情况,如进行性肾衰竭,严重的肺动脉高压,严重的限制性肺疾病,严重的心脏疾病或重度子痫前期或 HELLP 综合征的病史,会增加母亲风险,一般不建议妊娠。6 个月内有疾病复发情况较重者、近期有脑卒中者以及狼疮肾活动期病人应尽量延期妊娠。甲状腺功能异常可能会导致不良妊娠结局,因此也应筛查甲功。

(二)妊娠时机

为了获得良好的妊娠结局,选择恰当的妊娠时机至关重要。根据中华医学会风湿病学分会《系统性红斑狼疮诊断及治疗指南》(2015 年),SLE 病人必须同时满足下述条件才可以考虑妊娠:①病情稳定 ≥ 6 个月。②糖皮质激素泼尼松用量为 15mg/d 以下。③ 24 小时尿蛋白定量 <0.5g。④无重要器官损害。⑤停用免疫抑制药物如环磷酰胺、甲氨蝶呤、雷公藤、霉酚酸酯等 6 个月以上。对于服用来氟米特的病人,先进行药物清除治疗后,并停药至少 6 个月后才可以考虑妊娠。

(三)避孕指导

由于 SLE 疾病活动是预后不良的标志,因此要求 SLE 女性病人做好避孕措施。这一点常常被忽视,因为许多未接受避孕指导的女性在未计划好的情况下冒风险妊娠。病人可以采取的避孕方法主要有：宫内节育器（IUD）、工具避孕、口服避孕药等。所有病人都可以采用工具避孕，但是容易出现避孕失败。建议采取高效避孕措施，安全期、屏障避孕法等有较高的失败率，疾病活动期的病人不宜使用。对于多数病人而言，宫内节育器可能是最佳的选择。

以下情况属于妊娠禁忌证，应严格避孕：①严重的肺动脉高压（估测肺动脉收缩压 >50mmHg，或出现肺动脉高压的临床症状）；②重度限制性肺部病变［用力肺活量（FVC）<1L］；③心功能衰竭；④慢性肾衰竭［血肌酐（SCr）>247μmol/L］；⑤既往有严重的子痫前期或即使经过阿司匹林和肝素治疗仍不能控制的HELLP综合征；⑥过去6个月内出现脑卒中；⑦过去6个月内有严重的狼疮病情活动。

（四）产前监护

SLE病人妊娠后需要在风湿免疫专家和高危产科医师的指导下密切监护。产检次数酌情增加，特别对于一些可能存在预后不良因素的病人。所有病人都要监测血压，特别是对于有过高血压病史、肾炎或者子痫前期病史的病人，监测应更加频繁。每次产检都应完善实验室检查，包括对SLE疾病活跃程度的评估。对胎儿情况的规律评估也十分必要，包括超声检查。根据高危因素不同，进一步对病人进行个体化监护。妊娠后应根据病情调整妊娠期间的用药。

SLE妊娠期病情控制应按照无活动者不需要处理并按计划随诊；轻度活动者给予低剂量糖皮质激素（≤20g/D），但副作用有高血压及糖尿病，胎儿唇裂风险增加2倍（2/1000）；中度活动者较高剂量皮质激素，甚至冲击治疗，其他选择包括静脉丙种球蛋白；病情难以控制者若近期不能期待生产，应及时终止妊娠。

孕期监测计划建议：妊娠20周前：4~6周随访1次；20~28周：2周随访1次；28周~分娩：每周随访1次。随访内容包括：内科病史询问，详细的体检（测量血压），实验室检查（全血计数、尿常规及尿沉渣,24 小时尿蛋白定量,肝肾功能、尿酸、补体、dsDNA、抗磷脂抗体等)。

(五)孕期药物治疗

孕前准备时对药物剂量的调整是重要内容之一。孕前应停止使用所有有致畸风险的药物,改为更为安全的药物。如果在疾病活动期怀孕,只能尽量选择适宜母体的药物,而很难去顾及对胎儿的风险。

1. 类固醇激素 (除氟化物、地塞米松、倍他米松)对胎儿的暴露剂量十分有限,因为进入胎盘后被胎盘羟化物灭活。但高剂量类固醇激素的使用会增加并发症的风险,如糖尿病、高血压、子痫前期以及胎膜早破,因此妊娠期间应尽量减少类固醇激素的使用,最好每天不超过 20mg。为避免疾病复发可考虑静脉推注甲强龙。

2. 免疫抑制剂 大多数免疫抑制剂在孕期禁用,宜在孕前至少 3 个月前停药。来氟米特半衰期长,孕前宜停药至少 2 年或间隔一个药物清除期。如果 SLE 在孕期处于活跃期,免疫抑制剂中咪唑硫嘌呤是较为安全的药物,但剂量不宜超过 $2mg/(kg \cdot d)$。

(六)围分娩期管理

应对 SLE 合并肺动脉高压者加强管理。肺动脉收缩压在 30~49mmHg 时,孕期若心功能耐受可延长至足月,考虑经阴道分娩;肺动脉收缩压在 50~79mmHg 时,孕期一旦病情恶化,应及时剖宫产终止妊娠;肺动脉收缩压 ≥ 80mmHg 时,应立即终止妊娠。发生中枢神经系统受累时,应尽快终止妊娠。长期服用皮质激素类的 SLE 病人,推荐分娩期给予冲击剂量氢化可的松。孕期 SLE 病情加重,合并 FCR 或并发子痫前期者,应个体化决定分娩时机和分娩方式。孕期应用预防性剂量肝素抗凝的病人,进入产程后应停用。孕期应用治疗性剂量肝素抗凝的病人,建议在分娩前改为预防性剂量。

(七)产后监护

SLE 合并妊娠的妇女产后仍需严密监测,易发生病情加重和血栓等事件。产后复查应包括详细的问诊、全身查体,血常规、尿常规、肝肾功能和血清学检查等。血清 aPL 阳性的病人产后需应用至少 7 天的预防剂量肝素治疗,既往有血栓史的病人需长期抗凝。产后应用溴隐亭或可减少 SLE 病情的加重。

妊娠合并 SLE 越来越常见,成功妊娠的比例也有所增长,对于母胎的高风险依然是个问题。对母体来说,主要是 SLE 的复发、妊娠并发症如子痫前期的出现。胎儿死亡率的上升,尤其对 aPL 阳性的妇女来说仍然是个难题。多学科的密切监护、对高危因素的监护和正确用药对良好的妊娠结局来说十分必要。活产率在 SLE 妊娠妇女中已达 90%,但是有些具体方面的妊娠管理仍不够理想。早产的预防、CHB 治疗规范以及难治性流产仍然是个巨大的挑战。这些并发症的机制仍不十分清楚,因此不能完全对因治疗。其他的问题,例如避孕方式的选择,抗磷脂抗体阳性病人避孕方式的选择,SLE 抗磷脂抗体阴性的病人复发性流产的治疗,抗甲状腺抗体的重要意义以及受母体抗 Ro 抗体影响的胎儿神经精神学的影响仍需远期评估。一些进行中的研究正在探索这些问题,并有可能在不久的将来提供更多的新观点。

第八节 双胎妊娠

再生育妇女由于普遍高龄和生育力低下,常常借助辅助生殖技术怀孕,多胎妊娠的发生率明显增加。多胎妊娠是指一次妊娠宫腔内同时有两个或以上胎儿。因临床上绝大多数为双胎妊娠(twin pregnancy),双胎的类型包括双卵双胎(即两个卵子分别受精形成的双胎)和单卵双胎(即由一个受精卵分裂形成的双胎),本节主要讨论双胎妊娠。

一、风险评估

多胎妊娠易引起妊娠期高血压、妊娠期胆汁淤积症、妊娠期糖尿病、贫血、胎膜早破及早产、胎儿发育异常等;单绒毛膜双胎还可能合并双胎输血综合征,选择性生长受限等。双胎妊娠是导致流产、早产、出生缺陷及围产儿病率和死亡率增加的重要原因,因此,多胎(双胎)妊娠属于高危妊娠。

二、咨询指导

1. 孕期保健　双胎的孕期保健应在高危产科门诊进行,适当增加产检次数,并转上级医院保健和分娩。

2. 孕妇的膳食和营养　产前可以按照单胎摄入,无需增加特别的膳食,但是,由于其贫血的发生较高,应及时检查血常规,确定是否需要补充铁剂或叶酸。

3. 双胎由于并发症风险高,需要进行相关并发症的筛查,便于早期发现、及时处理。

4. 防治早产是双胎孕期监护的重点,应鼓励孕妇每天增加卧床休息时间,减少活动,预防早产发生。如果出现早产先兆或阴道流液应住院观察和治疗。

5. 双胎妊娠应尽早(在妊娠 6~14 周)B超检查确定绒毛膜性质,对孕期保健、分娩时机、方式的选择都具有指导意义。

6. 双胎妊娠的分娩方式　应根据绒毛膜性质、胎方位、孕产史、妊娠期合并症及并发症、子宫颈成熟度及胎儿宫内情况等综合判断,制订个体化的处理方案,目前没有足够证据支持剖宫产优于阴道分娩,各级医院因医疗条件存在差异,产科医师应与病人及家属充分沟通交流,使其了解双胎阴道分娩过程中可能发生的风险及处理方案、剖宫产的近期及远期风险,权衡利弊,个体化分析,共同决定分娩方式。

第九节　宫颈功能不全

宫颈功能不全(cervical incompetence,CI)是指孕中期由于宫颈无法维持妊娠而出现的无临床征兆的分娩。其高危因素包括：早产、孕中期流产、人工流产、宫颈环形电切术（LEEP）、冷刀锥切术、激光锥切术等宫颈手术、宫颈裂伤、与宫颈有关的任何手术（如清宫、刮宫、宫腔镜以及其他需要扩张宫颈的手术等）。另外还有先天因素如宫内接触己烯雌酚、胶原血管疾病（罕见）、米勒管异常。

一、风险评估

宫颈功能不全是妊娠晚期自然流产及早产的常见原因，往往在中晚孕期出现胎膜早破、自然流产及早产，有较高的新生儿死亡率或严重的并发症。反复流产者发生率为 8%~15%。

二、咨询指导

1. 宫颈功能不全因缺乏客观依据诊断较为困难，主要诊断依据为孕中期无痛性宫颈扩张，随之胎儿胎盘娩出导致妊娠终止的病史，或曾在孕 14~36 周的女性在妊娠 24 周前经阴道超声测宫颈长度 <25mm，或在妊娠 24 周前产检时检测到宫颈改变。

2. 针对非孕期妇女的多种诊断性试验也可有助于宫颈功能不全的诊断，包括子宫输卵管造影提示宫颈管球形扩张、Hegar 扩宫棒测试宫颈扩张的程度、应用宫颈扩张器测试宫颈阻力指数。然而，以上诊断性试验均未经过严格的科学研究论证，不应用于宫颈功能不全的诊断。

3. 为防止因宫颈功能不全引起流产或早产，在排除禁忌证后可进行宫颈环扎术。但术前需要与孕妇及家属充分沟通，术后仍有感染、胎膜早破、流产及早产的风险，特别是紧急环扎术。

4. 推荐宫颈环扎术的 A 级证据

（1）单胎妊娠妇女，合并 37 周前自然早产史，此次妊娠不足孕 24 周即出现宫颈长度 <25mm，虽然不能达到宫颈功能不全的诊断，但是相关证据表明宫颈环扎术是有效的，可显著降低早

产发生,改善新生儿患病率和死亡率。对于同时合并早产史和宫颈长度缩短的妇女,可以考虑行宫颈环扎术。

(2)对于不合并早产史的妇女,即使本次妊娠 16 周和 24 周之间测定宫颈长度 <25mm,宫颈环扎术不能改变早产的结局。

(景秀)

第七章

产后风险评估与咨询指导

再生育妇女的产后风险主要与其孕期的母胎并发症密切相关，如 PE、GDM、妊娠期肥胖（特别是孕前肥胖）、大于胎龄儿和小于胎龄儿等远期的母亲和子代的心血管代谢风险。大量的前瞻性研究证实，有 PE 病史的女性发展为多种心血管疾病的风险显著升高。研究显示，有 PE 病史的妇女产后 14 年高血压患病率超过 50%，是非 PE 妇女的 3~4 倍；有 PE 病史的妇女死于心脑血管疾病的风险升高 2 倍，尤其是孕 34 周前患 PE 的妇女死于心血管疾病的风险更高，是正常妊娠妇女的4~8 倍。

第一节　产后出血

2017 年美国妇产科学会对产后出血最新的定义为：胎儿娩出后 24 小时内（包括产时）累积出血量达到或超过 1000ml或出血伴血容量减少的症状或体征。且这一定义的产后出血不受分娩方式的制约（即包括自然分娩和剖宫产）。传统定义的产后出血是指胎儿娩出后 24 小时内阴道出血量超过500ml，剖宫产术时超过 1000ml。产后出血通常分为早期和晚期产后出血，早期产后出血发生在产后 24 小时内，80% 发生在产后 2 小时以内。晚期产后出血发生在分娩后 24 小时至 12 周以内。在产褥期内发生的子宫大量出血，多见于产后1~2 周。产后出血的发病率占分娩总数的 2%~3%，由于测量和收集出血量的主观因素较大，因此，实际发病率会更高。再生育妇女由于高龄人群比例高,妊娠并发症与合并症增加,产程中精神高度紧张、体力消耗大,孕产次多,子宫肌纤维损伤严重,纤维结缔组织增生,组织弹性差,影响子宫收缩和缩复功能引起产后出血。此外,高龄经产妇生殖道感染多,加上经产妇胎儿体重普遍增大,增加产道负担,宫颈阴道裂伤常常发生,增加产后出血的发生率。更需要引起产科医师的足够重视,以减少产后出血的发生。

一、风险评估

1. 产后出血一直是导致全球范围内孕产妇死亡的主要原因,是分娩期严重的并发症。在我国产后出血是近年来引起孕产妇死亡的第一位原因,特别是在边远落后地区这一情况更加突出。

2. 继发于产后出血常见的严重并发症包括成人呼吸窘迫综合征、休克、弥散性血管内凝血(DIC)、急性肾衰竭、生育力丧失和垂体坏死(席汉综合征)。

二、咨询指导

1. 加强产前检查,对有产后出血、滞产、难产史以及有贫血、产前出血、妊娠期高血压疾病、胎儿较大、双胎或羊水过多等情况时,均应积极做好防治产后出血的准备工作。积极纠正贫血、治疗基础疾病,充分认识产后出血的高危因素,高危孕妇应于分娩前转诊到有输血和抢救条件的医院接受检查和住院分娩。

2. 产程中识别产后出血高危因素,并及时干预处理。避免产程过长,注意产妇进食、休息等情况,产程较长的孕妇应保证充分能量摄入,及时排空膀胱,必要时适当应用镇静剂、输液及导尿。第二产程注意控制胎头娩出速度,避免产道裂伤、出血。手术助产时切忌操作粗暴,以免损伤软产道。对于产程过长、急产或活跃期至第二产程较快的孕产妇,均应警惕产后出血。及早上台准备接生,恰当按摩子宫,准确计量出血量。

3. 积极处理第三产程,可有效减少产后出血量。主要干预措施包括:胎头娩出随即前肩娩出后,应立即常规使用缩宫素,当缩宫素不能有效控制产后出血时,应迅速采取其他干预措施,如宫腔填塞或手术止血。非头位胎儿可于胎儿全身娩出后、多胎妊娠最后一个胎儿娩出后,预防性应用缩宫素;胎儿娩出后有控制地牵拉脐带协助胎盘娩出;胎盘娩出后按摩子宫。此外,胎盘娩出后应仔细检查胎盘、胎膜是否完整,有无副胎盘,有无产道损伤,发现问题及时处理。

4. 产后 2 小时是发生产后出血的高危时段,早期识别产后出血的症状和体征是关键。需密切观察子宫收缩情况和出血量,应及时排空膀胱。产后 24 小时之内,应嘱产妇注意出血情况。产后有出血量增多趋势的产妇,应认真测量出血量,以免对失血量估计不足。

5. 医疗保健机构应确保有多学科协作的应急团队共同管理产后出血。医院应急管理系统应考虑涉及以下四种关键措施:

(1)时刻准备应对产后出血的病人。

(2)对所有产妇做好产后出血的诊断和预防措施。

(3)多学科合作共同应对产后大量出血。

(4)通过报告和系统学习提高对产后出血的应对能力。

6. 对于产后出血,妇产科医师或其他医护人员首先要考虑出血的来源(子宫,宫颈,阴道,尿道周围,阴蒂周围,会阴周围,肛门周围或直肠周围),这些可以通过详细的体格检查后迅速作出判断。当确定出血的解剖部位后,下一步要做的就是鉴别引起出血的原因,因为不同病因引起的产后出血,治疗方案是不同的。根据诊断出的产后出血的不同病因进行个体化干预是改善预后的关键。通常,最初应选用创伤最小的治疗方法,如果失败再使用有创治疗方法。产后出血常见原因及处理方案(表 7–1)。

表7-1 产后出血常见原因及处理方案

原因	病因	高危因素	处理方案
宫缩乏力	全身因素	产妇体质虚弱或对分娩过度恐惧而极度紧张、合并慢性全身性疾病	推荐使用子宫按摩、双手按压或促宫缩药物进行干预，宫腔内压迫（宫内球囊）、外科手术控制出血（B-Lynch缝合）、盆腔动脉栓塞以及子宫切除
	药物	过多使用镇静剂、麻醉剂或宫缩抑制剂等	
	产程因素	产程过快或产程过长、滞产、试产失败等	
	产科并发症与合并症	子痫前期，严重贫血等	
	羊膜腔内感染	胎膜破裂时间长、发热等	
	子宫过度膨胀	羊水过多、巨大儿及多胎妊娠	
	子宫肌壁损伤	多产、剖宫产、肌瘤剔除术后	
	子宫发育异常	双子宫、双角子宫、残角子宫等	
胎盘因素	胎盘异常	既往多次刮宫或宫腔操作史，使子宫内膜损伤而易引起胎盘粘连或植入。前置胎盘或胎盘早剥	可以通过体格检查或床旁超声辅助诊断，通常采用手法移除或钳刮取出
	胎盘、胎膜残留	胎盘滞留、胎盘粘连及部分胎盘和(或)胎膜残留	
产道损伤	会阴、阴道和宫颈及子宫下段裂伤	急产、手术产，软产道弹力差、水肿或瘢痕等	通过仔细检查评估予以排除并进行撕裂伤修补
	剖宫产子宫切口延伸或撕裂	胎位不正或胎头位置过低	
	子宫破裂	前次子宫手术史	修补或子宫切除（取决于破裂的范围和程度，病人目前的临床状态及其对生育能力的保留愿望）
	子宫内翻	多产次、宫底部胎盘、第三产程处理不当	复位子宫、校正内翻

续表

原因	病因	高危因素	处理方案
凝血功能障碍	血液性疾病		应充分评估其凝血功能,结合实验室检查结果输注相应的血液或蛋白制品
	肝脏疾病		
	产科 DIC	胎盘早剥和羊水栓塞,子宫胎盘卒中	

7. 大量产后出血的正确医疗处理方法　应尽量使用创伤最小的方案以达到控制出血和止血的目的。治疗原则应依据具体的病因进行制定。尽管产后出血的病因诸如宫颈裂伤和胎盘植入等有特异性的治疗方法,但目前尚无循证医学的证据表明哪种方案最佳。

第二节　产后避孕

产后避孕是指产妇在胎盘娩出后的一段时间内,为防止意外妊娠的发生而采取的避孕措施。由于产后不同时期妇女的生理状况有较明显的变化,并有哺乳的需求,因此对避孕方法的选择也有所不同。产后及时落实避孕措施是防止妇女非意愿妊娠的关键环节。

一、产后避孕方法选择的原则

(一)有效性原则

由于产后短期内人工流产的风险高,应先考虑高效的避孕方法。产后妇女因已有子女,对还打算再生育的妇女,应适当控制生育间隔,优先选择长效可逆避孕方法(long-acting reversible contraceptive,LARC),如皮下埋植剂、避孕针和部分高效的宫内节育器(intrauterine contraceptive device,IUD)等。对不打算再生育的妇女应根据自身情况,优先考虑选择长效和永久的避孕方法(LAPM),如皮下埋植剂、IUD、绝育术。

（二）安全性原则

产后避孕方法的选择除需充分考虑分娩的方式、是否患有合并症外，还需考虑哺乳和血栓的风险，主要涉及甾体激素避孕方法。对哺乳的妇女，一是要考虑不能抑制乳汁的分泌，二是要考虑乳汁内所含的甾体激素对婴儿肝脏功能及生长发育的不利影响。因妇女在产后短期内仍处于血液的高凝状态，故应选择对血凝无明显影响的避孕方法。

二、风险评估

因产后女性的生殖器官还未恢复到正常，子宫很软，剖宫产的妇女子宫上还有伤口，产后近期如果意外妊娠行人工流产时容易发生损伤：如子宫穿孔、肠管破裂、大出血等，对身体的损害很大，有时发生的并发症甚至还会危及生命。

三、咨询指导

有研究显示：产后 21 天起，部分产妇的卵巢就有可能恢复正常，排出卵子，一旦开始恢复性生活，如果不采取有效避孕措施，就有可能怀孕。因此，在再生育妇女重新开始性生活前就应决定使用哪一种避孕方法避孕。不同个体的月经恢复时间差异很大，同时与喂养婴儿的方式也有关系。如果不是母乳喂养，在产后 5~8 周就可能出现第一次月经；如果是母乳喂养，可能直到停止哺乳，月经才会复潮，但大部分产妇在产后 6 个月恢复月经。由于产后哺乳的特殊性，再加上受传统观念的影响和产后避孕知识缺乏等因素，导致产后妇女 1 年内的人工流产率高于育龄妇女人工流产率的平均水平。因此，广大医务人员在做好产前、产时安全的同时，应将预防产后意外妊娠、减少高危人工流产发生的产后安全作为产科和计划生育关注和努力的共同目标。为避免再生育妇女产后意外妊娠发生，产后避孕尤为重要。

（一）产后避孕方法的选择

1. 产后不哺乳者　可选用短效口服避孕药，也可选择使用避孕套避孕。从产后 2 个月起至产后 10 个月,子宫肌壁上的术后瘢痕基本软化,再放置宫内节育器,确保避孕效果。如果经医师检查,仍不能放置宫内节育器,又感到使用口服避孕药或避孕套不方便的,可改用皮下埋植避孕法。

2. 产后哺乳者 不能使用复方口服避孕药避孕。因为 COC 中的激素会严重影响母乳的质量与数量,危害婴儿健康。最佳避孕法是使用避孕套,至(不少于 10 个月)哺乳停止,再放置宫内节育器或皮下埋植剂避孕。宫内节育器应选择稳固性较高、避孕作用较为肯定的固定式 IUD、T 形 IUD 或铜质花型 IUD。并在 6 个月内每月随访一次 B 超检查。若出现节育器下移或带器妊娠,应及时处理或改用其他方法避孕。

3. 产后有合并症者 产后 Cu-IUD 放置还应除外产褥期感染,不明原因阴道出血、系统性红斑狼疮(SLE)等原因导致的贫血和血小板减少、艾滋病;LNG-IUS 放置则应除外急性深静脉血栓、肺栓塞、SLE、抗磷脂抗体阳性、乳腺癌、偏头痛有局灶神经症状、重度肝硬化、肝癌等。

4. 剖宫产后避孕方法选择 剖宫产后未哺乳者体内雌激素和孕激素水平大多会在 2 个月内接近或恢复正常,并开始行经和排卵;哺乳者的激素水平恢复较慢,一般可在生育 5 个月后不行经而受孕。所以,剖宫产未哺乳者一般应于产后 2 个月开始避孕。由于剖宫产对子宫肌壁有较大损伤,不可能像自然分娩者那样于产后即刻就可以放置宫内节育器,其避孕方法因人而异,因时而异。

(二)产后各期特点及避孕方法选择(表 7-2)

表 7-2 产后各期特点及避孕方法选择

产后各期	生理特点	避孕选择
产后即时(胎盘娩出后 10 分钟以内)到产后 48 小时	宫颈口较松弛,子宫尚未恢复,输卵管位置较高,且产妇多仍在医院,可一并落实避孕措施	是放置 IUD 或行绝育术 STER 的较佳时机

续表

产后各期	生理特点	避孕选择
产后 48 小时到产后 4 周	是子宫复旧的关键时期,妇女血液的高凝状态尚未恢复正常	选用 IUD、单纯孕激素避孕方法(POC)以及绝育术 STER 等方法相对较为慎重
产后 4 周到产后 6 周	子宫复旧基本完成,血凝状况也逐渐恢复到产前状态,是妇女返诊进行产后检查的时期	IUD、POC 以及 STER 等避孕方法基本均可选用
产后 6 周到产后 3 个月	产妇各方面身体状况基本恢复	各种避孕方法,除 COC 外基本均可选用
产后 3 个月以后	产妇身体状况已经恢复正常,婴幼儿也开始添加辅食	如果没有身体疾病和其他禁忌情况,包括 COC 在内的各种避孕方法均可选用

(三)不同时机提供产后避孕服务的流程(图 7-1)

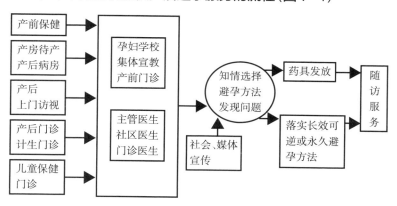

图 7-1　不同时机提供产后避孕服务的流程图

(四)更换避孕方法的注意事项

1. 在更换避孕方法之前,必须对新的方法有充分的了解,掌握正确的使用方法。

2. 不论服用哪一种口服避孕药,要改用其他避孕方法,必须坚持服完一个月经周期,不可中途更换,否则会造成月经紊乱或避孕失败。

3. 使用长效避孕药的妇女,如果要改用其他避孕方法,如放置宫内节育器、使用避孕套,应先改服短效避孕药 2~3 个周期,以减少月经紊乱的发生。

4. 虽然宫内节育器产品不断更新,但都有其优缺点。只要已放置的宫内节育器确实适合自己,效果可靠无副作用,就应继续用下去,不要盲目更换。通常宫内节育器可放置 10~20 年。

5. 原先采用工具避孕的夫妻,若要改用口服避孕药,应在月经来潮的第 5 天开始服药,服药前必须坚持使用工具避孕。

第三节　产后抑郁症

产后抑郁症(postpartum depression,PPD)是指产妇在分娩后于产褥期出现明显抑郁、悲伤、沮丧、哭泣、易激怒、烦躁甚至有自杀或杀婴倾向等一系列症状为特征的心理障碍,与产后心绪不宁和产后精神病同属产褥期精神综合征。流行病学调查显示,发病率在国外报道为 3.50%~33.00%,国内为 11.38%~15.01%,患病率明显高于普通人群(正常人群抑郁症的患病率为 3%~5%),是危害产妇身心健康的常见精神疾病。典型的产后抑郁症通常在分娩后 6 周出现,3~6 个月可自行恢复,但严重的可持续 1~2 年,再次妊娠有 20%~30% 的复发率。一般而言,PPD 的治疗效果好,80% 以上的病人在适当的药物和心理治疗后症状得以缓解或消失。然而,再次妊娠时的复发率可达 50%,所以患 PPD 的妇女再次妊娠及分娩后均须严密监测。

一、风险评估

由于再生育妇女往往高龄或怀孕困难,常常会过度担心发生在孕期或分娩期的不测,尤其是快要临产的时候,产妇和家属都会越紧张、恐惧，抑郁和焦虑的比例和程度会越高。加上再生育产妇妊娠期并发症以及合并症发生率高，剖宫产率高，都会极大地增加她们的心理负担。

（一）对产妇的影响

产妇由于紧张、疑虑、内疚、恐惧、自暴自弃，自罪感；对身边的人充满敌意，与家人、丈夫关系不协调，对生活缺乏信心等，极少数严重的会有绝望、离家出走、伤害孩子或自杀的想法和行动。

（二）对孩子的影响

产后抑郁症可造成母婴连接障碍。母婴连接是指母亲和婴儿间的情绪纽带，包括母婴间躯体接触、婴儿的行为和母亲的情绪反应。这种情感障碍往往会使母亲可能拒绝照管婴儿，令婴儿发生损伤，并妨碍婴儿的正常发育生长。据报道，孩子多动症即与婴儿时期的母婴连接不良有关。

1. 对早期婴儿（出生后头 3 个月）的不良影响　使孩子出现行为困难，紧张，较少满足，易疲惫，动作发展不良。

2. 对后期婴儿（12~19 个月）的影响　研究表明母亲的产后抑郁症与婴儿的认识能力和婴儿的性格发展相关。母亲产后抑郁症的严重程度与婴儿的不良精神和运动发展成正比。

3. 对儿童早期（4~5 岁）的影响　在产后第一年有抑郁症的母亲，孩子的能力和认知指数均显著低于健康母亲的孩子。

二、咨询指导

（一）病因

引起产后抑郁症的病因比较复杂，确切的机制尚未阐明。目前认为产后抑郁症的高危因素包括抑郁症病史（特别是产后抑郁）、个性脆弱、缺乏社会支持、不良婚姻关系、家庭纠纷、意外生活事件、围产期母婴合并症和贫穷等。在妊娠期有抑郁综合征者发生产后抑郁症的可能性更高，主要是产后神经内分泌变化的生物因素和社会心理因素引起。

1. 生物因素

（1）内分泌因素：妇女妊娠后期体内雌激素、孕激素显著增高，皮质类固醇、甲状腺素也有不同程度增加，在分娩过程中，尤其是产后 24 小时内，这些激素突然迅速撤退，雌、孕激素水平下降，导致脑内和内分泌组织的儿茶酚胺减少，从而影响高级脑活动，是产后抑郁症发生的生物学基础。研究发现，临产前胎盘类固醇的释放达到最高值，产妇表现情绪愉快；分娩后胎盘类固醇分泌突然减少，产妇表现抑郁。

（2）遗传因素：有精神病家族史，特别是有家族抑郁症病史的产妇，产后抑郁的发病率高。

（3）产科因素：产前心态、产时、产后的并发症、难产、滞产、人工助孕、第一产程时间长、阴道助产、手术等均会给产妇带来紧张和恐惧，导致生理和心理上的应激反应增强，诱发产后抑郁症。

（4）躯体疾病因素：有躯体疾病或残疾的产妇，尤其是感染、发热、中枢神经功能的易感性，情绪及运动信息处理调节系统（如多巴胺）的影响，对产后抑郁有一定的促发作用。

2. 社会心理因素

再生育产妇的人格特征、分娩前心理准备不充分、产后适应不良、产后早期心绪不良、睡眠不够、照顾婴儿过于疲劳、高龄、夫妻关系不和、缺乏社会支持、家庭经济状况、分娩时医务人员态度、婴儿性别和健康状况等都是重要的诱发因素。妇女生育后面临自身康复和育婴两大问题，无法克服做母亲和工作的压力，尤其是文化程度高的人面临的社会压力和精神压力更大，考虑问题多，情绪较复杂，更易发生抑郁。在再生育的人群中，高龄、高学历、无业或经商等以及有既往生育史，尤其是分娩过出生缺陷儿和有患病史的妇女，也易发生抑郁。

（二）诊断

产后抑郁症的诊断至今无特异的实验室指标和统一的判断标准，多依据临床表现和各种症状的自评量表，以相应的评分结果作出判定。当产妇分娩后出现持久的情绪低落，表情阴郁，无精打采、困倦、易流泪和哭泣，比如对婴儿健康的过分担忧，似乎每时每刻都有可能发生对婴儿不利的事件;无端地担心丈夫变心,认为自己生孩子后变丑了,过分贬低自己等,主观上缺乏愉快感、内心烦躁、痛苦。常常伴有失眠症状。或自我评价降低、对生活缺乏信心,或易疲倦;入睡困难、早醒;食欲下降;性欲的减退乃至完全丧失等症状时,可用产后抑郁测评的筛查量表进行筛查。目前较常用的标准是 1994 年美国精神病学会在《精神疾病的诊断与统计手册》(DSM–Ⅳ)中制定的"产褥期抑郁症的诊断标准"。在产后 4 周内出现下列症状的 5 条或 5 条以上(其中第 1 条和第 2 条是必须具备的),且持续 2 周以上,病人自感痛苦或病人的社会功能已经受到严重影响即可诊断。症状包括:

1. 情绪抑郁。

2. 对全部或者多数活动明显缺乏兴趣或愉悦。

3. 体重显著下降或者增加。

4. 失眠或者睡眠过度。

5. 精神运动性兴奋或阻滞。

6. 疲劳或乏力。

7. 遇事皆感毫无意义或自罪感。

8. 思维力减退或注意力涣散。

9. 反复出现死亡或自杀的想法。

(三)鉴别诊断

产后抑郁症应与产褥期精神病相鉴别。产褥期精神病是与产褥期有关的精神和行为障碍,绝大多数发生在分娩后 2 周内,但在产后 6 周内任何程度的精神病均可发生。其临床特征为精神错乱、急性幻觉和妄想、抑郁和狂躁交叉的多形性病程及症状易变性。产褥期精神病以分娩后 7 天内发病者最多,主要发生于高龄初产妇、多子女、低社会经济阶层妇女。对具有相关病因、诱因和症状的产妇,应请精神科医师会诊协助诊治,还应做全身检查及实验室检查,排除与严重躯体及脑部疾病有关的精神障碍。明尼苏达多项个性调查表、90 项症状自评量表、抑郁自评量表、焦虑自评量表等量表可协助了解产妇的情绪状态。

(四)治疗

基于产后抑郁症对母亲和孩子的不良影响,一旦诊断,应立即开始治疗。不仅可避免母亲病情加重甚至向产后精神病发展,也可使婴儿尽早感受到妈妈的慈爱和温暖,健康快乐地成长。由于产后抑郁症是一种非精神病性的抑郁综合征,一般不需要药物治疗,有效的防治方法主要是加强孕产期心理保健,了解生产的生理过程,提高产妇的应激能力。另一方面,要尽量提高社会支持水平,丈夫要理解产后对妇女生理的影响,做一个体贴、关怀的好丈夫;对于生活中的实际困难,社区、政府给予尽可能的帮助和解决,这些措施都有可能减少产后抑郁症的发生。对产后抑郁症的治疗一般采取心理治疗、约 1/3 的病人需抗抑郁和抗焦虑的药物治疗,预后一般比较好。

1. 心理治疗

(1)支持性心理治疗:指在执行医护过程中,医护人员对病人的心理状态合理地采用劝导、鼓励、同情、安慰、支持以及理解和保证等方法,可有效消除病人的不良情绪,使其处于接受治疗的最佳心理状态,从而保证治疗的顺利进行,使疾病早日康复。

(2)人际心理治疗:是抑郁症心理治疗方法,主要用于成人抑郁症急性发病期,治疗旨在缓解抑郁症状,改善病人的一些社交问题(如不正常的悲伤反应、人际冲突、角色转变困难和人际交往缺乏等)。

(3)音乐疗法:是抑郁症心理治疗方法中最受病人欢迎的一种。大脑边缘系统和脑干网状结构对人体内脏及躯体功能起主要调节作用,而音乐对这些神经结构能产生直接或间接影响。

(4)焦点转移法:如果产后的确面临严重的不愉快生活事件,甚至问题棘手难以解决,不要让精力总是集中在不良事件上,否则会陷入情感恶性循环的怪圈中。所以要适当转移病人的注意力,就是焦点转移法,即将注意力转移到一些愉快的事情,关注自己的喜好,不仅思维上转移,还可以身体力行参与力所能及的愉快活动。

(5)行为调整法:女性生产后不适于做剧烈的运动,但可以做一些适当放松的活动,如深呼吸、散步、打坐、冥想平静的画面、听舒缓优美的音乐等。

(6)倾诉宣泄法:找好友或亲人交流,尽诉心曲,大哭一场也无妨,尽情宣泄郁闷情绪。

(7)角色交替法:告诉产妇别忘了自己虽已为人母,但仍是老公的娇妻、父母的爱女,谁也不可能只做24小时全职妈妈,所以要给自己换个角色享受娇妻爱女的权力。

(8)自我鼓励法:自我欣赏,多看自己的优点,多看事物的好处,多想事情可能成功的一面。

(9)自我实现法:生儿育女只是女性自我实现的一种方式,但决不是唯一的方式,所以不要忘了还有其他自我实现的潜力和需要。

2. 药物治疗

(1)抗抑郁药物:包括选择性 5–HT 再摄取抑制剂(SSRIs)、三环类抗抑郁药、四环类抗抑郁药和单胺氧化酶类抗抑郁药等。其中 SSRIs 是产后抑郁症的一线治疗药物,代表药物有氟西汀、帕罗西汀、舍曲林、氟伏沙明、西酞普兰。应特别注意药物剂量,从低剂量开始,逐渐增加至足量、足疗程。

(2)激素:雌激素有多种神经调节功能,雌激素替代治疗能增加 5–HT 的分泌量,可作为产后抑郁的辅助治疗。甲状腺功能减退者可选用甲状腺素治疗。

3. 物理治疗

(1)颅微电流刺激疗法:通过微电流刺激大脑,能够直接调节大脑分泌一系列有助于改善抑郁病症的神经递质和激素,它通过提高 5–HT 的分泌量,促进去甲肾上腺素的释放,增强神经细胞活动的兴奋性,从而起到缓解个体抑郁情绪的效果。

(2)电休克治疗:抑郁症病人应严防自伤和自杀,对于自杀观念强烈者应用电休克可获得立竿见影的效果,待病情稳定后再用药物巩固。

(3)其他:研究显示中医穴位按摩可改善产后抑郁病人的心理状态和生活质量。运动疗法、亮光治疗、音乐治疗、饮食疗法等也可用来辅助治疗产后抑郁。

(五)再生育建议

1. 孕前期　再生育夫妇与初次怀孕一样也需要孕前做好充分的准备,包括身体、心理、物质三方面的准备。

(1)心理准备:我们为什么还想再生育一个孩子? 是因为我们自己,还是因为父母或其他人给了我们压力? 我们已做好充分的思想准备面对再次怀孕可能带来的健康风险吗? 我们很在意未来孩子的性别吗? 非常希望他/她与第一个孩子不同吗? 再生育一个孩子会进一步增加家庭经济负担,并占用我们更多的时间和空间,我们做好准备了吗?

(2)接受心理咨询和指导:孕前不仅要与再生育夫妇讨论一般的常见问题,对分娩过出生缺陷儿和有患病史的妇女,还要着重提供孕前心理减压建议和方法。

1)通过网络组织再生育夫妇进行有效交流,定期组织相关的专业讲座,以消除和缓解焦虑和恐惧的心理。

2)帮助再生育夫妇在计划怀孕前进行必要的情感交流,建立家庭中和谐的情感关系,共同参与怀孕前的情感准备。

3)通过心理辅导让再生育夫妇以一种平和、自然的心境迎接怀孕,以愉快、积极的态度对待孕期所发生的变化。

4)使再生育夫妇了解医疗保障体系的相关措施,如孕前保健、孕期检查,产前筛查和产前诊断等预防出生缺陷发生和减少出生缺陷儿出生的相关服务。

5)发现有抑郁症或焦虑症等明显精神障碍倾向的备孕妇女,要建议她们到精神或神经科接受专业的咨询和指导。

2. 孕产期

(1)加强围产期保健:对再生育夫妇进行孕产期健康教育可

使产后抑郁症的发生率下降。应充分利用孕妇学校等多种渠道普及有关妊娠、分娩常识,对再生育孕妇进行优生优育的教育以及产后保健、育婴知识的宣教,指导孕妇合理营养和活动锻炼。鼓励孕妇和丈夫一起来上课,了解分娩过程及分娩时的放松技术、与助产人员的配合。对有不良个性、既往有产后抑郁症史或家族史、筛查出有精神症状的高危孕妇进行监测,避免一切不良刺激,给予更多的关爱和指导。对有并发症的孕妇积极帮助其调整心态,使其树立信心,减轻和消除孕妇对再次妊娠、分娩的紧张与恐惧等消极情绪,完善自我保健。

(2)充分关注:分娩过程和疼痛对产后抑郁有较大影响,尤其对产程长、精神压力大的产妇,更应给予充分关注。分娩时鼓励并帮助孕妇进食、进水,保持足够的营养和能量,用亲切、友善的语言指导产妇配合医护人员顺利完成分娩,使其处于良好的身心适应状态,减少分娩方式及产时并发症给产妇带来的心理负担;严格掌握剖宫产指征,积极处理孕期异常情况,尽量清除不良的躯体和精神刺激。

(3)心理疏导:对于有不良分娩史、死胎、畸形胎儿、孕期情绪异常等高危因素的产妇,应给予她们更多的关心,及早进行心理疏导。

(4)医疗保健机构可通过改善分娩环境,建立家庭化分娩室,替代以往封闭式的产房,提高产妇对分娩自然过程的感悟。开展导乐式分娩,临产后有丈夫或其他亲人陪伴,可减少其并发症及心理异常的发生。

3.产后期 重视产褥期保健,尤其要重视产妇心理保健。对分娩时间长、难产或有不良妊娠结局的产妇,应给予重点心理护理,注意保护性医疗,避免精神刺激。产后的房间条件、家庭气氛,丈夫的配合,孕妇的自我调节是减轻抑郁症的关键。

(1)实行母婴同室、鼓励指导母乳喂养。做好新生儿的保健指导工作,减轻产妇的体力和心理负担,辅导产妇家属共同做好产褥期产妇及新生儿的保健工作。对以往有精神抑郁史或出现有情绪忧郁的产妇要足够的重视,及时发现识别,并给予适当的处理,可防止产后抑郁症的发生。

(2)家庭气氛:家人不能对生儿生女抱怨、指责,无论是生男生女都是自己的骨肉,要愉快地接受孩子和产妇,给产妇创造一个良好和谐的家庭环境。

(3)丈夫的配合:产后一个月内,丈夫最好能陪伴在产妇身边,协助产妇护理婴儿,如帮助产妇给婴儿洗澡、换尿布等。有些丈夫怕孩子哭影响自己的睡眠,夜里就独自到其他房间睡,这样会使产妇觉得委屈,抑郁症状加重。丈夫要多陪伴产妇并谅解妻子产褥期的情绪异常,避免争吵。

(4)产妇自我调节:产妇要认识到产后心理的特点,尽量避免悲观情绪的产生。保证充足的睡眠时间,不要过度疲劳。闲暇时可听一些轻柔、舒缓的音乐,或看一些图文并茂的杂志,或读一些幽默故事来调节身心。

三、男性产后抑郁症

研究发现,10% 的男性在孩子出生前后会受到抑郁症的困扰,这一比例与女性相同。而在孩子满 12 周时,25% 的男性会出现情绪低落。由于男性更倾向于在他人面前隐藏自己的情感,扮演"坚强者"角色。因此,男性产后抑郁症经常被人忽略,不为人所理解和重视。

美国的研究发现,男性产后抑郁症状并非像女性那样是由体内的激素变化引起,很可能是因为初为人父或再为人父所带来的一些压力。这些压力包括养育孩子的费用、夫妻之间关系的变化以及对承担父亲责任所产生的恐惧。而且,那些伴侣患有抑郁症或是有家族遗传史的男性更容易患上产后抑郁症。导致男性产后抑郁症的主要原因有:①男性由于对生儿育女缺乏足够的心理准备,突然间多了一个孩子会使家庭开支大幅度上升,使男性经济压力增加。对一些低收入者,更易造成冲击,使其时刻处于担忧中。如果一旦失业,对其精神打击将更大。

②作为丈夫,他除了上班挣钱外,回家还要照顾妻子和孩子,休息不够,睡眠不足,时间一长,就可能产生心烦意乱、身心俱疲。③有了孩子,妻子一般会把大部分精力转移到孩子身上,丈夫可能产生心理上的较大落差,有的妻子生育后在性方面也会冷落丈夫,处理不好,也容易引起男性情绪低落、精神抑郁。④新角色适应不良。由于孩子的出生通常在新婚的一两年,而在这一两年中,男性还在适应"丈夫"这个角色,孩子的突然出生,又产生出一个新的角色"父亲"要男性去适应,这就可能会引起角色的适应不良。

(一)风险评估

1. 男性产后抑郁症会让初为人父或再为人父的爸爸们内心深处极度痛苦、压抑、忧愁和悲哀。如果男性产后抑郁症得不到及时的治疗,也会产生很严重的后果:病人会表现出暴力倾向,不想工作,对任何事情都不积极,染上吸毒、酗酒等不良嗜好,严重的可能会危及夫妻关系,甚至丧失生活信心,选择自杀或杀妻、杀子。

2. 有研究表明,父母患有抑郁症会对孩子的身心成长产生负面影响。最近发表在《柳叶刀》上的一份研究报告称,如果父亲患有产后抑郁症,其孩子更易在早期出现心理障碍。牛津大学的研究人员对 8431 名父亲、11 833 名母亲以及 10 024 名孩子进行了问卷式调查,并对父母产后 8 周及 21 个月时的心理状况进行了评估,还对 3.5 岁孩子的情绪和行为进行了测试。研究结果显示:与父亲没有患产后抑郁症的孩子相比,父亲患产后抑郁症的孩子出现多动症、情绪和社会问题的可能性要多一倍。而这一现象在年龄较小的男孩中更明显,问题多表现在行为上。建议:孩子出生以后,应该像对待母亲患产后抑郁症那样,去重视父亲患产后抑郁症;如果父亲感到抑郁,他们"很负责任地"关心孩子的能力就会受到影响。因此,在孩子的早期发育和生活中,父亲起着相当重要的作用。如果父亲患上产后抑郁症,其影响似乎在男孩身上表现更明显。

(二)咨询指导

男性产后抑郁症是可以预防的。

1. 在决定生育孩子以前,夫妻双方不仅要在心理上,同时也要在经济上充分考虑;其次,对于哺育儿女可能遇到的困难要正确认识,以平常心对待。

2. 初为人父或再为人父,要多与亲人、朋友沟通,把自己的苦恼向别人倾诉,寻求帮助;另外,男性学会"自助"也很重要。美国心理学会曾推荐的自行调节的七条法则,值得借鉴:

(1)不要自责:不要自责"我为什么得了这种该死的病",而应明白自己急需帮助,积极踏上寻求康复的治疗之路。

(2)遵循治疗方案:依照处方服药,定期就诊。

(3)不要气馁:恢复正常需要一段时间,不要着急。时常跟自己说"我会好起来的"。

(4)简化生活:适当改变一下生活,如果发现某事太难做,干脆置之不理。

(5)参与活动:参加一些擅长的、能让自己有成就感的活动,即使一开始只是个旁观者,也不要放弃这些机会。这样的活动能让你逐渐恢复自信,对治疗抑郁症大有益处。

(6)认可小的进步:只要抑郁症状有了一点改善,你都要学着感到满足。

(7)防止复发:严格遵循医师制订的治疗计划,并保持良好的生活习惯。其次,对复发信号保持警觉。

第四节　盆底功能障碍

女性盆底功能障碍(female pelvic floor dysfunction,FPFD)是指盆底支持结构缺陷或退化、损伤及功能障碍造成的一系列疾患。以盆腔器官脱垂(pelvic organ prolapse,POP)、女性压力性尿失禁(stress urinary incontinence,SUI)、女性性功能障碍(female sexual dysfunction,FSD)和生殖道损伤为常见临床表现。女性生殖器官正常位置的维持依靠盆底多层肌肉、筋膜及子宫韧带解剖和功能的正常。当盆底组织退化、创伤、先天发育不良或某些疾病引起盆底损伤、张力减低,对生殖器官支持功能减弱,使女性生殖器官脱垂。其危险因素有妊娠、阴道分娩损伤、长期腹压增加(肥胖、咳嗽)、先天缺陷及盆底肌肉退化薄弱等。

一、风险评估

盆底功能障碍性疾病是中老年女性的常见疾病,给女性老年生活带来很大的影响,不利于身体的健康,尿失禁、粪便失禁会直接影响妇女生活质量和心身健康。

(一)压力性尿失禁

压力性尿失禁(SUI)是指当腹压增加(如:咳嗽、打喷嚏、大笑、运动等)时发生尿液不自主流出的状态。严重影响病人的生活质量,使许多老人生活不能自理,给家庭带来很大压力。

(二)盆腔器官脱垂

盆腔器官脱垂(POP)包括阴道前壁膨出、子宫脱垂、阴道穹隆脱垂、阴道后壁膨出、直肠膨出等。

1. 子宫脱垂　可引起病人腹部下坠,腰酸、走路及下蹲时更明显,影响行动。因子宫颈长期暴露在外而发生黏膜表面增厚、角化或发生糜烂、溃疡。使病人白带增多,因感染而有时呈脓样或带血。

2. 阴道前壁脱垂　轻者无明显症状。重者自觉下坠、腰酸并有块状物从阴道脱出,长久站立、激烈活动后或腹压增加时块状物增大,下坠感更明显。常导致排尿困难而尿潴留,甚至继发尿路感染。

3. 阴道后壁脱垂　经产妇多见,轻者无症状。明显膨出者可有下坠感、腰酸胀及大便困难。不能在社会可以接受的时间和地点区分排便或排气,而发生的肛门不自主排气或排便,并对病人产生不良的心理影响。

(三)慢性盆腔疼痛

是一种临床常见症状,为非周期性、持续达到或超过6个月以上(也有认为达3个月以上)、对非阿片类药物治疗无效的盆腔疼痛,病人可能因此出现躯体症状,甚至产生抑郁症的一些表现:食欲减退、反应迟钝、失眠健忘、消化不良、便秘等。逐渐脱离职业、家庭和人际交往。

(四)性功能障碍

女性性功能障碍是指女性在性反应周期中的一个环节或几个环节发生障碍,以致不能产生满意的性交所必需的性生理反应和性快感,使得女性的正常生活品质下降。

二、咨询指导

(一)预防

基于流行病学研究显示,年龄和雌激素水平下降、妊娠和阴道分娩、便秘等引起腹压增高的慢性疾病、肥胖以及盆腔手术史等均是 FPFD 的致病因素。应针对上述因素进行重点预防,对于病人应推荐适龄生育、避免多产,产后避免不必要的体力劳动,常规进行产后盆底康复锻炼或电刺激疗法,注意卫生,避免产褥期感染并积极治疗慢性咳嗽或便秘等可使腹压增加的慢性疾病;对于医师,应正确处理产程、保护会阴,避免第二产程的延长,及时缝合会阴撕裂伤等。

(二)手术治疗

基于近年来对女性盆底功能障碍的病因及发病机制的研究,认为是多种致病因素共同作用的结果,基因易感性是先天性危险因素,环境影响(妊娠、分娩、衰老、雌激素水平下降、肥胖等)则是后天获得性危险因素,前者是患病基础,后者是发病诱因。其治疗主要包括手术治疗与非手术治疗,其中以手术治疗为主。现今的手术原则是恢复解剖结构与功能,根据损伤、缺陷和功能障碍的水平选择不同的手术方式。

1. 前盆腔手术 主要针对前部膨出的尿道膨出、膀胱膨出和阴道前壁膨出,且多伴有张力性尿失禁者。无症状或阴道前壁Ⅰ、Ⅱ度膨出无需治疗;重度有症状者可行阴道前壁修补术;或加用网片或生物补片以达到加强修补、减少复发的作用。合并有张力性尿失禁者应同时行 SUI 相关手术。

2. 中盆腔手术 主要针对子宫脱垂和阴道穹隆膨出者。手术术式有:骶棘韧带悬吊术;骶骨固定术;腹腔镜下骶骨韧带折叠–缩短术。

3. 后盆腔手术 主要针对阴道后壁膨出、直肠膨出和肠疝。手术术式有:直肠骶骨岬固定术;直肠折叠悬吊固定术;P–Prolift 手术。

盆腔器官脱垂(POP)主要手术治疗途径包括经阴道、经腹及腹腔镜等,用网片完成的各种悬吊及全盆底重建术疗效肯定。

(三)非手术治疗

是症状较轻或不愿意手术病人的首选,同时也常用于巩固术后疗效或预防 FPFD 的发生。具体治疗方法包括:生活方式干预、盆底肌肉康复训练、电磁刺激疗法、子宫托及药物治疗等。非手术治疗讲究个体化原则,以盆底电生理及盆腹动力学作为诊断基础,为病人选择盆底个性化康复方案是预防和治疗盆底功能障碍性疾病的最理想途径。

1. 生活方式干预 便秘等引起腹压增高的慢性疾病、肥胖等是 FPFD 公认的致病因素。因此生活方式的宣传教育对 FPFD 的治疗至关重要。对肥胖病人应控制体重,劝诫戒烟、减少咖啡因摄入以控制呼吸道疾病及便秘等可使腹压增高的慢性疾病,避免诱发或加重 FPFD。

2. 盆底肌肉锻炼 是指针对盆底肌群进行的肌肉锻炼,以增强盆底肌群力量及其对盆腔脏器的支撑作用,从而达到 FPFD 治疗或预防作用。根据是否使用相应盆底康复器可分为单纯的盆底肌肉锻炼和盆底康复器辅助盆底肌肉锻炼。单纯的盆底肌肉锻炼即指 Kegel 锻炼,即教会妇女有意识地对以肛提肌为主的盆底肌肉进行自主性收缩,以加强控尿能力及盆底肌肉力量。盆底康复器辅助盆底肌肉锻炼即应用盆底康复器辅助进行 Kegel 锻炼,以增加锻炼效果。目前常见的盆底康复器主要包括阴道压力计、阴道哑铃和阴道张力器等,其主要作用即量化盆底肌肉收缩,使病人明确自己盆底收缩的力度和强度是否合适,有助于病人了解自己锻炼的效果,并帮助进行自身修正锻炼程度,以达到较好的辅助锻炼作用。

3. 生物反馈辅助的盆底肌肉训练　生物反馈辅助的盆底肌肉训练(biofeedback therapy,BFB)是指通过相关系统反馈出的盆底肌电信息,指导病人进行正确的盆底肌肉锻炼,以达到准确收缩松弛的盆底肌群,提高治疗效果的作用。

4. 生物反馈联合电刺激法　生物反馈联合电刺激法与 BFB 相比,是在生物反馈信息的基础上由主动的盆底肌肉收缩锻炼变为被动的盆底肌肉电刺激治疗。盆底肌肉电刺激是指将相应电刺激探头放置于阴道内,使用低频电脉冲电刺激盆底,对神经肌肉进行直接刺激,唤醒本体感受器并促进局部血液循环,从而达到加强肌肉强度、提高肌力的目的。主要适用于产后常规盆底治疗,各种类型尿失禁,轻中度子宫脱垂或阴道膨出,阴道松弛、痉挛、性生活不满意者。

5. 药物治疗　近年来,FPFD 的药物治疗成为研究热点之一,主要包括雌激素、交感神经受体激动剂、去甲肾上腺素和 5-羟色胺重吸收的抑制剂及胆碱能受体抑制剂为主的西药和一些中药方剂或制剂等。

6. 子宫托　是一种经典的非手术治疗方法,已有数百年的历史并一直延续至今。对于重度 FPFD 病人因其他并发症不能耐受手术或不愿手术的病人,子宫托仍是最佳的选择。

第五节　产褥期感染

产褥期是指从胎盘娩出至产妇除乳腺外全身各器官恢复

或接近正常未怀孕状态的一段时间,一般为 6 周(42 天)。产褥期感染(puerperal infection)又称为产褥热,是指在这段时间内生殖道任意部位的致病菌感染,引起局部或全身的炎症变化。引起产褥期感染的原因可分为内源性感染和外源性感染两大类:①内源性感染:如果孕妇体质虚弱,或有贫血、慢性消耗性疾病等,使机体抵抗力下降,在分娩时,因消耗体力较大,抵抗力进一步减弱,阴道的自净作用遭到破坏,原来存在于阴道或肠道的细菌有可能大量繁殖,成为严重致病菌,引起产妇感染。②外源性感染:在妊娠末期性交或盆浴,胎膜早破,产程延长,内诊检查,或剖宫产手术等均可使致病菌进入生殖系统,引起产褥感染。

一、风险评估

(一)切口感染

剖宫产术后并发腹部切口感染的发生率为 3%~15%,平均发生率为 6%,预防性使用抗生素后可将发生率降低至小于 2%。少于 1% 的会阴切开或撕裂伤会出现感染,Ⅳ度会阴裂伤最容易招致严重感染,因此对合并有直肠撕裂伤的产妇应常规给予预防性抗生素。切口感染通常出现在手术后第 4 天,常在使用了足量抗生素的情况下仍表现为持续性发热。切口处出现红肿、硬结、渗液等,切口愈合不良,严重影响产妇精神和身体的康复及哺乳。

(二)血栓性静脉炎

包括盆腔内血栓性静脉炎和下肢性血栓性静脉炎。盆腔内血栓性静脉炎可向上扩展,累及卵巢静脉、左肾静脉、下腔静脉,可见寒战、高热、腹痛。下肢性血栓性静脉炎症状可见患肢疼痛、肿胀、皮肤发白。如果发生栓子脱落,栓子栓塞在肺、肾、脑而引起严重后果。

(三)产褥期感染

是产褥期最常见的严重并发症,严重者可引起败血症、感染中毒性休克,甚至肾功能障碍,危及产妇生命(表7-3)。几十年来,与子痫前期和产后出血,构成了产妇死亡的主要三大原因,在美国,感染是第五位导致产妇死亡的致死因素。

表7-3　败血症和休克的多器官效应

中枢神经系统	
大脑	意识模糊、嗜睡、昏迷状态、好斗性
下丘脑	发热、低氧血症
心血管系统	
血压	低血压(血管舒张)
心脏	补液治疗后伴随的增加的心输出量;心输出量减少后的心肌抑制
肺脏	恶性低氧和低氧血症后分流;内皮和内皮损伤后的弥散渗透
胃肠道系统	胃炎、中毒性肝炎、高血糖症
泌尿系统 肾脏	少尿后的血流灌注不足;急性肾小管坏死
血液系统 血液	血小板减少症、白细胞增多、凝血活化

二、咨询指导

(一)切口感染

对于有明显蜂窝组织炎而无脓肿的妇女,给予广谱抗生素治疗和密切观察。对于脓肿形成者应拆线和敞开感染的伤口。对剖宫产切口保持筋膜层的完整很重要。正确地清洁伤口,并保持在无感染的状态,一旦伤口内覆盖有粉红色肉芽组织(一般需5~7天),可行二期分层缝合。对会阴切口术后护理包括局部护理、低渣饮食,软便,避免外阴和直肠的刺激直至切口愈合。现在提倡早期修复会阴切口断裂(表7-4)。

表7-4 早期修复会阴断裂的术前准备

静注抗生素治疗直至体温正常
拆除缝线和完全敞开伤口
伤口护理
必要时镇静
2%利多卡因胶冻剂伤口局部应用
清创术去除所有坏死组织
用聚维酮碘擦洗伤口,每天2次
机械性肠道准备,手术前一天,对于Ⅲ度裂伤修补
手术前一晚禁食禁饮(NPO)

(二)产褥期感染

产褥期感染(产褥热)是指排除产后最初的24小时,采用标准的测量技术,每天至少4次测口腔温度,产后10天有2次体温超过38℃(华氏100.4°)。现实中,产妇体温超过38℃时临床医师都会寻找病因和进行相应的处理。因为与生产有关的很多持续性发热经常是生殖道感染所致,必须排除生殖道以外的感染,包括乳胀、呼吸道感染、肾盂肾炎、血栓性静脉炎等。

1. 需鉴别生殖道以外感染所致的产后发热

(1)乳胀:乳胀通常伴有短暂的体温升高。约15%的产后发热是由于乳胀导致,常在产后2~3天。很少超过39℃,特征是持续不超过24小时。但是,如果发展成细菌性乳腺炎,则体温通常会持续,并伴有乳腺感染的其他症状和体征。

(2)呼吸道并发症:呼吸道并发症通常在产后最初的24小时内发病,并且多见于剖宫产的孕妇。其并发症为肺不张、吸入性肺炎、偶尔并发细菌性肺炎。通常在剖宫产后至少24小时内,因此剖宫术后应每间隔4小时,鼓励产妇咳嗽与深呼吸,可预防产妇发生肺不张。

(3)肾盂肾炎:急性肾脏感染可能难以与产后的盆腔感染相鉴别。典型病人表现为菌尿、脓尿、肋椎角压痛、体温升高。产褥期妇女肾脏感染的首发症状可能是体温升高,伴有肋椎角压痛,随后出现恶心、呕吐。

(4)血栓性静脉炎:下肢浅表或深静脉血栓形成,也会导致产褥期妇女出现轻度体温升高。通过观察病人出现下肢肿胀、疼痛,通常并发腓肠肌压痛,或偶有股三角区疼痛,即可作出诊断。

2. 生殖道感染所致的产后发热

(1)子宫内膜肌炎(子宫内膜炎或子宫炎):子宫感染是剖宫产术后的严重并发症。文献报道阴道分娩发生率为1%~2%,而剖宫产术后的子宫感染率则高达40%~50%,发生子宫内膜炎的其他危险因素包括胎膜早破较长时间、临产、多次宫颈检查、贫血、胎儿宫内监护、绒毛膜羊膜炎等。因此剖宫产术后妇女应常规预防性使用抗生素。导致产后生殖道感染的细菌见表7-5。细菌通常存在于阴道、宫颈、会阴、胃肠道。尽管这些细菌在一般情况下处于低致病性状态,但因分娩后的损伤将成为致病因素。产后感染往往是多种细菌混合感染(通常是2~3种),且多发生于切口或者胎盘附着部位。产后妇女如有发热,应首先考虑是否有子宫感染,通常出现臭味的血性恶露,双合诊检查腹部或子宫旁组织有压痛(需与剖宫产术后的子宫压痛鉴别)。产后(术后)发热,在排除其他原因可考虑子宫内膜炎所致。

表7-5 女性生殖道感染的常见细菌

需氧菌	A、B 和 D 族链球菌
	肠球菌属
	革兰阴性菌—大肠埃希菌,变形杆菌
	金黄色葡萄球菌
	表皮葡萄球菌
	阴道加德那菌

厌氧菌	消化球菌属
	消化链球菌属
	脆弱拟杆菌族
	Prevot 杆菌属
	梭菌属
	梭杆菌属
	活动弯曲杆菌属
其他	**支原体属**
	沙眼衣原体
	淋病奈瑟球菌

多种微生物感染的性质决定了需要使用广谱抗生素来治疗剖宫产或阴道分娩后的子宫内膜炎,治疗的关键是选用敏感、有效的抗生素,最好根据药物敏感试验选择药物。临床上一旦诊断为盆腔感染后应进行病原体的检查,包括需氧菌、厌氧菌及特殊致病菌的培养及药物敏感试验,寻找特异的致病菌并根据结果选择敏感的抗生素。由于盆腔感染以上行性感染常见,因而常取宫颈分泌物进行培养,如能行腹腔镜检查或后穹隆穿刺直接取盆腔积液或脓性分泌物培养则可获得更可靠的资料。但因临床上如果考虑盆腔感染就马上开始治疗,且相当一部分病例无法获得阳性的病原体检查结果,甚至在有些基层医院并无培养条件,因此临床上治疗往往根据经验选择抗生素。抗生素应用的原则是:

1)及时:盆腔感染一经诊断,应马上开始治疗。及时有效的抗生素治疗可清除病原体,改善症状及体征,减少后遗症的发生,因为能否预防远期并发症的发生与是否及时、足量、合理应用抗生素有关。

2)广谱联合用药:由于盆腔感染的病原体多为需氧菌、厌氧菌及支原体、衣原体的混合感染,需氧菌及厌氧菌又有 G^+ 及 G^- 之分,因此所选的抗生素应广谱覆盖这些常见的致病菌,尤其是要覆盖厌氧菌。

3)及时评价疗效并足疗程治疗:抗生素用药后 48 小时应评价治疗效果,有效则继续应用,并给予足疗程,一般应达 2 周。若无效则应及时调整用药类型及用药途径。

4)个体化治疗:治疗方案应综合考虑其有效性、费用、病人依从性、药物过敏史、肝肾功能状况和既往用药等情况。

(2)盆腔脓肿、筋膜下脓肿、坏死性筋膜炎、败血症等:败血症(感染性休克)是机体对细菌感染的全身性炎症反应所致。革兰阴性菌释放内毒素常引起中毒性休克和 DIC,细菌性外毒素也可以是发病因素。任何时候,一旦严重的细菌感染,均应密切监测血压和尿量。当出现低血压和少尿时,应考虑到感染性休克与失血性休克。多数先前健康的产妇,并发产科感染后的败血症时,对液体输注的治疗反应较好,还应加强抗生素治疗,如果有指征的话,需去除感染组织。如果在积极的液体输注后,低血压仍得不到改善,预后不良。少尿和持续性的外周血管收缩标志着进入感染性休克的冷休克阶段,冷休克将威胁病人的生命。另一个导致预后差的征象是终末器官衰竭,包括在血压得以纠正后的肾(急性肾小管坏死)、肺(成人呼吸窘迫综合征)和脑功能衰竭。

产科败血症综合征的治疗见表 7-6。对病情严重的病人快速输注 2L 和某些情况下多至 4~6L 的晶体溶液是恢复肾脏灌注的关键。因为静脉渗漏的原因,病人的血液常常是浓缩的;如果血细胞比容在 30% 或者更少,那么在输晶体溶液的同时输注红细胞以保持血细胞比容在 30%。如果大量的补液不能让尿量迅速恢复到 30ml/h 或最好是 50ml/h,以及出现灌注改善的其他征象,那么应考虑给予肺动脉导管。病变严重的妇女,肺毛细血管内皮同样可能受损,导致在正常甚至较低的肺毛细血管楔压下出现肺泡漏和肺水肿——成人呼吸窘迫综合征(ARDS)。这和过多输液治疗后引起的循环负荷过重导致的肺水肿不同,后者的肺毛细血管内楔压异常升高。适当的细菌培养后可以使用最大剂量广谱抗生素。通常,经验性的治疗方案如氨苄西林＋庆大霉素和克林霉素可满足治疗需要。必要时,可行手术切除感染的子宫或清创去除坏死组织,或同时进行。

表7-6 产科败血症综合征的治疗

可疑败血症
如有可能确定病变部位
快速晶体液输注(2~4L)
抗生素治疗
氧气治疗
监护器官灌注
血压
尿量
精神状态
呼吸功能不全
皮肤血流
心功能不全
凝血激活
重度败血症
机械通气
循环支持
变力性
血管加压剂
考虑肺动脉导管

(三)产褥期感染的预防

1. 做好孕前准备 再生育妇女在怀孕前应做好充分准备。加强身体锻炼,增强营养,使自己有一个健康的身体,为怀孕、生产打下良好的物质基础。

2. 加强孕期保健 怀孕后应定期检查,及时调整饮食结构,并适当参加锻炼,增强机体抵抗力。分娩前 2 个月应禁止性生活及盆浴。若出现胎膜早破超过 12 小时或有其他原因可造成感染时,应预防性口服抗生素治疗。

3. 产后护理 再生育产妇应注意休息,营养饮食,保持外阴清洁,注意环境卫生。如为剖宫产或会阴侧切者,应注意伤口的清洁卫生。

4. 已发生产褥感染的护理 产妇应卧床休息,取半卧位,有利于引流;食用有营养、易消化的食品;并及时彻底地治疗。

第六节 产后血栓

近年来,随着社会的发展及人们生活习惯的改变,血栓性疾病逐渐成为威胁人们生命健康的重要危害因素,已成为当代医学研究的重点和热点。对于产科而言,妊娠所特有的生理性改变增加了孕妇发生血栓性疾病的风险,妊娠及产后是健康女性发生静脉血栓和肺栓塞的最高危时期,其发生率是非妊娠妇女的 4~5 倍。研究发现,妊娠期血栓性疾病已经成为孕产妇死亡的重要原因之一,临床医师应提高警惕,高度重视产科血栓性疾病的孕期预防、保健和及时处理,进而保证妊娠的顺利进行,并有效改善母儿预后。

血栓形成的病理过程是指在一定条件下,循环血液中的有形成分在血管内形成栓子,造成血管部分或完全堵塞,相应部位血供障碍。有关文献提出了静脉血栓的发病机制为经典的三联症:血液高凝、血流瘀滞和血管壁损伤。①妊娠期特殊的生理改变,凝血机制的异常,使血液处在高凝状态。而妊娠期另一生理性变化为血沉加速,使红细胞在血管壁黏附、聚集,且这种聚集现象并不会随妊娠结束而立即好转,一般在产后 24 小时内可达最高峰。因此,妊娠晚期及产后血液的高凝状态,增加了血栓形成的风险。②妊娠期血容量及心排血量增加,外周循环的血流量明显增多,引起孕妇静脉扩张和血流速度减慢。另外,随着孕周的增加,子宫对盆腔及下肢静脉的压迫明显加剧,影响静脉回流,造成血液瘀滞,加上血黏度增加和血管壁因素,容易导致血栓形成。③妊娠时的巨大儿、羊水过多、双胎等引起机械压迫性血管损伤及手术过程中直接压迫血管、感染等也可导致血管内皮细胞损伤,引起血栓形成。④再生育妇女既往有血栓性疾病史及易栓症、高龄(>35 岁)、体型肥胖、孕期长期卧床、伴有抗心磷脂抗体综合征、吸烟、子痫前期、产后出血和产程延长等,也会增加孕期及产后血栓性疾病发生的风险。

一、风险评估

血栓性疾病是孕产妇在孕期及产后容易发生的一种严重并发症,一旦发生往往导致严重后果,将对病人的生活质量、生命健康造成危害。是产妇死亡的主要原因之一。部分产妇还可能遗留行走或劳动时下肢肿胀、疼痛等后遗症。

妊娠期血栓性疾病的临床表现多样,深静脉血栓(DVT)早期多表现为一侧或者双侧下肢突发肿胀、疼痛、皮肤潮红、皮温升高、增粗。随着病情的进展,上述症状将逐渐消退,随后将出现水肿、破溃甚至坏疽等严重后遗症。然而一旦血栓脱落可引起肺栓塞,最常见的症状是突发的呼吸困难,还可表现为胸闷、胸痛、咳嗽,严重者出现发绀、晕厥甚至猝死,严重危害产妇的健康和安危。

二、咨询指导

(一)孕前

产科血栓性疾病的预防应贯穿于整个孕期,通过积极宣传该病的风险及危害,让更多妇女在孕前就了解和重视该病。并让妇女知道一些产科操作及并发症(如剖宫产、子痫前期、贫血、产前/产后出血、产后感染等)也显著增加静脉血栓栓塞的患病风险。

(二)加强孕期保健和管理

由于孕期的诸多因素增加发生静脉血栓栓塞的风险,包括血液高凝状态、激素水平改变导致的静脉流出的改变、子宫增大造成的机械性梗阻以及血管损伤等。美国的多因素回归分析研究显示高龄、肥胖和吸烟增加患病风险,而慢性糖尿病、高血压、妊娠期糖尿病及多产并不增加患病风险。因此,从产前检查开始,妊娠期妇女应保持一定的运动量、适当合理饮食,避免过度肥胖。对有静脉血栓史、遗传性或获得性易栓症的孕妇,尤其是高龄、肥胖、长期卧床者,主张预防性应用普通肝素或低分子肝素抗凝治疗。

(三)确定高危病人

确定高危病人非常重要,因为通过积极的血栓预防措施能够降低潜在的致死性血栓栓塞性疾病的风险。高危因素包括:手术、创伤(大范围的或下肢的)、瘫痪、恶性疾病、肿瘤治疗(激素、化疗和放射治疗)、既往静脉血栓栓塞性疾病史、年龄增加、妊娠及产褥期、含雌激素的口服避孕药或激素治疗、选择性雌激素受体调节剂、急性内科疾病、心肺功能衰竭、炎症性大肠疾病、骨髓增殖性疾病、肥胖、吸烟、静脉曲张、遗传性或获得性血栓症等。静脉血栓病人被分为4种危险级别:低危、中危、高危和极高危,由此确定合适的血栓预防性用药的建议方案(表7-7)。

表 7-7　未行预防抗凝治疗病人静脉血栓栓塞性疾病
危险程度分级及预防策略

危险分级	定义	有效的预防策略
低危	病人年龄 <40 岁,手术时间 <30 分,无其他高危因素	无需特殊预防措施;术后尽早尽量恢复活动

续表

危险分级	定义	有效的预防策略
中危	病人有其他高危因素,手术时间 <30 分;病人年龄 40~60 岁无其他高危因素,手术时间短于 30 分;年龄 <40 岁病人无其他高危因素做大手术	低剂量普通肝素(每 12 小时 5000U),LMWH(5000U 达肝素或依诺肝素钠 40mg 每天 1 次),或压力梯度袜,或间断气压装置
高危	年龄 >60 岁或有其他并发症病人,手术时间 <30 分;>40 岁或有其他高危因素行大手术	低剂量普通肝素(每 8 小时 5000U),LMWH(5000U 达肝素或依诺肝素 40mg 每天 1 次),或间断气压装置
极高危	60 岁以上病人行大手术且有既往静脉血栓栓塞性疾病史、肿瘤或分子高凝状态	低剂量普通肝素(每 8 小时 5000U),LMWH(5000U 达肝素或依诺肝素 40mg 每天 1 次),或间断气压装置 / 梯度压力袜 + 低剂量肝素或 LMWH。可考虑出院后继续应用 2~4 周

(四)产后监测

研究发现,孕妇血栓性疾病约 1/2 发生于妊娠期,1/2 则发生于产后,特别是在产后第 1 周。因此,对于高危孕妇产后仍须行严密监测。

1. **指导产妇合理营养和锻炼** 产后饮食应多样化、合理搭配、充分补充水分,防止大量脱水造成血液黏稠度增高,提倡高蛋白、高维生素、高纤维素饮食,杜绝单一高脂肪、高糖饮食。指导产后或术后早期活动,术后 6 小时内在家属协助下,在床上进行足趾关节、脚踝部的仰伸、俯屈动作。术后 24 小时,在导尿管拔出后,尽早下床活动,促进血液流动。不活动可能是发生深静脉血栓的最大原因,实践广泛证明产褥期的早期活动可以显著降低发病率。

2. 剖宫产术后、孕期高危人群管理　外来性充气压迫法（EPC）常规用于有高危因素病人的术后治疗。其作用原理是通过间歇性压迫小腿，从而促进静脉血流动，防止深静脉瘀滞。EPC 无创、安全可靠、无任何并发症。

3. 药物介入预防　临床上通过药物来对抗血液高凝状态的方法有：①小剂量低分子肝素：该药物有半衰期长、生物利用度高、出血的危险性小等优点，是首选药物；②抗血小板黏聚药物：肠溶阿司匹林 30mg，每天 3 次，联合应用，效果良好。

(五)诊断

除临床表现外，还可借助辅助检查明确诊断。

1. 血浆 D- 二聚体测定　D- 二聚体是反映凝血激活及继发性纤溶的特异性分子标志物，对诊断急性静脉血栓有重要的参考价值，主要用其阴性预测值排除疾病。

2. 血管超声检查　是准确性、敏感性均较高的无创性检查方法。对于可疑 DVT 的病人，血管超声应作为首选检查项目；对于可疑 PE 病人，首选影像学检查为肺动脉血管造影（CTA）及核素肺扫描，同时应行静脉彩超检查确定是否有DVT 形成。

3. 静脉造影　静脉造影是诊断静脉血栓的"金标准"，对临床上确诊静脉血栓有一定的意义，尤其对某些难以确诊的病人而言是最可靠的诊断方法。但由于其为有创检查、费用较高、病人难以接受，并不作为常规检查项目。

(六)治疗

多种血栓预防方法均可有效降低深静脉血栓（DVT）的形成。尽管腿或盆腔 DVT 可能会进展为致死性肺栓塞，但大多数研究尚未能提供有力证据证明预防血栓治疗能降低死亡率。但有理由推测预防 DVT 能减少肺栓塞的发生。预防方法包括机械和药物方法。机械方法能减少静脉血流停滞，并促进内源性纤维蛋白溶解。药物方法是通过在凝血链上的不同作用点起作用来预防血凝块形成。在每一位病人选择具体的抗凝方法时，应考虑到费用、益处、危险性和简便性等因素,决定对其使用合适的抗凝方法。所有女性,无论是妊娠期间或是产褥期,都以未分馏肝素或低分子肝素进行初始抗凝治疗。妊娠期间继续使用肝素,产褥期则使用华法林。

华法林的使用:妊娠期间禁止使用华法林衍生物进行抗凝。因为这些药物易通过胎盘,引起胎儿出血造成胎儿死亡和畸形。但在哺乳期间使用是安全的。产后静脉血栓可以初始同时使用静脉肝素和口服华法林,然后继续使用肝素 5 天。产后女性所需要的华法林总剂量中位数显著高于未怀孕的对照组(45mg 相比 24mg),治疗时间更长(7 天相比 4 天),才能得到目标 INR。分娩后,大多数女性的华法林抗凝要持续至少 6 周(表 7-8)。

表 7-8 妊娠期和产后静脉血栓栓塞(VTE)推荐的治疗方案

血栓形成倾向	妊娠期治疗方案	产后治疗方案
无论是否有 VTE 病史:		
AT 缺乏 FVL 纯合子 G20210A 纯合子 FVL/G20210A 双杂合子	整个妊娠期给予适当剂量的预防抗凝 如果既往无 VTE 病史,可单纯监测或低剂量预防抗凝;有 AT 缺乏时给予适当剂量的预防抗凝	华法林至少 6 周 如果既往有 VTE 病史,则华法林 3~6 个月
无 VTE 病史但有血栓形成倾向,除外 AT 缺乏,FVL 纯合子,G20210A 纯合子,或 FVL/G20210A 杂合子	可单纯监测,如果有明确家族史,可给予适当剂量或低剂量预防抗凝	华法林至少 6 周
高半胱氨酸血症	可给予维生素 B_{12}、B_6 和叶酸。如果既往有 VTE 病史,且叶酸治疗对高半胱氨酸血症疗效不好,可给予低剂量预防抗凝	华法林 6 周

血栓形成倾向	妊娠期治疗方案	产后治疗方案
抗磷脂综合征		
既往有 VTE 或反复妊娠流产病史	适当剂量预防抗凝	华法林 6 周
既往无 VTE,无反复妊娠流产病史	适当剂量或低剂量预防抗凝,或单纯监测	华法林 6 周

VTE= 静脉血栓形成;AT= 抗凝血酶;FVL= 因子 V Leiden 突变

（景秀　张芩）

第八章

再生育咨询门诊的建立

再生育咨询门诊的建立应根据再生育夫妇的特点及各个服务机构的具体情况设置。本章为医疗保健机构管理者和相关医务人员如何开展再生育咨询门诊提供帮助(指导)。

再生育的医疗管理包括:生育风险评估、再生育相关疾病的孕前干预与管理、合适妊娠时机的选择、再生育人群的孕期管理。因此,有条件的机构还可成立"再生育咨询中心",由生殖医学中心(生殖男科)、生育保健科(孕前保健科、生殖妇科)、内分泌科等组成,规范提供再生育力评估及科学备孕指导、妊娠风险提示、孕前保健指导、孕期管理等一站式服务,包括向生育困难的夫妇规范提供中医药调理、药物治疗、手术治疗、人类辅助生殖技术服务等不孕症综合治疗,以保障妊娠的安全性,减少出生缺陷,提高出生人口素质。

第一节　再生育咨询门诊的建立

一、目的和意义

全面二孩政策的实施,使计划生育"二胎"的夫妇面临许多问题,如女性在医学上已属高龄产妇,面临怀孕困难、怀孕后流产率高、胎儿致畸率高、胎儿遗传性疾病风险增大等一系列问题。开设"再生育咨询门诊"目的在于筛查不适宜妊娠人群和帮助有异常的妇女选择适宜的妊娠时机,提高妊娠安全性,降低新生儿出生缺陷和高危孕产妇的风险。使这些妇女经过风险评估和咨询后,可在备孕期、孕期、分娩时及产后等,让这些风险化解于无形,确保"怀得上、生得好、育得优"。

再生育咨询门诊的建立,是对国家"全面二孩"政策的积极响应,是促进优生优育全程服务的关键环节。同时,规范化的再生育咨询指导与医疗服务管理(健康管理服务),对降低母胎风险,保证妇女妊娠及分娩安全,保障胎儿健康,杜绝胎儿畸形、胎儿传染疾病,确保优生优育,提高国民出生人口素质,降低与之相关的孕产妇及围产儿死亡率等具有十分深远的意义。

再生育咨询门诊的开设,将对预防胎儿先天缺陷、纠正妊娠前内、外科合并症和预防妊娠期并发症的发生等方面起到积极作用。

二、服务对象

再生育咨询门诊的服务对象是指已有过生育,准备再生育二孩或三孩的夫妇,且前次分娩方式对本次妊娠存在一定风险,特别是高龄夫妇,或第一个孩子生产不顺利,有剖宫产史,有流产、早产、宫外孕史等不良妊娠史,或生育过畸形及遗传性疾病的孩子;怀孕时或者怀孕之后有内、外科合并症等高危因素的妇女,或相关知识缺乏者、疏于体格检查以及希望优生等各类再次妊娠妇女。

三、服务时间和地点

再生育咨询门诊的服务时间应相对固定时段,便于再生育夫妇预约就诊。

再生育咨询门诊的服务地点可设在计划生育专科、孕前保健专科或产科门诊的一个诊室,因涉及风险评估与咨询指导,要求环境应该温馨,或相对安静,注意保护个人隐私,尽量避免在咨询的过程中受到打扰。

四、服务方式

再生育咨询门诊应根据再生育夫妇的需求向其提供全面的医疗保健服务,包括健康教育、优生咨询、健康检查、风险评估、备孕指导、遗传咨询、孕期保健、保胎指导、心理疏导、产后康复指导等。除开展面对面咨询外,还应在本机构成立由相关领域专家组成的多学科团队,为高危再生育夫妇的妊娠提供技术支持,并对复杂病例提供专家会诊和转诊服务。

五、服务内容

再生育咨询门诊主要为经产妇提供再生育咨询及相关检查、优生指导及相关服务、避孕措施终止后的怀孕指导,落实孕前及孕期保健服务。

(一)孕前咨询

由于再生育夫妇多是高龄(女性 >35 岁,男性 >40 岁),面临怀孕困难、妊娠后流产率高、胎儿致畸率高、产妇再生育风险大等问题。通过医务人员的咨询可在备孕、怀孕、分娩过程中,使再生育夫妇认识到这些风险,确保"怀得上、生得好"。

(二)孕前优生健康检查

由于再生育群体年龄相对偏大、患病几率较高等原因,会直接影响二胎出生质量,增加新生儿出生缺陷几率,所以孕前检查必不可少。应在国家免费孕前优生健康检查项目的基础上(女性 21 项检查、男性 13 项检查),有条件的医院或夫妇有指征时,可适当增加检查项目,排除疾病风险因素。

(三)风险评估与咨询指导

再生育咨询门诊的专业人员应根据再生育夫妇的健康状况、生殖系统、卵巢功能、不良工作状态及生活习惯等提供全面、科学、系统的检查与评估,包括社会心理状态评估与咨询指导、优生风险评估与咨询指导、妊娠风险、生育力评估与咨询指导、影响再生育疾病以及不孕症咨询等。重点评估三大方面:心肺肝肾、妇科疾病、生活习惯。同时根据每一对夫妇的实际情况,给出详细的建议,为其制订最合适的诊治方案,如在何时怀孕比较合适,再生育的分娩方式、日常生活中的注意事项。

(四)科学备孕指导

针对个体情况不同,再生育能力的情况也不同,根据其生育能力进行科学备孕指导,包括避孕节育措施终止、体质监测、饮食结构分析、营养安全性分析、心理健康支持、避免环境危害和不良生活习惯等宣教训练。通过个性化指导,做好计划免疫、饮食营养准备、肌力与体质准备、环境准备和心理准备,消除或控制危险因素,为精子、卵子、胚胎创造良好的发育环境。

(五)常见问题与疾病的筛查和诊治

评估结束后,医师将依据评估结果为再生育夫妇量身定制检查、治疗方案,让其充分认识自身情况,对发现的疾病进行诊治,同时对高危妊娠者(主要针对合并内、外科疾病)进行多学科会诊,达到优生的目标。

(六)会诊与转诊

再生育咨询门诊是医院特色医疗服务门诊。一般应由经验丰富的妇产科医师坐诊,解答育龄夫妇在"再生育"过程中面临的相关医学问题,提供再生育咨询及相关检查、评估生育风险、优生指导、避孕终止后的怀孕指导等。如果涉及内、外科疾病或一些复杂的心理危机个案时,还需请相关专科医师或多学科医疗机构和人员会诊,对夫妇进行整体评估。同时建立有效的转诊机制和工作安排。再生育咨询门诊的服务对象还可能牵涉产科、妇科、男科、遗传、心理、保健、肿瘤科、生殖医学科等多学科的问题,通过系列评估,在遇到本机构不能处理的并发症与合并症时,应积极转诊至有能力处理的医疗机构。如果发现再生育妇女有不良妊娠史的,还涉及产前诊断门诊。总之,再生育夫妇的健康状况可能涉及多脏器、多学科疾病,应加强科室间的密切协作,建立多学科的联合门诊共同诊治,提高诊断水平,减少病人往返。

(七)跟踪随访

对所有接受再生育咨询服务的夫妇,应及时准确了解就诊后的妊娠信息。

1. 早孕随访　妊娠 12 周内进行早孕随访,并作相应记录。随访内容包括:①通过询问末次月经日期、尿妊娠试验、B 超检查确定宫内妊娠;②了解夫妇孕前各项干预措施依从情况;③告知孕期注意事项和产前检查的时间,给予必要的健康指导和咨询,建议定期接受孕期保健。

2. 妊娠结局追踪随访　了解孕妇妊娠结局,收集出生缺陷等不良妊娠结局相关信息,为评估服务效果、提高服务质量提供基础资料。对所有接受再生育咨询并妊娠的妇女,分娩后 6 周内或其他妊娠结局结束后 2 周内进行随访并记录妊娠结局。妊娠结局包括正常活产、流产、早产、引产、死胎死产、低出生体重、出生缺陷等。可依据《出生医学证明》《医学诊断证明书》等医疗文书,掌握准确的医学信息并记录,指导夫妇落实避孕措施,告知产后保健和新生儿保健注意事项。

第二节　再生育咨询门诊的设置和管理

一、设置条件

(一)建筑条件

医疗保健机构可根据服务机构的功能定位、业务规划、设施条件、技术平台、医疗服务质量和科学管理的综合水平开展多学科合作的再生育门诊综合服务,通过对再生育夫妇全程优质的服务活动,建立健全"再生育高危对象保健前置"的长效机制,真正使再生育夫妇"怀得上、生得出、生得安、生得好",保障孕产妇安全,提高出生人口素质。有条件的机构可根据服务人群规模和需求,单独设置服务区,包括健康教育室、咨询指导室、女性检查室、男性检查室、检验室、超声检查室等科室。

(二)人员条件

推荐副高以上经验丰富的妇产科医师坐诊,配置主治医师和相关学科的专业人员以及护理人员,形成团队。

接受促进健康怀孕和相关高危妊娠知识培训:对门诊医务人员开展产科、新生儿科医师和助产士的培训,以母胎风险、产科合并症或并发症的筛查为重点,早发现、早干预在咨询过程中发现的高危因素,提高产科质量。培训医务人员与再生育夫妇良好的沟通技巧,并保证有充足的咨询时间。医务人员要定期开展业务学习,针对孕前、孕期、产后保健中的常见风险制订规范化的方案,并在门诊实践中应用和完善,努力提高再生育风险评估和咨询指导的能力和水平。

1. 从事健康教育、跟踪随访的人员应为接受过相关业务培训的医护人员。

2. 从事病史询问、体格检查、B超检查和咨询指导的人员应具备执业医师或执业助理医师资质并经培训合格。

3. 从事风险评估、高风险人群优生咨询指导的人员应取得副主任医师及以上技术职称。

4. 服务机构应根据实际需要,配备足够数量、符合要求的医师、注册护士和经过培训的健康教育、风险评估和咨询指导人员。

二、服务流程

再生育咨询门诊应遵循知情、自愿、自主和充分评估风险并告知的原则,为再生育夫妇提供服务。因此,应制定适宜的就诊流程,包括热情和友善的接诊、健康教育、合适的检查项目、系统的风险因素评估分析、有效的咨询指导、保密和便捷的处理和治疗及转诊等。根据不同级别的医疗保健机构制定相应的流程,优化服务流程,以减少再生育夫妇就诊等待时间和尽可能保证再生育人群的医疗服务质量为准则(以下流程仅供参考)。

（一）基层医疗卫生服务机构

基层医疗卫生服务机构（乡镇卫生院／社区卫生服务中心）的服务重点是开展健康教育，普及再生育咨询的重要意义；为再生育夫妇提供病史询问、体格检查、专科检查和辅助检查，筛查出风险人群并向上级医院转诊，为一般人群提供普遍性的健康指导和跟踪随访（图 8-1）。

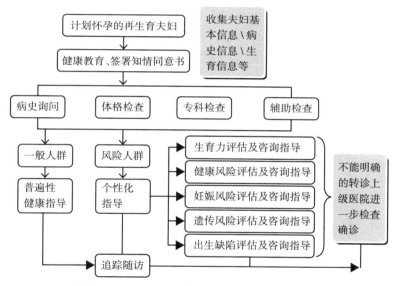

图 8-1　基层医疗卫生服务机构咨询服务流程图

（二）二级医疗保健机构

二级医疗保健机构的服务重点是接受下级医院转诊的再生育高风险人群，为下级医院的再生育服务提供技术支持；提供相关的检查，为高风险人群的健康风险提供个性化的评估及咨询指导；按风险等级为高风险的人群建立健康管理档案，纳入生育全程管理，有针对性地设置临床干预方案并提供治疗和随访服务；向上级医院转诊不能确诊和治疗的对象（图 8-2）。

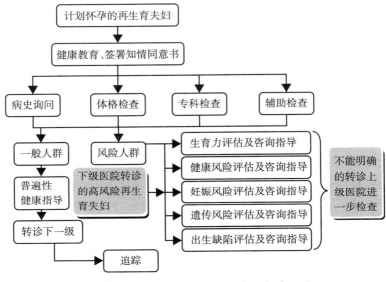

图 8-2 二级医疗保健机构咨询服务流程图

(三)三级医疗保健机构

三级医疗保健机构的服务重点是接受下级医院转诊的再生育风险人群,为下级医院开展再生育服务提供技术支持;提供无创基因诊断等进一步能够确诊疾病的检查,明确诊断,并针对高风险人群以及危机个案的健康风险、妊娠风险、遗传风险和出生缺陷进行评估及咨询,提供临床干预治疗和随访服务(图 8-3)。

三、质量管理

各级医疗保健机构应根据自身实际情况,开设再生育咨询门诊,将具有良好人际沟通技能和综合服务能力的专业人员作为咨询门诊的业务骨干;同时合理利用现有房屋和设备,制定具体的咨询指导服务流程和规章制度。有条件的医疗保健机构可以尝试将婚前、孕前、孕期、产时、产后保健连通,实现全程的系统化生育健康服务,在孕产期保健管理的基础上,加强生育健康服务管理。

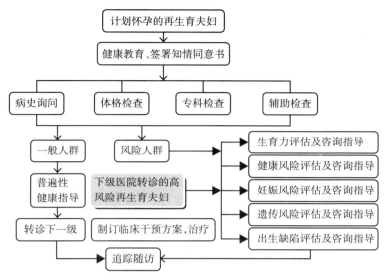

图 8-3 三级医疗保健机构咨询服务流程图

(一)孕前

做好再生育夫妇高危评分和专案管理,确保就医绿色通道畅通,方便后续的孕产期保健分级管理和可能发生的危重症孕产妇转运会诊制度。加强医疗保健机构孕前保健科质量管理与科室协作,建立和健全转诊系统。提高高危人群和危机个案的筛查率、及时有效干预率。

(二)孕期

规范定期检查、排畸检查、血压和血糖指标监测、甲状腺功能监测与治疗。与本服务机构的"高危孕产妇门诊"及三级综合性医院之间建立危重孕产妇绿色通道,保证再生育产妇的孕期及分娩期安全。

(三)信息收集

再生育咨询门诊应根据再生育夫妇的实际情况,按照诊疗常规和技术操作规范的要求,制订出诊疗计划,不随意扩大检查项目或开具与评估诊断目的无关的检查。接受机构医务管理部门的定期检查,对发现的问题及时持续改进。

四、工作制度与职责

(一)工作制度

1. 科主任应加强对再生育咨询门诊的业务技术领导。确定一名主治医师以上业务人员协助科主任负责本门诊的工作。

2. 派有经验的医师和护士担任门诊工作,要求门诊医师相对固定,护士长期固定。

3. 门诊医师应遵守医院各项规章制度,严守工作岗位。停诊、调换时,应及时通知门诊部。实行产科病房医师兼管咨询门诊的机构,必须明确要求,安排好人力。专家门诊人员固定出诊时间,并由门诊部制表公布。

4. 再生育咨询门诊应根据本专科特点制定咨询服务规范、转诊流程以及岗位职责。

5. 工作人员对咨询对象应关心体贴,态度和蔼,有礼貌,有耐心地解答问题,尽量简化手续,有序安排对象就诊及转诊。

6. 门诊医师应认真诊查病人,做到合理检查,合理治疗、合理用药,尽量减轻咨询对象的精神和经济负担。做好咨询记录,规范书写处方、门诊病历、申请单;医技科室所做各种检查结果,必须做到准确、及时。

7. 科主任、主任医师应定期出门诊解决疑难病例。对疑难病症两次复诊仍不能确诊者,应及时组织科内讨论,三次未确诊者应报请门诊部组织相应专科会诊。

8. 对基层转诊的咨询对象,要认真诊治。在转回原地治疗时,要提出书面诊治意见。

9. 再生育咨询门诊应与本科及其他专科、医技科室、病区加强联系与沟通,以便及时为再生育夫妇做出正确的风险评估和咨询指导。

10. 严格执行消毒隔离制度,防止交叉感染。做好疫情报告。

11. 保持清洁整齐,加强候诊对象的生殖健康教育,优生优育知识宣传。

12. 在咨询等候区可提供便民服务,维持好正常的等候秩序。设立意见箱及投诉电话,建立专门处理投诉的规章制度,接受群众监督。

13. 开展多种形式的预约服务,方便对象进行就诊。

(二)负责人工作职责

1. 在门诊部和科主任的领导下,负责本门诊的医疗、护理、预防、教学、科学研究和行政管理工作。

2. 定期讨论咨询门诊在贯彻医院(门诊方面)的质量方针和落实质量目标、质量指标过程中存在的问题,提出改进意见与措施,并有反馈记录。

3. 组织制订本门诊的工作计划。经科主任批准后组织实施,经常督促检查,按期总结汇报。

4. 负责领导、组织、检查咨询门诊再生育夫妇的诊治和疑难对象的会诊工作。

5. 参加定期召开的门诊系统会议,协调科室内部和各科的关系,督促检查医务人员贯彻各项规章制度,医护常规技术操作规程。整顿门诊秩序,改进医疗作风,改善服务态度,简化各种流程,方便再生育夫妇就诊,不断提高医疗护理质量,严防差错事故。

6. 负责"门诊大厅一站式服务"的管理,安排值班人员的工作。

7. 负责组织本门诊工作人员做好卫生宣教、清洁卫生、消毒隔离、疫情报告等工作。

8. 负责本门诊人员的业务培训,妥善安排进修、实习人员的工作。

(三)医师工作职责

1. 在科主任领导和上级医师指导下,负责与咨询门诊相关的医疗、教学、科研、预防工作。

2. 按时门诊,具体参加和指导相关科室医师进行诊断、治疗及特殊诊疗操作。

3. 掌握门诊再生育夫妇的病情变化，全面了解再生育夫妇的病史、检查结果，正确全面评估其健康和生育风险，做好与咨询对象的沟通和交流工作，严格履行咨询指导和告知义务。若在咨询和转诊中发生病危、死亡、医疗事故或其他重要问题时，应及时处理，并向上级医师和科主任汇报。

4. 参加值班、门诊、会诊、出诊工作。

5. 主持临床病例讨论及会诊，检查、修改下级医师书写的医疗文件和风险告知书，决定再生育夫妇转院，审签转院病历。

6. 认真执行各项规章制度和技术操作常规，经常检查所管辖对象的医疗护理质量，严防差错事故，协助护士长搞好门诊管理。

7. 组织本组医师学习与运用国内外先进医学科学技术，开展新技术、新疗法，进行科研工作，做好资料积累，及时总结经验。

8. 担任临床教学，指导进修、实习医师工作。

（童琦　景秀）

参考文献

［1］顾学范.临床遗传代谢病.北京:人民卫生出版社,2015.

［2］杨进.复杂疾病的遗传咨询.北京:科学出版社,2016.

［3］马明福,王应雄,丁显平,等.出生缺陷预防与再生育.成都:四川大学出版社,2011.

［4］Phillips C R. Family-centered maternity and newborn care: a basic text. Mosby, 1996.

［5］Johnson K, Posner S F, Biermann J, et al. Recommendations to improve preconception health and health care—United States. A report of the CDC/ATSDR Preconception Care Work Group and the Select Panel on Preconception Care. 2006, 55(RR-6):1.

［6］国家卫生计生委妇幼健康服务司,全国妇幼卫生检查办公室.再生育咨询指南.北京:中国人口出版社,2017.

［7］田廷科,赵文忠.遗传与优生学基础(修订版).北京:科学出版社,2016.

［8］李红,何杨.孕前优生健康检查风险评估指导手册.重庆:重庆大学出版社,2013.

［9］美国儿科学会环境健康委员会主编.颜崇淮,李廷玉主译.环境与儿童健康.第3版.上海:世界图书出版公司,2017.

［10］张琚,熊庆.再生育二胎的营养策略.中国计划生育和妇产科,2014,6(8):4-7.

［11］HELIN Annika, Kinnunen TI, Raitanen J, et al. Iron intake, haemoglobin and risk of gestational diabetes: a prospective cohortstudy. BMJ Open, 2012, 2(5).

［12］Bowers K, Yeung E, Williams MA, et al. A prospective

study of prepregnancy dietary Iron intake and risk for gestational diabetes mellitus. Diabetes Care, 2011, 34 (7): 1557–1563.

［13］SANG Zhongna, WEI Wei, ZHAO Na, et al. Thyroid dysfunction during late gestation is associated with excessive Iodine intake in pregnant women. J Clin Endocrinol Metab, 2012, 97(8): E1363–E1369.

［14］杨丹,徐克惠.再生育技术服务指南.成都:四川大学出版社,2017.

［15］国家人口计生委科技司.世界卫生组织计划生育服务提供者手册.北京:中国人口出版社,2009.

［16］Heffner LJ. Advanced maternal age–howold is too old? N Engl J Med, 2004, 351(19): 1927–1929.

［17］RandolphJF, Crawford S, Dennerstein L, et al. The value offollicle–stimulating hormone concentration and clinical findings asmarkers of thelate menopausal transition. J Clin EndocrinolMetab, 2006, 91(8): 3034–3040.

［18］Shrim A, Elizur SE, Seidman DS, et al. Elevated day 3 FSH/LHratio due to low LH concentrations predicts reduced ovarianresponse. Reprod Biomed Online, 2006, 12(4): 418–422.

［19］Broekmans FJ, Faddy MJ, Scheffer G, et al. Antral follicle countsare related to age at natural fertility loss and age at menopause. Menopause, 2004, 11(6Pt1): 607–614.

［20］Kwee J, Elting ME, Schats R, et al. Ovarian volume and antralfollicle count for the prediction of low and hyper responders with invitro fertilization. Reprod BiolEndocrinol, 2007, 5(5): 9.

［21］Younis JS, Haddad S, Matilsky M, et al. Undetectable basalovarian stromal blood flow in infertile women is related to lowovarian reserve. Gynecol Endocrinol, 2007, 23(5): 284–289.

［22］Broekmans FJ, Faddy MJ, Scheffer G, et al. Antral follicle countsare related to age at natural fertility loss and age at menopause. Menopause, 2004, 11(6Pt1): 607–614.

［23］乔杰. 高龄女性不孕诊治指南. 北京:人民卫生出版社,2017.

［24］MartinJ, Hamilton B, Suotton P, et al. Births: Final data for 2008National Vital Statistics Reports. vol. 15. Hyattsville, MDNational Center for Health Statistics . 2010.

［25］国务院人口普查办公室,国家统计局人口和就业统计司. 中国 2010 年人口普查资料. 北京:中国统计出版社,2012.

［26］Humm KC, Sakkas D. Role of increased male age in IVF and egg donation:is sperm DNA fragmentation responsible? FertilSteril, 2013, 99(1): 30–36.

［27］YANG Q, WEN S–W, Leader A, et al. Paternal age and birth defects:how Strong is the association? Hum Reprod, 2007, 22(3): 696–701.

［28］Jones KL, Smith DW, Harvey MA, et al. Older paternal ale and fresh gene mutation:data on additional disorders. J Pediatr, 1975, 86(1): 84–88.

［29］Tolarova MM, Harris JA, Ordway DE, et al. Birth prevalence, mutation rate sex ratio, parents'age, and ethnicity in Apert syndrome. Am J Med Cerlet, 1997, 72(4): 394–398.

［30］张欣宗,韩富强,吴颖. 高龄男性生育子代健康风险. 中国计划生育和妇产科,2014,6(7):20–23.

［31］WHO. 人类精液检查与处理实验室手册. 第 5 版. 北京:人民卫生出版社,2010.

［32］Rothman KJ, Wise LA, Sqrensen HT, et al. Volitional determinants and age–related decline in fecundahility: a general population prospective cohort study in Denmark. Fertil Steril, 2013, 99(7): 1958–1964.

［33］Hassan MA, Killick SR. Effect of male age on fertility: evidence for the decline in male fertility with increasing age. Fertil

Steril, 2003, 79 Suppl 3 : 1520–1527.

[34] Marshall NE, FU Rongwei, Guise JM. Impact of multiple cesarean deliveries on maternal morbidity: a systematic review. Am J Obstet Gynecol, 2011, 205(3): 262. e1–262. e8.

[35] Clark EA. Silver RM. Long–term maternal morbility associated with repeat cesarean delivery. Am J Obstet Gynecol, 2011, 205(6 Suppl): S2–S10.

[36] 徐焕,李笑天. 瘢痕子宫再生育风险的对策. 中国计划生育和妇产科, 2014, 6(7): 14–17.

[37] 胡晓斌,杨轶男. 兰州市住院孕产妇不良妊娠结局现况研究. 中国妇幼保健, 2008, 23(15): 2067.

[38] Chen W, Srinivasan SR, Yao L, et al. Low birth weight is associated with higher blood pressure variability from childhood to young adulthood:the Bogalusa heart study. Am J Epide–miol, 2012, 176(7): 99.

[39] Ropers LK, Velten M. Maternal inflammation, growth retardation, and preterm birth: insights into adult cardiovascular disease. Life Sci, 2011, 89(13–14): 417.

[40] 中华人民共和国卫生部. 中国吸烟危害健康报告. 北京:人民卫生出版社, 2012.

[41] 李萍,杜昱蕾,赵金荣,等. 孕期体重增长过多、肥胖与妊娠结局的关系研究. 中国妇幼保健, 2015, 30(16): 2522–2524.

[42] Palmer NO, Bakos HW, Fullston T, et al. Impact of obesity on male fertility, sperm function and molecular composition. Spermatogenesis, 2012, 2(4): 253–263.

[43] 沈蕾,丁之德. 肥胖对生殖影响的研究进展. 国际生殖健康 / 计划生育杂志, 2013, 5 : 400–403.

[44] 白双勇. 超重、肥胖对男性生育力影响系列研究. 昆明医科大学, 2015.

[45] 张丽珠. 临床生殖内分泌与不育症. 第 2 版. 北京:科

学出版社,2006.

　　［46］王稳,伏世杰,张师前.2017 ESMO《宫颈癌临床实践指南:诊断、治疗和随访》解读.医学综述,2018,24(10):1873-1877.

　　［47］孙路路.妊娠哺乳期用药指南.第2版.北京:人民军医出版社,2013.

　　［48］Rayburn W F. Recommending medications during pregnancy: an evidence based approach. Clinical Obstetrics & Gynecology, 2002, 45(45): 1-5.

　　［49］朱延华,姚斌,廖新学.妊娠期安全用药查询手册.人民军医出版社,2008.

　　［50］郑晓瑛,陈嵘,张蕾,等.孕前-围孕保健的 ACI 模式.中国计划生育学杂志,2006,133(11):652-655.

　　［51］章锦曼,阮强,张宁,等.关于 TORCH 感染筛查、诊断与干预原则和工作流程专家共识.中国实用妇科与产科杂志,2016,32(6):423-436.

　　［52］陆国辉,徐湘民.临床遗传咨询.北京:北京大学医学出版社,2007.

　　［53］YANG Wen ying, LU Ju ming, WENG Jian ping, et al. Prevalence of diabetes among men and women in China. N Engl J Med, 2010, 362(12): 1090-1101.

　　［54］KatwijkG, PeetersLL. Clinical aspects of pregnancy after the age of 35 years a review of the literature. Hum Reprod Update, 1998, 4(2): 185-194.

　　［55］American Diabetes Association. Standards of Medicine care in Diabetes -2012. Diabetes care, 2011, 34 :S11-S61.

　　［56］Delbaerel, Verstraelen H, Goetgeluk S, et al. Pregnancy outcome inPrimiParaeofad Van cedmatemalage. Eur J Obstet Gynecol Reprod Biol, 2006, 10(2): 30-35.

　　［57］Egeland GM, Irgens LM. Is a multiple birth pregnancy

a risk factor for gestational diabetes? Am J Obstet Gynecol, 2001, 185(5): 1275-1276.

［58］Davey BX, H AH. Selective versus univelal screening for gestafionaldiabetesmellitu: an evaluation of predictive risk factors. Med J Aust, 2001, 174(3): 118-121.

［59］Berger H, Gagnon R, Sermer M, 等 . 2016 SOGC 临床实践指南:妊娠期糖尿病 . 中国全科医学,2016,19(32):3907-39.8.

［60］全国妊高征科研协作组 . 全国妊高征的流行病学调查 . 中华妇产科杂志,1991,26(1): 67 -71.

［61］上海市妊娠高血压综合征调查协作组,黄亚绢,苏琪枫,等 . 上海市 10 年妊娠高血压综合征发病的研究 . 中华妇产科杂志,2001,36(3): 8-10.

［62］Brown MA, Mackenzie C, Dunsmuir W, et al. Can we predict recurrence of pre-eclampsia or gestational hypertension? BJOG, 2007, 114(8): 984-993.

［63］Melamed N, Hadar E, Peled Y, et al. Risk for recurrence of preeclampsia and outcome of subsequent pregnancy in women with preeclampsia in their first pregnancy. J MaternFetal Neonatal Med, 2012, 25(11): 2248-2251.

［64］Ghossein-Doha C, Spaanderman M, Van Kuijk SM, et al. Long-Term risk to develop hypertension in women with former preeclampsia: a longitudinal pilot study. Reprod Sci, 2014, 21(7): 846-853.

［65］Gilbert WM, Nesbitt TS, Danielsen B. Childbearing beyond age 40 : pregnancy outcome in 24, 032 cases. Obstet Gynecol, 1999, 93(1): 9-14.

［66］Jim B, Sharma S, Kebede T, et al. Hypertension in pregnancy a comprehensive update. Cardiol Rev, 2010, 18(4): 178-189.

［67］王山米,吴久玲 . 孕产妇危急重症的防治和管理实用指导手册 . 沈阳:中国协和医科大学出版社,2008.

［68］苟文丽,薛艳.妊娠期高血压疾病国际指南与中国实践.中国实用妇科与产科杂志,2017,(6):559-563.

［69］谢幸,苟文丽.妇产科学.第8版.北京:人民卫生出版社,2013.

［70］Elkayam U, Akhter MW, Singh H, et al. Pregnancy associated ceardiomyoPathy: clinical characteristics and acomparis on betweenearly and late presentation. Circulation, 2005, 11(1): 2050-2055.

［71］Pearson GD, Veille JG, Rahimtoola S, et al. Peripartum cardiomyopathy: national heart, lung, and blood institute andoffice of rare disease (National institute of health)workshop recommendations and review. JAMA, 2000, 283(9): 183-188.

［72］Kung AW, Chau MT, LAO T-t, et al. The effect of pregnancy on thyroid nodule formation. J Clin Endocrinol Metab, 2002, 87(3): 1010-1014.

［73］Pop VJ, Brouwers EP, Vader HL, et al. Maternal hypothyroxinaemia during early pregnancy and subsequent childdevelopment:a 3 year follow-up study. Clin Endocrinol(Oxf), 2003, 59: 282-288.

［74］Idris I, Srinivasan R, Simm A, et al. Maternal hypothyroidism in early and late gestation: effects on neonatal and obstetric outcome. Clin Endocrinol(Oxf), 2005, 63(5): 560-565.

［75］单忠艳,滕卫平.倡导妊娠期甲状腺疾病筛查,保护后代智力发育.中华内分泌代谢杂志,2010,26(11):913-915.

［76］曾华彦,张淮平.妊娠期甲状腺功能异常对母儿影响的临床观察.中国医药指南,2008,6(22):61,63.

［77］De Groot L, Abalovich M, Alexander EK, et al. Management of thyroid dysfunction during pregnancy and postpartum: an Endocrine Society clinical practice guideline. J Clin Endocrinol Metab, 2012, 97: 2543-2565.

［78］王少为,赵晓东.重视妊娠合并甲状腺疾病.中华妇产科杂志,2014 年 49(11):807-890.

［79］Kalra S, Ganie MA, Unikrishnan AG. Overt hypothyroidism in pregnancy: can we consider medical termination of pregnancy? Indian J Endocrinol Metab, 2013, 17: 197-199.

［80］单忠艳,滕卫平.妊娠期甲状腺疾病诊治的争议热点.中华内科杂志,2017,56(1):1-3.

［81］Sheffield JS, Cunningham FG. Thyrotoxicosis and heart failure that complicate pregnancy. Am J Obstet Gynecol, 2004, 190: 2112-2117.

［82］Luewan S, Chakkabut P, Tongsong T. Outcomes of pregnancy complicated with hyperthyroidism: a cohort study. Arch Gynecol Obstet, 2011, 283: 243-247.

［83］Korevaar TI. Evidence-Based Tightrope Walking: The 2017 Guidelines of the American Thyroid Association for the Diagnosis and Management of Thyroid Disease During Pregnancy and the Postpartum. Thyroid Official. Journal of the American Thyroid Association, 2017, 27(3): 309.

［84］Stagnarogreen A, Abalovich M, Alexander E, et al. Guidelines of the American Thyroid Association for the diagnosis and management of thyroid disease during pregnancy and postpartum. Kliničeskaâ I Èksperimental'naâ Tireoidologiâ, 2012, 8(1): 1081-1125.

［85］Momotani N, Hisaoka T, Noh J, et al. Effects of iodine on thyroid status of fetus mother in treatment of "Graves" disease complicated by pregnancy. J Clin Endocrinol Metab, 1992, 75: 738-744.

［86］World Health Organizatian, International Council for the Control of the Iodine Deficiency Disorders, United Nations Children's Fund. Assessment of the iodine deficiency disorders and monitoring their elimination. World Health Organization, Geneva. 2007.

［87］Vermiglio F, Lo Presti VP, Moleti M, et al. Attention deficit and hyperactivity disorders in the offspring of mothers exposed to mild–moderate iodine deficiency: a possible novel iodine deficiency disorder in developed countries. J Clin Endocrinol Metab, 2004, 89: 6054–6060.

［88］Kung AW, Chau MT, Lao TT, et al. The efect of pregnancy on thyroid nodule formation. J Clin Endocrinol Metab, 2002, 87:1010–1014.

［89］刘会敏,相元翠,粟浩然,等.《2017年加拿大妇产科医师协会临床实践指南:乙型肝炎与妊娠》摘译.临床肝胆病杂志,2017,33(9):1663–1667.

［90］Lateef, A. & Petri, M. Nat. Rev. Management of pregnancy in systemic lupus erythematosus. Rheumatol. 8, 710–718(2012); published online 21 August 2012.

［91］黎静,罗漫灵,钟梅.妊娠合并系统性红斑狼疮的围孕期管理.中国实用妇科与产科杂志,2016,32(10):934–940.

［92］刘睿,莫金桦.ACOG最新产后出血指南.Obstet Gynecol. 2017 Oct;130(4):e168–e186.

［93］侯自红,顾向应,吴尚纯.产后和流产后使用长效可逆避孕方法的技术指南.《国际生殖健康/计划生育杂志》,2013, 32(4):267–269.

［94］吴尚纯,楚光华.产后避孕的国内外指南.中国计划生育和妇产科,2012,4(6):11–15.

［95］黄咏梅,程利南.产后避孕服务的研究进展.中国妇幼健康研究,2008,19(2):157–159.

［96］WHO.避孕方法选用的医学标准.2014

［97］杨丹.女性盆底功能障碍性疾病的研究进展.中国计划生育和妇产科,2017,9(2):11–15.

［98］朱兰,郎景和.女性盆底功能障碍性疾病的防治策略.中华妇产科杂,2007,42(12):793.

［99］朱兰.女性盆底功能障碍性疾病.北京:人民军医出版社,2008.

［100］单学敏,陆叶,苏士萍,等.产后盆底肌力筛查及其临床意义.中国妇产科临床杂志,2012,13(2):92-95.

［101］郎景和.妇科泌尿学与盆底重建外科:过去、现在与将来(之二).中华妇产科杂志,2005,40(3):145-147.

［102］孙秀丽.女性盆底功能障碍性疾病非手术治疗.中国医刊,2011,46(10):15-18.

［103］F. Gary Cunningham, Kenneth J. Leveno, Larry C, eta. Puerperal Infection. WILLIAMS OBSTETRICS 22E. McGraw-Hill Professional, 2005.

［104］Greets WH, Pineo GF, Heit JA, et al. Prevention of venous thromboembolism: the Seventh ACCP Conference on Antithrombotic and Thrombolytic Therapy. Chest 2004; 126(supple): 3385-4005.

［105］Friedman AM, Ananth CV, Prendergast E, et al. Thromboembolism incidence and prophylaxis during vaginal delivery hospitalizations. American Journal of Obstetrics & Gynecology, 2015, 212(2): 221. e1-221. e12.

［106］Friedman AM, Ananth CV, Prendergast E, et al. Thromboembolism incidence and Prophylaxis during vaginal delivery hosptializatios. Am J Obstet Gynecol. 2015 Feb; 212(2): 221. e1-221. e12.

［107］Tepper NK, Boulet SL, Whiteman MK, et al. Postpartum venous thromboembolism: incidence and risk factors. Obstetrics & Gynecology, 2014, 124(4): 837-8.

［108］刘彩霞,李雪.重视产科血栓性疾病的预防和处理.中国实用妇科与产科杂志,2016,(12):1152-1154.

［109］Obstetricians A C O. ACOG Practice Bulletin:Clinical Management Guidelines for Obstetrician–Gynecologists Number 76, October 2006 :postpartum hemorrhage. Obstetrics & Gynecology, 2006, 108(4): 1039–1047.

附　录

附录1　孕产妇妊娠风险筛查表

项目	筛查阳性内容
1. 基本情况	1.1　周岁 ≥ 35 或 ≤ 18 岁 1.2　身高 ≤ 145cm，或对生育可能有影响的躯体残疾 1.3　体质指数（BMI）>25 或 <18.5 1.4　Rh 血型阴性
2. 异常妊娠及分娩史	2.1　生育间隔 <18 月或 >5 年 2.2　剖宫产史 2.3　不孕史 2.4　不良孕产史（各类流产 ≥ 3 次、早产史、围产儿死亡史、出生缺陷、异位妊娠史、滋养细胞疾病史、既往妊娠并发症及合并症史） 2.5　本次妊娠异常情况（如多胎妊娠、辅助生殖妊娠等）
3. 妇产科疾病及手术史	3.1　生殖道畸形 3.2　子宫肌瘤或卵巢囊肿 ≥ 5cm 3.3　阴道及宫颈锥切手术史 3.4　宫 / 腹腔镜手术史 3.5　瘢痕子宫（如子宫肌瘤挖除术后、子宫肌腺瘤挖除术后、子宫整形术后、宫角妊娠后、子宫穿孔史等） 3.6　附件恶性肿瘤手术史
4. 家族史	4.1　高血压家族史且孕妇目前血压 ≥ 140/90mmHg 4.2　糖尿病（直系亲属） 4.3　凝血因子缺乏 4.4　严重的遗传性疾病（如遗传性高脂血症、血友病、地中海贫血等）

项目	筛查阳性内容
5. 既往疾病及手术史	5.1　各种重要脏器疾病史 5.2　恶性肿瘤病史 5.3　其他特殊、重大手术史、药物过敏史
6. 辅助检查 *	6.1　血红蛋白 <110g/L 6.2　血小板计数 ≤ 100×10^9/L 6.3　梅毒筛查阳性 6.4　HIV 筛查阳性 6.5　乙肝筛查阳性 6.6　清洁中段尿常规异常（如蛋白、管型、红细胞、白细胞）持续两次以上 6.7　尿糖阳性且空腹血糖异常（妊娠 24 周前 ≥ 7.0mmol/L；妊娠 24 周起 ≥ 5.1mmol/L） 6.8　血清铁蛋白 <20μg/L
7. 需要关注的表现特征及病史	7.1　提示心血管系统及呼吸系统疾病： 7.1.1　心悸、胸闷、胸痛或背部牵涉痛、气促、夜间不能平卧 7.1.2　哮喘及哮喘史、咳嗽、咯血等 7.1.3　长期低热、消瘦、盗汗 7.1.4　心肺听诊异常 7.1.5　高血压 BP ≥ 140/90mmHg 7.1.6　心脏病史、心衰史、心脏手术史 7.1.7　胸廓畸形 7.2　提示消化系统疾病： 7.2.1　严重食欲缺乏、乏力、剧吐 7.2.2　上腹疼痛，肝脾大 7.2.3　皮肤巩膜黄染 7.2.4　便血 7.3　提示泌尿系统疾病： 7.3.1　眼睑水肿、少尿、蛋白尿、血尿、管型尿 7.3.2　慢性肾炎、肾病史 7.4　提示血液系统疾病： 7.4.1　牙龈出血、鼻出血 7.4.2　出血不凝、全身多处瘀点瘀斑 7.4.3　血小板减少、再障等血液病史

续表

项目	筛查阳性内容
7. 需要关注的表现特征及病史	7.5 提示内分泌及免疫系统疾病: 7.5.1 多饮、多尿、多食 7.5.2 烦渴、心悸、烦躁、多汗 7.5.3 明显关节酸痛、脸部蝶形或盘形红斑、不明原因高热 7.5.4 口干(无唾液)、眼干(眼内有摩擦异物感或无泪)等
	7.6 提示性传播疾病: 7.6.1 外生殖器溃疡、赘生物或水疱 7.6.2 阴道或尿道流脓 7.6.3 性病史
	7.7 提示精神神经系统疾病: 7.7.1 言语交流困难、智力障碍、精神抑郁、精神躁狂 7.7.2 反复出现头痛、恶心、呕吐 7.7.3 癫痫史 7.7.4 不明原因晕厥史
	7.8 其他 7.8.1 吸毒史

备注:带 * 的项目为建议项目,由筛查机构根据自身医疗保健服务水平提供

附录 2 孕产妇妊娠风险评估表

评估分级	孕产妇相关情况
绿色 (低风险)	孕妇基本情况良好,未发现妊娠合并症、并发症
黄色 (一般风险)	1. 基本情况 1.1 年龄 ≥ 35 岁或 ≤ 18 岁 1.2 BMI>25 或 <18.5 1.3 生殖道畸形 1.4 骨盆狭小 1.5 不良孕产史(各类流产 ≥ 3 次、早产、围产儿死亡、出生缺陷、异位妊娠、滋养细胞疾病等)

评估分级	孕产妇相关情况
黄色 (一般 风险)	1.6　瘢痕子宫 1.7　子宫肌瘤或卵巢囊肿 ≥ 5cm 1.8　盆腔手术史 1.9　辅助生殖妊娠 2. 妊娠合并症 2.1　心脏病(经心内科诊治无需药物治疗、心功能正常) 2.1.1　先天性心脏病(不伴有肺动脉高压的房缺、室缺、动脉导管未闭;法洛四联症修补术后无残余心脏结构异常等) 2.1.2　心肌炎后遗症 2.1.3　心律失常 2.1.4　无合并症的轻度的肺动脉狭窄和二尖瓣脱垂 2.2　呼吸系统疾病:经呼吸内科诊治无需药物治疗、肺功能正常 2.3　消化系统疾病:肝炎病毒携带(表面抗原阳性、肝功能正常) 2.4　泌尿系统疾病:肾脏疾病(目前病情稳定肾功能正常) 2.5　内分泌系统疾病:无需药物治疗的糖尿病、甲状腺疾病、垂体泌乳素瘤等 2.6　血液系统疾病: 2.6.1 妊娠合并血小板减少[PLT(50~100)× 10^9/L]但无出血倾向 2.6.2 妊娠合并贫血(Hb 60~110g/L) 2.7　神经系统疾病:癫痫(单纯部分性发作和复杂部分性发作),重症肌无力(眼肌型)等 2.8　免疫系统疾病:无需药物治疗(如系统性红斑狼疮、IgA肾病、类风湿性关节炎、干燥综合征、未分化结缔组织病等) 2.9　尖锐湿疣、淋病等性传播疾病 2.10　吸毒史 2.11　其他 3. 妊娠并发症 3.1　双胎妊娠 3.2　先兆早产

评估分级	孕产妇相关情况
黄色 (一般 风险)	3.3　胎儿生长受限 3.4　巨大儿 3.5　妊娠期高血压疾病(除外红、橙色) 3.6　妊娠期肝内胆汁淤积症 3.7　胎膜早破 3.8　羊水过少 3.9　羊水过多 3.10　≥ 36 周胎位不正 3.11　低置胎盘 3.12　妊娠剧吐
橙色(较 高风险)	1. 基本情况： 1.1　年龄 ≥ 40 岁 1.2　BMI ≥ 28 2. 妊娠合并症 2.1　较严重心血管系统疾病： 2.1.1　心功能 Ⅱ 级，轻度左心功能障碍或者 EF　40%~50% 2.1.2　需药物治疗的心肌炎后遗症、心律失常等 2.1.3　瓣膜性心脏病 (轻度二尖瓣狭窄瓣口 >1.5cm^2，主动脉瓣狭窄跨瓣压差 <50mmHg，无合并症的轻度肺动脉狭窄，二尖瓣脱垂，二叶式主动脉瓣疾病，马方综合征无主动脉扩张) 2.1.4　主动脉疾病(主动脉直径 <45mm)，主动脉缩窄矫治术后 2.1.5　经治疗后稳定的心肌病 2.1.6　各种原因的轻度肺动脉高压（<50mmHg） 2.1.7 其他 2.2　呼吸系统疾病： 2.2.1　哮喘 2.2.2　脊柱侧弯 2.2.3　胸廓畸形等伴轻度肺功能不全 2.3　消化系统疾病： 2.3.1　原因不明的肝功能异常 2.3.2　仅需要药物治疗的肝硬化、肠梗阻、消化道出血等

续表

评估分级	孕产妇相关情况
	2.4 泌尿系统疾病:慢性肾脏疾病伴肾功能不全代偿期(肌酐超过正常值上限)

2.5 内分泌系统疾病:

2.5.1 需药物治疗的糖尿病、甲状腺疾病、垂体泌乳素瘤

2.5.2 肾性尿崩症(尿量超过 4000ml/d)等

2.6 血液系统疾病:

2.6.1 血小板减少[PLT (30~50)×10⁹/L]

2.6.2 重度贫血(Hb 40~60g/L)

2.6.3 凝血功能障碍无出血倾向

2.6.4 易栓症(如抗凝血酶缺陷症、蛋白 C 缺陷症、蛋白 S 缺陷症、抗磷脂综合征、肾病综合征等)

2.7 免疫系统疾病:应用小剂量激素(如泼尼松 5~10mg/d)6 个月以上,无临床活动表现(如系统性红斑狼疮、重症 IgA 肾病、类风湿性关节炎、干燥综合征、未分化结缔组织病等)

2.8 恶性肿瘤治疗后无转移、无复发

橙色(较高风险) 2.9 智力障碍

2.10 精神病缓解期

2.11 神经系统疾病:

2.11.1 癫痫(失神发作)

2.11.2 重症肌无力(病变波及四肢骨骼肌和延脑部肌肉)等

2.12 其他

3. 妊娠并发症

3.1 三胎及以上妊娠

3.2 Rh 血型不合

3.3 瘢痕子宫(距末次子宫手术间隔 <18 个月)

3.4 瘢痕子宫伴中央性前置胎盘或伴有可疑胎盘植入

3.5 各类子宫手术史(如剖宫产、宫角妊娠、子宫肌瘤剔除术等)≥ 2 次

3.6 双胎、羊水过多伴发心肺功能减退

3.7 重度子痫前期、慢性高血压合并子痫前期

3.8 原因不明的发热

3.9 产后抑郁症、产褥期中暑、产褥感染等

评估分级	孕产妇相关情况
红色 (高风险)	1. 妊娠合并症 1.1 严重心血管系统疾病： 1.1.1 各种原因引起的肺动脉高压（≥ 50mmHg），如房缺、室缺、动脉导管未闭等 1.1.2 复杂先心（法洛四联症、艾森曼格综合征等）和未手术的发绀型心脏病（SpO_2<90%）；Fontan 循环术后 1.1.3 心脏瓣膜病：瓣膜置换术后，中重度二尖瓣狭窄（瓣口<1.5cm^2），主动脉瓣狭窄（跨瓣压差 ≥ 50mmHg）、马方综合征等 1.1.4 各类心肌病 1.1.5 感染性心内膜炎 1.1.6 急性心肌炎 1.1.7 风心病风湿活动期 1.1.8 妊娠期高血压性心脏病 1.1.9 其他 1.2 呼吸系统疾病：哮喘反复发作、肺纤维化、胸廓或脊柱严重畸形等影响肺功能者 1.3 消化系统疾病：重型肝炎、肝硬化失代偿、严重消化道出血、急性胰腺炎、肠梗阻等影响孕产妇生命的疾病 1.4 泌尿系统疾病：急、慢性肾脏疾病伴高血压、肾功能不全（肌酐超过正常值上限的 1.5 倍） 1.5 内分泌系统疾病： 1.5.1 糖尿病并发肾病 V 级、严重心血管病、增生性视网膜病变或玻璃体积血、周围神经病变等 1.5.2 甲状腺功能亢进并发心脏病、感染、肝功能异常、精神异常等疾病 1.5.3 甲状腺功能减退引起相应系统功能障碍，基础代谢率<−50% 1.5.4 垂体泌乳素瘤出现视力减退、视野缺损、偏盲等压迫症状 1.5.5 尿崩症：中枢性尿崩症伴有明显的多饮、烦渴、多尿症状，或合并有其他垂体功能异常 1.5.6 嗜铬细胞瘤等

续表

评估分级	孕产妇相关情况
红色 (高风险)	1.6 血液系统疾病： 1.6.1 再生障碍性贫血 1.6.2 血小板减少($<30\times10^9$/L)或进行性下降或伴有出血倾向 1.6.3 重度贫血(Hb $\leq$ 40g/L) 1.6.4 白血病 1.6.5 凝血功能障碍伴有出血倾向(如先天性凝血因子缺乏、低纤维蛋白原血症等) 1.6.6 血栓栓塞性疾病(如下肢深静脉血栓、颅内静脉窦血栓等) 1.7 免疫系统疾病活动期,如系统性红斑狼疮(SLE)、重症 IgA 肾病、类风湿性关节炎、干燥综合征、未分化结缔组织病等 1.8 精神病急性期 1.9 恶性肿瘤： 1.9.1 妊娠期间发现的恶性肿瘤 1.9.2 治疗后复发或发生远处转移 1.10 神经系统疾病： 1.10.1 脑血管畸形及手术史 1.10.2 癫痫全身发作 1.10.3 重症肌无力(病变发展至延脑肌、肢带肌、躯干肌和呼吸肌) 1.11 吸毒 1.12 其他严重内、外科疾病等 2. 妊娠并发症 2.1 三胎及以上妊娠伴发心肺功能减退 2.2 凶险性前置胎盘,胎盘早剥 2.3 红色预警范畴疾病产后尚未稳定
紫色 (孕妇患有传染性疾病)	所有妊娠合并传染性疾病——如病毒性肝炎、梅毒、HIV 感染及艾滋病、结核病、重症感染性肺炎、特殊病毒感染(H1N7、寨卡等)

备注:除紫色标识孕妇可能伴有其他颜色外,如同时存在不同颜色分类,按照较高风险的分级标识

附录3 再生育风险评估分析报告模板

尊敬的_____先生，_____女士：

您好！

非常感谢您进行再生育健康检查和风险评估。您的健康体检报告及健康调查问卷将是我们为您做出正确评估和咨询指导的基础，我们很高兴能同您共同完成这份评估报告，这个报告将指导您更好地理解本次评估的全部内容。

首先，我们全面汇总了您的健康检查及优生检查中重要的实验室及特殊检查项目内容，汇总了您的生活习惯及行为习惯，家族史、个人史、生育史的重要内容，经专业技术人员的审查和综合分析，结合成熟的信息管理技术，对您的总体健康情况及机体重要系统进行评价，找出影响您怀孕的危险因素，为您制订可行的妊娠计划，对可能存在的出生缺陷风险和生育风险我们将为您提出有针对性的建议。我们的最终目的是维护和促进您的身体健康，减少出生缺陷的发生。

依据您提供的病史及检查结果，风险评估及建议如下：

编号	风险项	风险级别	建议

结论　您目前身体的状况：不宜妊娠／暂缓妊娠／积极备孕

报告医师（签名）：_____

日期：_____年____月____日

附录 4　重庆市不同年段病残儿鉴定病种及顺位

顺位	2003~2008 年	2009~2012 年
	疾病名称	疾病名称
1	智力低下	智力低下
2	原发性癫痫	脑性瘫痪
3	先天性心脏病	先天性心脏病
4	脑性瘫痪	继发性癫痫
5	继发性癫痫	屈光不正
6	先天性聋哑	肢体功能障碍
7	先天性眼球震颤	原发性癫痫
8	大脑发育不全	肾病综合征
9	肢体功能障碍	隐睾
10	隐睾	先天性聋哑
11	屈光不正	大脑发育不全
12	肾病综合征	肿瘤
13	21- 三体综合征	儿童孤独症
14	先天性腭裂	21- 三体综合征
15	进行性肌营养不良	先天性尿道下裂
16	先天性外耳道闭锁	先天性眼球震颤
17	脊柱畸形	进行性肌营养不良
18	先天性尿道下裂	先天性腭裂
19	肿瘤	精神分裂症
20	精神分裂症	先天性外耳道闭锁

附录5　与再生育咨询有关的主要技术规范目录

名称	发布机构	发布时间
中国妊娠和产后甲状腺疾病诊治指南	中华医学会内分泌学分会	中华内分泌代谢杂志，2012；28(5)：354-371
关于印发《产前诊断技术管理办法》相关配套文件的通知	中华人民共和国卫生部	卫基妇发〔2002〕307号
备孕妇女膳食指南(2016)	中国营养学会膳食指南修订专家委员会妇幼人群膳食指南修订专家工作组	中华围产医学杂志，2016，19(8)：561-565
前置胎盘的临床诊断与处理指南	中华医学会妇产科学分会产科学组	中华妇产科杂志，2013，48(2)：148-150
高龄女性不孕诊治指南	中国医师协会生殖医学专业委员会	中华生殖与避孕杂志，2017，37(2)：87-100
复发性流产诊治的专家共识	中华医学会妇产科学分会产科学组	中华妇产科杂志，2016，51(1)：3-9
中国成人超重和肥胖症预防控制指南	中华人民共和国卫生部疾病控制司	人民卫生出版社，2006年4月
人类辅助生殖技术管理办法	中华人民共和国卫生部14号令	2001年8月
病残儿医学鉴定管理办法	中华人民共和国国家计划生育委员会令 第7号	2002年1月
中国糖尿病防治指南	中华医学会糖尿病学分会	2018年1月
妊娠合并糖尿病诊治指南(2014)	中华医学会妇产科学分会产科学组/中华医学会围产医学分会妊娠合并糖尿病协作组	中华妇产科杂志，2014，49(8)：561-564

名称	发布机构	发布时间
中国 2 型糖尿病防治指南 – 妊娠糖尿病与糖尿病合并妊娠	中华医学会糖尿病学分会	2017
关于印发《孕产妇妊娠风险评估与管理工作规范》的通知	国家卫生计生委办公厅	国卫办妇幼发〔2017〕35 号
普通感冒规范诊治的专家共识	中国医师协会呼吸医师分会,中国医师分会急诊医师分会	中华内科杂志,2012,51(4):330–333
妊娠期 TORCH 筛查指南	全军计划生育优生优育专业委员会	发育医学电子杂志,2013,1(4):236–256
妊娠期高血压疾病血压管理中国专家共识	中国医师协会高血压专业委员会	中华高血压杂志,2012,20(11):1023–1027,1000
妊娠期高血压疾病诊治指南(2015)	中华医学会妇产科学分会妊娠期高血压疾病学组	中华妇产科杂志,2015,50(10):721–728
妊娠合并心脏病的诊治专家共识(2016)	中华医学会妇产科学分会产科学组	中华妇产科杂志,2016,51(6):401–409
妊娠和产后甲状腺疾病诊治指南	中华医学会内分泌学分会,中华医学会围产医学分会	中华内分泌代谢杂志,2012,28(5):354–371
乙型肝炎母婴阻断临床管理流程	中国肝炎防治基金会 / 中华医学会感染病学分会 / 中华医学会肝病学分会	临床肝胆病杂志,2017,33(7):1214–1217
慢性乙型肝炎防治指南(2015 版)	中华医学会肝病学分会 / 中华医学会感染病学分会	临床肝胆病杂志,2015,31(12):1941–1960
系统性红斑狼疮诊断及治疗指南	中华医学会风湿病学分会	中华风湿病学杂志,2015,95(14):1056–1060

名称	发布机构	发布时间
双胎妊娠临床处理指南(第一部分)	中华医学会妇产科学分会产科学组/中华医学会围产医学分会胎儿医学学组	中国产前诊断杂志(电子版)2015,7(3):1-8
双胎妊娠临床处理指南(第二部分)	中华医学会妇产科学分会产科学组/中华医学会围产医学分会胎儿医学学组	中国产前诊断杂志(电子版)2015,7(4):57-64